AKTUELLE FRAGEN DER INNEREN MEDIZIN

Herausgegeben von Dr. Albrecht Tietze und Dr. Paul Kühne

1. Band, 2. Teil

Veränderung der Reaktionslage im Krankheitsverlauf

HERRN PROFESSOR DR. WALTER KOCH

DIREKTOR DES STÄDT. KRANKENHAUSES WESTEND, BERLIN

ZUM 70. GEBURTSTAG GEWIDMET

Mit 26 Abbildungen

1951

WALTER DE GRUYTER & CO.

vorm. G. J. Göschen'sche Verlagshandlung, J. Guttentag, Verlagsbuchhandlung
Georg Reimer, Karl J. Trübner, Veit & Comp.

BERLIN W 35

Ausgegeben im Januar 1951

Archiv-Nr. 515151, Printed in Germany

Druck: Hermann Wendt G. m. b. H., Berlin W 35

Inhalt

Seite

Über die durch Hungerschäden veränderte Körperreaktion bei chirurgischen Erkrankungen

von Otto Specht

Aus der II. Chirurgischen Klinik der Freien Universität Berlin
(Direktor: Prof. Dr. Otto Specht)

Die Frage nach Herabsetzung der Körperreaktion bei chirurg. Erkrankungen als Folge der vielen schädlichen Einflüsse während des Krieges und in den ersten Jahren danach hat für die Chirurgie eine besondere Bedeutung. Es geht bei Bejahung dieser Frage nicht allein darum, festzustellen, wie weit die chirurg. Erkrankung als solche dadurch in Mitleidenschaft gezogen ist, sondern wie weit dieses krankhafte Geschehen als Folge abnormer Körperreaktion weiter die Indikation zu den verschiedensten operativen Eingriffen beeinflußt. Dazu kommt noch, wie stark sich diese Veränderungen beim Ablauf der Operation selbst und während der Nachbehandlung anders als unter normalen Verhältnissen auswirken.

Es ist unbedingt zu fordern, daß bei der Prüfung dieser Zusammenhänge besonders kritisch verfahren wird. Abzulehnen ist der oft gefühlsmäßig bedingte Standpunkt, daß verschlechterte äußere Lebensbedingungen von vornherein eine Herabsetzung der körperlichen Kräfte in schädigendem Ausmaße veranlassen müßten. Bei allen Erkrankungen mit schon in normalen Zeiten wechselndem Verlauf sind daher objektive Symptome und klare Untersuchungsergebnisse dafür zu erbringen, daß hier eine veränderte Körperreaktion vorlag und die nachgewiesenen Veränderungen auf keine andere Ursache zurückgeführt werden können.

Gerade der Chirurg wird bei den Operationen durch Sichtbarmachen der Veränderungen an den verschiedensten Organen mit dazu beitragen können, den objektiv haltbaren Beweis für subjektive Vermutungen zu erbringen, wobei der weniger Erfahrene sich nur davor hüten muß, aus vereinzelten Fällen zu weittragende Schlußfolgerungen zu ziehen. Es sind ferner bei der Beurteilung, die schon unter normalen Verhältnissen ganz verschiedenartigen Reaktionen von Frauen und Männern, jungen und alten Leuten, Stadt- und Landbewohnern usw. bei gleichen Erkrankungen zu berücksichtigen. Wer, wie Verfasser, in den letzten zehn Jahren Gelegenheit hatte, zunächst jahrelang die Bevölkerung einer Mittelstadt mit nur geringem ländlichem Einschlag, dann mehrere Jahre infolge Krankenhausverlagerung eine fast nur ländliche und in den letzten Jahren eine Großstadtbevölkerung chirurgisch zu betreuen, der wird diese Unterschiede durch Kriegseinflüsse ganz besonders deutlich festgestellt haben.

Dazu kommt noch, daß durch die Kriegseinflüsse eine zum Teil recht erhebliche Umschichtung der Bevölkerung stattgefunden hat, die stellenweise eine ganz andere zahlenmäßige Zusammensetzung der Erkrankungen und ihrer Folgen gegenüber früheren Beobachtungen ergeben kann. In diesem Zusammenhange sei bei den chirurg. Erkrankungen nur an die angebliche Zunahme der malignen Tumoren in den einzelnen Gegenden erinnert, der Tuberkulose und anderer Erkrankungen.

Die Zahl der Publikationen über diese Zusammenhänge auf chirurg. Gebiet ist nicht groß, ihr Inhalt zeigt aber im großen und ganzen eine ziemlich weitgehende Übereinstimmung, die auch einer strengen Kritik standhalten dürfte. In der folgenden Übersicht sollen nur die wichtigsten chirurg. Erkrankungen zusammengefaßt werden, bei denen die veränderte Körperreaktion einen mehr oder weniger deutlichen Einfluß ausgeübt hat und die auch in der Literatur eine entsprechende Bewertung gefunden haben.

Vor Besprechung der einzelnen Krankheiten noch einige kurze Bemerkungen über Beobachtungen allgemeiner Art. Aus der Literatur geht hervor, besonders aus der Zusammenstellung von Reich, daß die Reaktion des Körpers auf die Hungerschäden individuell und konstitutionell gebunden und daher ganz verschieden ist, und daß oft erst die Belastungsprobe durch die Operation vorher nicht feststellbare Schäden zur Erscheinung bringt. Wir können diese Beobachtungen auf Grund unseres sehr großen Krankengutes nur bestätigen. Es sollen Einzeluntersuchungen gemacht werden und sie werden oft Mängel aufdecken, es darf aber dabei nie die Beurteilung des Allgemeinzustandes vernachlässigt werden. Da Untersuchungen gezeigt haben, daß der Mangel an tierischem Eiweiß, wie auch besonders Heilmeyer festgestellt hat, in erheblichem Maße Ursache der Ernährungsstörungen sind, war es in den verflossenen Jahren schwierig, gerade diesem Mangel abzuhelfen. Trotzdem mußte operiert werden, wobei die Indikation bei zahlreichen Erkrankungen strenger als sonst zu stellen war.

Von seiten des Kreislaufs haben sich wesentliche Schädigungen, die auf Ernährungsstörungen allein zurückgeführt werden könnten, bei den operativen Fällen nicht eindeutig nachweisen lassen, im Gegenteil, man hatte oft den Eindruck, daß bei früher starken Personen die Abmagerung eine gewisse Entlastung des Kreislaufs gebracht hätte. Embolien haben wir in den letzten Jahren so gut wie gar nicht zu sehen bekommen. Wenn auch bekannt ist, daß die Zahl der Embolien zeitmäßig starken Schwankungen ausgesetzt ist und entsprechende Kreislaufvorbereitungen das Eintreten derselben noch weiter heruntergedrückt haben, so ist doch der Unterschied gegenüber der Zeit vor dem Kriege recht erheblich. Auf unserer Klinik jedenfalls ist es eine Seltenheit gewesen, wenn in den letzten Jahren ein Patient an Embolie verstarb. Auf die verschiedene Deutung dieser Beobachtung hier einzugehen, würde den Rahmen dieser kurzen Arbeit weit überschreiten, die Tatsache ist aber bemerkenswert. Das Gleiche gilt für die Thrombosen. Und selbst, wenn eine solche einmal eintrat, war ihre Abheilung auf keinen Fall gegenüber früher verzögert. Von seiten der Nieren haben wir nach der Operation keine wesentlichen Störungen gesehen. Diabeteskranke wurden unter Hinzuziehung des Internisten genügend vorbereitet und eingestellt, wobei es wiederholt vorkam, daß es trotz aller internen Maßnahmen nicht gelang, den Zuckerspiegel dauernd herunterzudrücken. Es mußte dann bei absoluter Indikation trotzdem operiert werden, ohne daß wir danach ein diabetisches Koma oder einen hypoglykämischen Schock stärkeren Grades gesehen haben, der sich dann stets korrigieren ließ. Die Ernährungsstörungen haben jedenfalls bei unseren chirurg. Patienten den Diabetes mit seinen Folgen nicht ungünstig beeinflußt.

Postoperative Pneumonien haben wir im Gegensatz zu einer Reihe anderer Autoren selten gesehen, wahrscheinlich dadurch mitbedingt, daß wir gerade bei der großen Bauchoperation viel Lumbalanästhesien verwandten. Bei den Inhalationsnarkosen traten gelegentlich pneumonische Herde auf, konnten aber durch Sulfonamide und später Penicillin fast ausnahmslos zur Ausheilung gebracht werden. Eine besonders nachteilige Reaktion für postoperative Bronchitiden und Pneumonien haben wir demnach nicht feststellen können.

Was nun die Frage der Narkose anbetrifft, so haben auch wir ebenso wie Reich beobachtet, daß die Patienten häufiger als früher die vorgeschlagene Lokalanästhesie ablehnten. Und es ist ihm da zuzustimmen, daß die seelische Widerstandskraft der Patienten doch nicht mehr die gleiche war, Beobachtungen, wie sie auch von Marquardt angegeben werden. Die Patienten wollten sich wohl operieren lassen, aber nichts von den ganzen Vorgängen sehen oder hören. Dagegen haben wir gegen die vorgeschlagene Lumbalanästhesie, die wir sehr viel in der von Friedrich modifizierten Form mit Percain anwandten, kaum Einwände erlebt, vielleicht deswegen, weil die Patienten sich nicht klar darüber waren, daß diese Betäubung ja letzten Endes auch eine Art Lokalanästhesie war. Im Verlauf dieser Lumbalanästhesie sind vermehrte Störungen, die auf eine veränderte Körperreaktion zurückgeführt werden könnten, nicht festgestellt worden, besonders traten keine häufigeren und stärkeren Blutdrucksenkungen danach ein. Ebensowenig konnten wir bei der intravenösen Evipaninjektion unangenehme Komplikationen nachweisen. Wenn Reich schreibt, daß er und einige andere Autoren beobachtet haben, daß die Patienten jetzt weniger Narkotika gebraucht hätten, der Nachschlaf wesentlich länger gedauert hätte, so haben wir wohl ähnliche Beobachtungen auch zuweilen gemacht. Jedoch glauben wir nicht, daß dies auf die Körperreaktion zurückgeführt werden kann, sondern mit der Reaktion des einzelnen Individuums auf die Narkosemittel zusammenhängt, die normalerweise schon außerordentliche Varianten aufweist.

Wenn man noch schließlich das rein Technische betrachtet, so hat sich die starke Fettverminderung der Bauchdecken und an den inneren Organen der Bauchhöhle nur vorteilhaft ausgewirkt, indem sie das operative Vorgehen häufig wesentlich erleichterte.

Was nun zunächst die chirurgischen Erkrankungen der äußeren Weichteile anbetrifft, also der Haut und des Unterhautzellgewebes, besonders die Infektionen wie Furunkel, Karbunkel, Phlegmonen und Panaritien, so dürfte darüber nur eine Meinung bei den Chirurgen sein, daß dieselben an Zahl ganz erheblich zugenommen haben, in einzelnen Kliniken und Polikliniken bis zur zehnfachen Menge und darüber. Und auch wir haben die gleiche Erfahrung machen müssen, besonders auch bei den poliklinischen Patienten. Es war aber nicht nur die Zunahme der Infektion als solche, die auffiel, sondern auch die Verbreitung solcher Infektionen über weite Teile des Körpers hin, eine Erscheinung, die man normalerweise nur in Ausnahmefällen zu sehen bekam. Auch der Verlauf der Infektion war zweifellos andersartig. Die Heilung nahm viel längere Zeit in Anspruch, ohne ausgesprochen schwerere Krankheitsbilder zu zeigen. Die häufiger auftretenden Rezidive stellten erhebliche Ansprüche auch an das seelische Gleichgewicht der Patienten, die nur allzu häufig das Vertrauen in die ärztlichen Heilmethoden verloren. Die Abstoßung nekrotischer Partien nach Inzision erfolgte sehr zögernd, die Granulationsbildung war träge, die Granulationen oft sehr schlaff, mißfarben, reagierten nur wenig auf wachstumsfördernde Salben. Dies kam besonders bei den Karbunkeln zum Ausdruck, sowie den tiefen Phlegmonen, die häufiger als sonst Nachinzisionen erforderlich machten. Die später gleichzeitig zugeführten Sulfonamide hatten nicht immer den erwarteten, schnell wirkenden günstigen Einfluß, wie wir ihn jetzt allmählich mehr zu sehen bekommen. Als Ursache dieser Erscheinung muß hier zweifellos die im ungünstigen Sinne wirkende Allgemeinreaktion des Körpers angesprochen werden.

Ähnlich liegen die Verhältnisse bei den aseptischen Operationswunden. Auch hier sind sich alle Chirurgen darüber einig, daß diese selbst eine schlechtere und langsamere Heilungstendenz aufwiesen. Es kam zu häufigerer Exsudatbildung im Bereich der Wunde, zu Fadeneiterung, ja sogar zum Klaffen der Wunden noch nach Wochen. Wiederholte bakteriologische Untersuchungen haben in den meisten Fällen keine virulenten Erreger ergeben, auch nicht bei den sogenannten Fadeneiterungen, das Nahtmaterial selbst wurde stets steril befunden. Das Gewebe hat eben nicht mehr die Fähigkeit aufzubringen vermocht, um diese Fremdkörper in Form des Katgut und der Seide zu resorbieren bzw. narbig einzukapseln. Der Allgemeinzustand dieser Patienten war durch den schlechten Heilungsverlauf jedoch nur wenig gestört.

Die Drüsenerkrankungen soweit sie als sekundäre bei akuten Infektionen in Frage kamen, verliefen unter den gleichen Bedingungen wie die oben geschilderten Weichteilinfekte. Hinsichtlich der tuberkulösen Drüsen am Hals war im Gegensatz zu sonstigen Beobachtungen bei der Tuberkulose bei unserem Krankengut eine ausgesprochene Beeinflussung durch die veränderte Körperreaktion nicht feststellbar. Es dürfte eine Vermehrung dieser Erkrankung auch nur schwer nachzuweisen sein, da ja gerade dies Krankheitsbild auch schon normalerweise außerordentlich wechselnd ist. Die Zahl der bei uns zur Beobachtung gekommenen Fälle war nicht groß genug, um hieraus eine allgemeine Schlußfolgerung abzuleiten. Auch in der Literatur habe ich keinerlei klare Angaben darüber gefunden, wohl aus dem gleichen Grunde.

Die Knochenbrüche zeigten auf Grund eindeutiger Literaturangaben eine ganz erhebliche Verzögerung der Kallusbildung, oft bis auf das Doppelte der normalen Zeit. Und auch die Verknöcherung des ostoiden Gewebes ging durchweg viel langsamer vor sich. Sehr häufig war eine Osteoporose festzustellen, die von Heilmeyer auf Vitamin-B-Mangel zurückgeführt wurde. Refraktionen wurden häufiger beobachtet, Knochenspane heilten selten gut ein. Daher empfahl bereits Heilmeyer häufiger die Knochennagelung zu benutzen, bei der er bessere Resultate gesehen haben will. Interessant waren auch die Feststellungen, daß die sonst oft schmerzhaften intraossalen Infusionen jetzt weniger Schmerzen auslösten, was auf den Kalkmangel der betreffenden Knochen zurückgeführt wurde.

Auch wir haben die gleichen Beobachtungen an unserem großen Unfallmaterial gemacht, daß also die Knochenheilung erheblich verzögert war, Pseudarthrosen häufiger auftraten und wir mehr wie früher gezwungen waren, operativ vorzugehen. Gerade bei diesen Knochenbrüchen zeigte sich aber auch der Unterschied zwischen Stadt- und Landbevölkerung. Während bei der ersteren die eben geschilderten Störungen in erheblichem Umfange zu beobachten waren, traten sie bei letzterer, die sich auch in der schlimmsten Zeit immer mit Fett und tierischem Eiweiß zusätzlich versorgen konnte, nur selten auf, und ich habe es während meiner fast dreijährigen Tätigkeit in meinem in eine Kleinstadt verlagerten Krankenhaus kaum nötig gehabt, operativ vorzugehen oder konservative Maßnahmen zu ergreifen, die die etwas verzögerte Kallusbildung fördern sollten.

Aber auch die operativen Methoden hatten nicht immer den Erfolg, den wir früher zu sehen gewohnt waren, am ungünstigsten erwiesen sich die Pseudarthrosen-Operationen durch Drahtumschlingung, Knochenspan usw., bessere Erfolge zeitigten die Nagelungen der verschiedensten Arten, besonders die nach Küntscher. Sehr gute Erfolge hatten wir bei den jeder Behandlung trotzenden Pseudarthrosen, besonders auch bei gleichzeitiger Infektion, mit der Spanndrahtmethode. Selbst bei sehr kritischer Beurteilung und unter weitgehendster Würdigung der Tatsache, daß man gerade bei der Knochenbruchheilung und bei der Pseudarthrosenbildung schon normalerweise erhebliche Unterschiede erlebt, vielfach bedingt durch konstitutionelle Momente, müssen wir doch feststellen, daß die Knochenneubildung in den Jahren der mangelhaften Ernährung erheblicher gestört war, als in normalen Zeiten, und daß auch die operativen Maßnahmen viel langsamer zu einem Erfolge führten.

Die Zahl der Knochentuberkulosen war bei uns nur gering, um hier ein Urteil über den Einfluß der veränderten Körperreaktion abgeben zu können. Koch dagegen berichtet aus Nordrhein-Westfalen, daß dort die Knochen- und Gelenkmarktuberkulose in „erschwerendem Ausmaße“ zugenommen habe, der Verlauf sei langsamer, schwerer gewesen, die Multiplizität der Lokalisation häufiger. In einer Spezialabteilung wurden z. B. 27,5% multiple Herde gegen 3,7% früher festgestellt, die Mortalität war wesentlich höher als sonst. Weiter war eine Zunahme der Kombination von Lungen- und Knochentuberkulose zu verzeichnen. KOCH führt diese Veränderungen auf eine ungünstige Verschiebung der immun-biologischen Lage und auf eine Herabsetzung des Widerstandes des Körpers zurück.

Anders dagegen war das Bild bei der Osteomyelitis. Während bei der akuten Form derselben der örtliche Verlauf der Erkrankungen unseren Beobachtungen nach kaum einen Unterschied gegen früher zeigte, war der Verlauf der chronischen Osteomyelitis immer dadurch gekennzeichnet, daß die Sequestrierung viel langsamer erfolgte, während die Allgemeinerscheinungen kaum eine wesentliche Veränderung aufwiesen. Auch die Granulationsbildung war verzögert, die Wunden schlossen sich nur außerordentlich langsam. Die Epithelisierung war trotz anregender Salben nur schwer zu beeinflussen.

Bei den gewöhnlichen Kropferkrankungen waren Unterschiede nicht festzustellen. Dagegen behauptet HEILMEYER, bei den Hyperthyreosen gesehen zu haben, daß der Grundumsatz nach Ernährungsstörungen fast regelmäßig vermindert war, zum Teil sich der Norm näherte. Ähnliche Angaben habe ich in der Literatur sonst nicht finden können, und auch bei unseren Behandlungsfällen war eine solche Feststellung nicht zu treffen. Wir haben Patienten aller Grade von Hyperthyreosen, genau wie vor dem Kriege, zur Behandlung überwiesen bekommen und sie nach entsprechender Vorbereitung operiert. Auch während der Operation selbst und der Nachbehandlung haben sich bei uns keine nennenswerten Unterschiede gezeigt, so daß wir unsere Indikation zur BASEDOW-Operation, ebenso wie die vorhergehende innere Vorbehandlung, nicht zu ändern brauchten.

Über den Einfluß der durch Ernährungsstörung veränderten Reaktion bei den chirurgischen Erkrankungen der Brustorgane findet sich in der Literatur so gut wie nichts angegeben. Auch unser Material ist zu klein, um daraus irgendwelche Schlußfolgerungen ziehen zu können.

Ganz im Gegensatz dazu sind in der Literatur zahlreiche zum Teil recht ausführliche Abhandlungen über die chirurgischen Erkrankungen der Bauchhöhle niedergelegt, die durch die Reaktionsänderung zum Teil erheblich in Mitleidenschaft gezogen worden waren, zum Teil aber auch entgegen aller Erwartung so gut wie garnicht durch die Ernährungsstörungen berührt wurden.

Da ist zunächst die Appendizitis. Sie wird in den Arbeiten kaum erwähnt. Wir können an unserem Material nur feststellen, daß die Appendizitis auf keinen Fall zugenommen hat, eher könnte man fast das Gegenteil beweisen, wenn nicht gerade hier durch die Umschichtung der Bevölkerung infolge Evakuierung vieler Kinder ein Hauptträger der Appendizitis stellenweise erheblich ausgeschaltet wäre. Aber auch in meinen früheren Arbeitsgebieten, in denen diese Voraussetzung nicht zutraf, habe ich keine vermehrten Erkrankungen der Appendix feststellen können. Auch der Verlauf war nicht anders wie früher, insbesondere muß noch betont werden, daß eine Zunahme der Peritonitis nicht eintrat. Die Wundheilung selbst erfolgte unter der gleichen Bedingung, wie sie oben bei der Heilung von Wunden bereits angegeben wurde.

Das gleiche gilt für den Verlauf der chirurg. Erkrankungen des Gallensystems. Wir haben nicht beobachten können, daß hier eine wesentliche Änderung gegen früher nachzuweisen war, weder in der Häufigkeit der Erkrankung, noch in ihren einzelnen Symptomen. Von anderer Seite wird allerdings berichtet, daß die Empyeme der Gallenblase an Zahl geringer geworden seien. Dies mag örtlich zutreffen. Wenn dies bei uns nicht der Fall war, so wahrscheinlich deswegen, weil in unsere Kliniken zahlreiche Flüchtlinge aus dem Osten kamen, bei denen sich infolge mangelhafter ärztlicher Versorgung derselben in den letzten Jahren schwerere Krankheitsbilder entwickelten, die nunmehr klinische Behandlung notwendig machten, so daß die anderweitig nachgewiesene Verminderung hierdurch wieder ausgeglichen wurde. Auffallend war gerade bei den an Gallenleiden operierten Patienten die Seltenheit von Thrombosen und Embolien.

Eine eingehende Behandlung finden aber in der Literatur die chirurgischen Magenerkrankungen und vor allem das Ulkus. So ist KALB der Meinung, daß das Ulkus seit 1939 erheblich an Häufigkeit zugenommen habe. RITTER behauptet, daß der Krankheitsverlauf des Ulkus außerdem schwerer sei als sonst, und auch GULECKE konnte an seinem Material feststellen, daß die Ulkusbeschwerden und die Rückfälle zugenommen hätten, und daß häufiger als sonst hochsitzende, große und tiefe Ulzera festzustellen waren. Trotzdem hielt sich die Letalität nach seinen Operationen auf der gleichen Höhe wie sonst, so daß er selbst trotz der schwereren Erkrankung weiter gute Ergebnisse hatte und die Indikation zur Operation nicht einzuschränken brauchte. Zahlreiche Internisten und auch einzelne Chirurgen dagegen wollten infolge der schlechten Reaktionsfähigkeit des Körpers eine strengere Indikation zur Operation gelten lassen. Der allgemein geschwächte Körper sei dem großen Eingriff nicht mehr so gewachsen, zumal die Blutregeneration darniederliege und die Wundheilung erschwert sei. Dazu käme noch, daß durch den Hungerzustand eine Glykogenverarmung der Leber sich entwickeln könnte, wodurch ein vermehrter Eiweißabbau, Endotoxinbildung und Zirkulationsstörungen im Magen hervorgerufen würden bei gleichzeitigem Auftreten von Vitamin-C-Mangel.

Durch die häufig vorhandenen psychischen Traumen sei auch die neuroendokrine Regulation gestört und damit eine weitere Basis zur Ulkusentwicklung geschaffen. Trotz dieser Überlegungen sind RITTER ebenso wie HAMESFAHR und GULECKE der Ansicht, daß die Indikation zur Resektion nicht nur in bisherigem Umfange aufrechterhalten, sondern sogar erweitert werden müßte, um all die Mägen noch mit zu erfassen, die früher durch eine interne Behandlung geheilt bzw. wesentlich gebessert werden konnten, bei denen dies aber in den letzten Jahren nicht mehr völlig oder nur teilweise möglich war. Die Resektionen dieser Autoren hatten trotz der erwähnten Schwierigkeiten und der erheblich veränderten Reaktionslage des Körpers gleichbleibend gute Ergebnisse.

Auch wir können uns dem Standpunkt dieser Autoren nur anschließen. Trotz oft ungünstigster Verhältnisse für den Patienten müssen auch unsere Ergebnisse als gut bezeichnet werden. Trotzdem wir, wie in einer kürzlich erschienenen Doktorarbeit aus unserer Klinik hervorgeht, auch sehr viel ältere Leute operiert haben, ist die Mortalität die gleiche wie früher geblieben und auch die späteren Komplikationen haben sich keineswegs vermehrt. Wir können daher die Einschränkung der Indikation zur Resektion nicht für gegeben ansehen. Die an anderen Kliniken vielfach festgestellten Durchfälle nach Resektionen haben wir nur äußerst selten beobachten können und ebenso hielt sich die Anazidität in den gewöhnlichen Grenzen. Die Vorbereitung der Patienten unterschied sich in nichts von der auch sonst angewandten Methode, nämlich Stärkung des Kreislaufs durch Bluttransfusionen, Traubenzucker, Herzmittel. Auch die Anlegung einer Jejunalsonde war nie notwendig, ebensowenig hat das Alter bei unserer Indikation hinsichtlich der Operationsart eine über das übliche Maß hinausgehende Rolle gespielt. Die Feststellung, daß gerade der Verlauf der Ulkuskrankheit regulär ganz verschieden ist, tritt hier deutlich hervor. Bei der Magenperforation haben wir fast ausnahmslos wie auch sonst nur die Übernähung bzw. Bildung der Netzmanschette nach NEUMANN angewandt und erst sekundär, soweit die Patienten überhaupt noch kamen, reseziert. Auch bei diesen Fällen brauchten wir unser Vorgehen nicht zu ändern.

Einen besonders weiten Raum nehmen in der chirurg. Literatur als Folge der Ernährungsstörungen die Patienten mit eingeklemmten Brüchen und Ileus ein, und auch nach unseren Beobachtungen dürften gerade diese Krankheiten die Zusammenhänge mit den verschlechterten Ernährungsbedingungen eindeutig bestätigen.

Bei den eingeklemmten Brüchen sind es in erster Linie die Schenkelbrüche der Frauen, die an Zahl erheblich zugenommen haben, und auch auf unserer Klinik betrugen sie in den Jahren 1945—49, besonders aber während der Hungerblockade Berlins, ein Vielfaches der sonst operierten Fälle. Nach Aufhebung der Blockade ist die Zahl der Einklemmungen sehr schnell auf das übliche Maß zurückgegangen. Die allgemein gültige Erklärung für die Vermehrung dieser Brüche dürfte richtig sein, daß hier vor allem der feststellbare Schwund des Fettes im ganzen Bereich der Bauchhöhle und an den Bruchpforten selbst Vorbedingungen geschaffen hat, die eine Vermehrung der Brüche und damit auch der Einklemmungen begünstigten. Bei dem Krankheitsverlauf selbst konnten wir nach der Operation außer den oben erwähnten Störungen allgemeiner Art keine Änderungen nachweisen, die auf eine veränderte Körperreaktion mit Sicherheit schließen ließen. Wir haben es daher auch nicht nötig gehabt, unsere Indikation zur Operation irgendwie zu ändern, besonders auch nicht hinsichtlich der Altersgrenze. Die Tatsache, daß die Bruchbänder so schwer zu beschaffen waren bzw. bei den mageren Patienten schlecht saßen, hat unserer Ansicht nach viel mehr Leute zur Operation veranlaßt als früher, gerade auch innerhalb der Landbevölkerung, die sich sonst nur sehr schwer, trotz oft sehr großer Brüche, zur Operation entschloß. Selbst bei den evtl. notwendigen Resektionen und sonstigen größeren Eingriffen hat sich die Mortalität gegenüber früher nicht erhöht.

Die größte Zahl der Abhandlungen beschäftigt sich mit dem Ileus, und zwar mit der besonderen Form desselben, dem Volvolus. Übereinstimmend kommt in allen Arbeiten darüber zum Ausdruck, daß die Erkrankungen in den verflossenen Jahren ganz erheblich an Zahl zugenommen haben, manche Autoren geben an, daß der Volvolus bis zehnmal so häufig aufgetreten sei als früher. Weiter sind sämtliche Berichterstatter darüber einig, daß diese Zunahme einzig und allein durch die infolge schlechter Ernährung bedingten anatomischen und funktionellen Änderungen verursacht worden sind, daß hier also eine einwandfreie veränderte Reaktion des Körpers, insbesondere seiner Bauchorgane durch Ernährungsstörungen vorliegt. Auch hier ist neben den tatsächlich beobachteten Veränderungen am Darm und Mesenterium die Feststellung beweisend, daß seit Besserung der Ernährung und der dadurch bedingten Zunahme des Fettpolsters diese Erkrankungen ganz erheblich zurückgegangen sind.

Zur Erklärung der nachgewiesenen Veränderungen wurden verschiedene Auffassungen geäußert: REICHEL nimmt als Ursache des Ileus eine Kombination zwischen früherer Enteritis durch unzweckmäßige Ernährung und alten Adhäsionen an, die bis dahin zu keinerlei nennenswerten Beschwerden geführt haben. Auffallend sei gewesen, daß selbst bei noch nachweisbarem, wenn auch verengtem Darmlumen der durch unzweckmäßige Nahrungsmittel aufgetriebene, hochrote Darm nicht mehr fähig war, die Ingesta durch diese geringe Darmverengerung hindurchzudrücken. Mangelnde Reaktion und schneller als sonst einsetzende Darmparalyse hätten das Erkennen des Ileus häufig erschwert und sich dadurch besonders verhängnisvoll ausgewirkt. Eine klare Zusammenstellung über die Ursachen des Volvolus gibt NABEL, auf die hier verwiesen sei. Als für die jetzigen Zusammenhänge wichtig sind die Beobachtungen, daß ein Volvolus immer dann eintrat, je mehr die Schenkelfußpunkte der einzelnen Schlingen sich aneinander näherten, sei es als angeborene Symptome, sei es als Narben infolge später durchgemachter Entzündungen und kleinster Verletzungen mit sekundären Schrumpfungen. Sind einmal diese anatomischen Voraussetzungen gegeben, dann können peristaltische Störungen, bedingt durch schlechte Ernährung, Gasansammlung usw. schnell zum Volvolus führen, und solche Momente lagen ja während der Hungerblockade zweifellos vor. Die Fettarmut der Gewebe, besonders auch in der Bauchhöhle konnte jeder Arzt, besonders auch der Operateur, immer wieder feststellen. Damit war den inneren Organen ein guter Teil der Stützsubstanz entzogen, die Bewegungen des Darmes konnten ausgiebiger sein und führten dann auf Grund der oben beschriebenen Veränderungen am Mesenterium zu vermehrtem Ileus bzw. Volvolus. Auch zahlreiche andere Autoren haben die gleichen Beobachtungen gemacht, in diesem Zusammenhange seien nur WILDEGANS, ERB, LOTSCH, HARTKOPF, HAMMESFAHR und andere genannt. Letzterer nimmt als Ursache des häufiger auftretenden Ileus auch noch den Eiweißmangel an, der Afermentie zur Folge habe, wodurch die Verdauung von erheblich voluminöseren Nahrungsmitteln erheblich gestört sei und zu funktionellem Ileus führen müsse.

Wir können alle diese in der Literatur niedergelegten Beobachtungen auf Grund unseres Krankenguts nur bestätigen. Der Fettmangel nicht nur der Bauchdecken, sondern besonders des Netzes und des Mesenteriums war auffallend, das Netz oft nur ein dünner, mit einzelnen Fett-Träubchen durchsetzter Schleier, das Mesenterium verkleinert, fast atrophisch. Narbige Veränderungen am Mesenterium in der Nähe der Schlingenwurzel kamen mehrfach zur Beobachtung. Abgesehen von der Häufigkeit des Ileus war der Verlauf der Krankheit an sich nicht so andersartig, daß daraus ein besonders charakteristisches Zeichen für den Ileus durch Ernährungsstörungen abgeleitet werden könnte. Wir haben neben zahlreichen subakut bzw. chronisch mit vorübergehenden Verschlimmerungen verlaufenden Fällen von Ileus, die dann schließlich doch operiert werden mußten, ganz akut einsetzende und zu schwerer Darmparalyse führende Fälle gesehen. Uns fiel aber auf, daß die Wiederingangsetzung der Peristaltik nach der Operation im allgemeinen wesentlich schwieriger war trotz Anwendung mechanischer und chemischer Mittel, als wir es sonst zu sehen gewohnt waren. Die Bewegungsfähigkeit des oft nicht nur übermäßig 'gedehnten, sondern auch entzündlich veränderten Darmes war zweifellos gehemmter als unter normalen Verhältnissen. Hinsichtlich einer durch die veränderte Körperreaktion erheblich gesteigerten Mortalität möchten wir doch sehr vorsichtig sein, da diese schon unter gewöhnlichen Umständen doch recht erheblich von dem Zeitpunkt der Einweisung abhängig ist und gerade dieses Moment in den letzten Jahren bei dem teilweisen Mangel an Ärzten bzw. dem Ersatz alter erfahrener Praktiker durch jüngere, nicht so ausgebildete Ärzte zweifellos eine Verschiebung im ungünstigen Sinne erfahren hatte. Wir können daher nur feststellen, daß die Zahl der Ileusfälle, besonders die des Volvolus ganz erheblich zugenommen hatte, und daß diese Zunahme zum überwiegendsten Teil durch die durch Ernährungsverhältnisse bedingten Veränderungen am Darm selbst und seinen Aufhangsorganen zurückgeführt werden muß. Bei der weiteren Nachbehandlung ergaben sich keine Momente, die außer den allgemein beobachteten Veränderungen auf die verminderte Reaktion des Körpers hätten bezogen werden können.

Was nun die malignen Tumoren anbetrifft, so ist eine Beurteilung, inwieweit das Auftreten und der Krankheitsverlauf derselben durch die veränderte Körperreaktion beeinflußt worden ist, außerordentlich schwierig. Gerade hier machte sich die Verschiebung der Bevölkerung in den einzelnen Bezirken doch stark bemerkbar. Die Zahl der alten Leute, die das Hauptkontingent der malignen Tumoren stellen, hat sich in den Zuzugsgebieten proportional mehr vermehrt als die der jungen. Dazu kommt noch, daß diese Leute des Ostens, die sonst kaum zum Arzt gingen, bzw. statistisch nicht erfaßt wurden, nunmehr in stärkerem Maße die Krankenhäuser aufsuchten und so die Durchschnittszahl beeinflussen mußten. Wir haben wohl eine Vermehrung der auf die Klinik kommenden malignen Tumoren festgestellt, jedoch keine so hohe Zahl, daß unter Berücksichtigung der oben erwähnten Erwägungen hier nur eine veränderte Körperreaktion als alleinige Ursache angesprochen werden könnte. Auch der Verlauf der Erkrankung zeigte gegen früher keine wesentlichen Unterschiede, ebenso das Verhalten der Patienten nach erfolgter Operation, abgesehen von den eingangs erwähnten Allgemeinänderungen, wie langsamere Wundheilung, Neigung zum Aufplatzen der Wunden selbst nach längerer Zeitdauer, häufige Infektionen, langsamere Besserung des Allgemeinbefindens.

Dagegen haben wir feststellen können, daß die Zahl der Umwandlungen primär gutartiger Tumoren in maligne zugenommen hat. Es handelt sich dabei selbstverständlich nur um solche Fälle, bei denen klinisch und pathologisch-anatomisch durch das hiesige pathologische Universitätsinstitut (Direktor: Prof. Dr. Koch) sowohl die primären gutartigen Tumoren, als auch die später entarteten bösartigen eingehend untersucht worden waren, so daß nur kritisch absolut einwandfreie Fälle vorlagen. Hinsichtlich der Art dieser Metaplasie kann es sich hier nur um die indirekte Form aus dem Proliferationsgewebe handeln, wobei chronische Reize sowohl chemischer als auch mechanischer Art das auslösende Moment abgegeben haben dürften. Besonders auffallend war, daß selbst seit Jahren vorhandene gutartige Tumoren, so z. B. die verschiedensten Arten von Fibromen in der Mamma nach der Probeexzision im Verlauf von Wochen oder Monaten rezidivierten mit nunmehr eindeutiger maligner Entartung. Dasselbe haben wir auch, wenn auch nicht in dem Umfange, bei Tumoren an den Extremitäten und am Rumpf feststellen können. Hier muß der traumatische Reiz der Probeexzision in erheblichem Umfange mit dazu beigetragen haben, daß sich an dieser Stelle nunmehr maligne Tumoren entwickeln konnten. Auf Grund dieser Tatsachen sahen wir uns veranlaßt, in Vortrag und Abhandlung darauf hinzuweisen, daß nunmehr selbst bei Rezidiven bisher gutartiger Tumoren nicht von einer weiteren Probeexzision abgesehen werden dürfte, sondern daß dieselbe unter allen Umständen zu fordern sei, um evtl. rechtzeitig radikal vorgehen zu können. Als Ursache dieser Metaplasie gutartiger und bösartiger Tumoren wurde neben anderen Erwägungen auch die verminderte Widerstandskraft des Körpers angesehen, sowohl vom Pathologen wie auch vom Chirurgen. Es würde dann auch das vermehrte Auftreten dieser Umwandlung nach veränderter Reaktion des Körpers infolge schlechter Ernährung eine Stütze für diese Annahme sein und so seine Erklärung finden.

Zusammenfassung

Aus der obigen kurzen Übersicht geht hervor, daß bei den chirurgischen Erkrankungen die oft gehörte Annahme, daß die durch die Ernährung bedingte veränderte Körperreaktion fast ausnahmslos zu schwerwiegenden Folgen geführt hätte, in dieser Form nicht richtig ist. Diese falschen Schlußfolgerungen beruhen zumeist darauf, daß von zu wenig Fällen ausgehend zu schnell verallgemeinert wurde und die bei einem großen Krankengut auch unter normalen Verhältnissen auftretenden erheblichen Schwankungen im Krankheitsgeschehen, besonders auch im Anschluß an eine Operation nicht genügend berücksichtigt wurden. Als sicher kann festgestellt werden, daß besonders der Ileus und bei diesem die Form des Volvolus, die eingeklemmten Brüche, die chirurgischen Infektionen und die chirurgische Tuberkulose als Folge der unzureichenden und z. T. unzweckmäßigen Ernährung eine deutliche

Zunahme erfahren haben. Ebenso darf weiter gesagt werden, daß der Heilungsverlauf nach Operationen verlangsamt, die Wundheilung häufig durch Aufplatzen der Wunden gestört war und die Patienten sich im allgemeinen langsamer als sonst von der Krankheit und Operation erholten. Ferner ist eine verzögerte Kallusbildung bei Knochenbrüchen und stärkere Neigung zur Entwicklung einer Pseudarthrose festgestellt worden. Die oberflächlichen Infektionen haben sich vermehrt und sich mehr als früher über den ganzen Körper ausgebreitet. Wenn auch eine sichere Zunahme der malignen Geschwülste nicht erwiesen zu sein scheint, so können wir doch aus zahlreichen eigenen Beobachtungen nachweisen, daß die Metaplasie anfangs benigner in maligne Tumoren nach der Operation häufiger als sonst üblich auftrat, besonders auch im Anschluß an einfache Probeexzisionen. Neben den tatsächlich beobachteten, vermehrt auftretenden Veränderungen an den betreffenden Organen ist für die Richtigkeit der Annahme eines Zusammenhanges dieses Krankheitsgeschehens mit der veränderten Reaktion des Körpers bei den oben erwähnten Krankheiten die Tatsache beweisend, daß jetzt mit Fortfall der schlechten Ernährung die verschiedenen Krankheitsbilder ganz erheblich geringer geworden sind und ihr Verlauf sich wieder den vor der Hungerblockade gewohnten Verhältnissen angepaßt hat.

Über die absolute und relative Labilität der weiblichen Zyklusfunktion

Von Konrad Tietze-Eutin

I.

Der tierische und der menschliche Körper und seine Teile: Organe und Organsysteme befinden sich funktionell in einem ständigen labilen Gleichgewicht, welches sich aus der Spannung zwischen Innen und Außen, Dasein und Vernichtung, Genügen und Forderung, in einem Worte aus der Zwangslage der Selbstbehauptung ergibt. Die biologischen oder auch klinischen Phänomene, die physiologischen oder pathologischen Zeichen, Verhaltensweisen und Abläufe scheinen Resultanten von Aktion und Reaktion, von exogenem Reiz und dessen endogener Reizbeantwortung zu sein. Wenn beide dieser zuletzt genannten Kräftegruppen primär den gleichen Ausgangswert besäßen, so käme es für das wahrnehmbare physiologische oder pathologische Ergebnis im Einzelfalle lediglich sozusagen auf die aktuelle Gewichtsverteilung zwischen exogen und endogen an. Wir werden jedoch sehen, daß das endogene Regulativ sich stärker durchsetzt als das exogene, und daher die letzte Wirkung bestimmt.

Diese allgemeinen Überlegungen gelten nun in ganz besonderem Maße für das System der weiblichen generativen Funktion, denn seine ganz besonders hohe Labilität ist eine zwiefach entstandene. Das in ihm lokalisierte Prinzip der Arterhaltung steht nicht allein äußeren Kräften gegenüber, sondern außerdem noch den jeweils individuellen psycho-somatischen. Für die weibliche Geschlechtsfunktion ergeben sich somit ganz allgemein drei Kraftfelder, die geeignet sind, reaktive Veränderungen im Ablauf dieser Funktion hervorzurufen.

1. Die direkte Übertragung massiver exogener Einwirkungen.

Viele Unterschiede generativer Funktionen innerhalb der Tiergattungen und Störungen der Zyklusfunktion des menschlichen Weibes hat man als einfache aktive Verschiebungen auf Grund stark wirkender geographischer, klimatischer, jahreszeitlicher und nutritiver exogener Einflüsse gedeutet. Die vergleichende und die humane Zykluslehre kennt eine Fülle von Beispielen, worauf in bezug auf die Frau späterhin noch eingehend eingegangen werden soll.

2. Die endogene vorwiegend mit der Fortpflanzungsfunktion im Zusammenhang stehende artspezifische und arterhaltende erbliche Determination.

Hier zur Erläuterung des tieferen Wesens dieser endogenen Wirksamkeit zwei Beispiele aus der vergleichenden Zykluslehre: die „Rauschzeit" des Wildschweines liegt im Winter (und nicht wie bei anderen Tieren im Frühjahr) in Anpassung an die viermonatige Tragzeit, so daß die Frischlinge zu einer witterungs- und nahrungsmäßig günstigen Jahreszeit geboren werden. Ähnlich der fruchtbare Winterzyklus der Affen im Gegensatz zum unfruchtbaren im Sommer, denn dadurch wird die Geburt des Jungen zur tropischen Regenzeit vermieden (C. Hartmann).

Die Prävalenz des endogenen Prinzips dieser Beispiele erfordert keine teleologische oder mystische Deutung, da man hierfür mit der Selektionstheorie auskommt. Es sind diejenigen Tierspezies bis auf unsere Zeit überkommen bzw. haben sich überhaupt konstituieren können, welche die genannten Eigenschaften entwickelten und vererbten. Wenn gerade auf dem Gebiete weiblicher generativer Funktionen die endogene Seite des Kräftespieles zwischen Außen- und Innenwelt sich immer wieder als bedeutsamer, als ausschlaggebend, eben als überwiegend gegenüber der exogenen erweist, so hängt diese Tatsache eng mit der durch Selektion und Vererbung gesicherten Fähigkeit der Arterhaltung und ihren eigenen Erfordernissen zusammen. Sie ist es auch, die bei der Frau die Zyklusvariationen im weitesten Sinne (nämlich bis zur temporären Amenorrhoe) steuert, in dem sie zu gegebener Zeit und aus besonderer Veranlassung zyklisches Geschehen anhält oder wieder anlaufen läßt. Davon wird später gesprochen werden. Jedenfalls ist „die Fähigkeit der Arterhaltung", das Durchsetzen der generativen Aufgabe kein leeres Schlagwort, sondern ein wirksames und feststellbares Funktionsprinzip, das wir allerdings nicht morphologisch lokalisieren können. Es gibt dem weiblichen Körper so stark das Gepräge, daß von hier aus alle somatischen und funktionell reaktiven Verschiedenheiten der Geschlechter auszugehen scheinen.

In diesem Zusammenhang möge daran erinnert werden, daß das Geschlecht genisch fixiert ist und auch ein Mädchen ohne Ovarien zur Frau wird. Aber die Ausreife zur Frau mit ihren sekundären Geschlechtsmerkmalen ist ohne Zusammenwirken verschiedener neurohormonaler Instanzen, darunter auch das Ovarium, nicht möglich. Daher bleibt ein solches operativ frühkastriertes oder überhaupt ohne Ovarien geborenes Mädchen körperlich und funktionell auf einem indifferent infantilen Entwicklungszustand stehen.

3. Die Verflechtung des generativen Funktionssystems mit dem individuellen psycho-somatischen.

Der Körper des Menschen und besonders der des Weibes ist über den Zustand des Tieres hinaus nicht allein jedem beliebigen exogenen oder nur dem überpersönlichen Prinzip der Arterhaltung unterworfen, sondern noch mit einem weiteren körpereigenem Regulativ versehen. Dieses entstammt den höheren Schichten seiner Persönlichkeit, seinem Ichbewußtsein seinem Denkvermögen, seiner Gefühlswelt mit allen Verwurzelungen und besonderen Verbindungen zu kortikalen und subkortikalen Regionen, zum vegetativen Nervensystem, zum Inkretorium und den Stoffwechselorganen. Es handelt sich also um psycho-somatische, aber primär außerhalb des Zyklussystems sich vollziehende Vorgänge und Impulse, um die Gegensätzlichkeit zwischen generativem System und dem individuellen psychosomatischen. Beide scheinen sozusagen nicht nur räumlich, sondern auch funktionell „auf Zusammenarbeit" angewiesen zu sein.

Auch hier soll keine Unklarheit aufkommen; es soll nur soviel gesagt sein, daß physiologische Abläufe oder klinische Symptome durch psychische Reaktionen, durch den anhaltenden oder wechselnden neurovegetativen Tonus und die hormonale Spannung, durch Temperament oder Stimmung variiert und abgewandelt, beschworen oder abgewendet werden können.

Beispiele: Eingebildete Schwangerschaft und andere psychogene Amenorrhoen, siehe besonders später.

Im übrigen muß auch natürlich die gegenteilige Rückwirkung festgestellt werden, denn die bekannte Tatsache eines sogenannten „extragenitalen Zyklus" ist das begriffliche Sammelbecken für alle jene Reaktionen und Veränderungen psychosomatischer Funktionen, zu denen die zyklischen ovariellen Vorgänge offenbar die Veranlassung sind. Wie stark die Schwangerschaft in gleicher Richtung wirkt, ist allgemein bekannt.

Es sei im Rahmen unserer Ausführungen hier und weiterhin nicht näher auf die Verhältnisse bei der Schwangerschaft eingegangen, weil es sich dabei um ein Spezialgebiet, das einer eigenen Erörterung bedarf, handelt. Betont sei aber, wie es schon häufig von gynäkologischer Seite geschehen ist, daß die funktionellen und zum Teil auch morphologisch erkennbaren Veränderungen der Organe und Organsysteme in der Schwangerschaft primär keineswegs als pathologisch angesprochen werden dürfen. Oft genug ist gezeigt worden, daß es eine Physiologie des schwangeren Zustandes eigener Prägung gibt; das gilt insbesondere für den Stoffwechsel und speziell für die vielseitigen funktionellen Aufgaben der Leber; selbst für den Eiweißstoffwechsel, dessen Auswirkungen sich an der erniedrigten Gesamtmenge und gegenüber dem nicht schwangeren Zustande verschobenen Albumin-Globulin-Verhältnis im Serum erkennen lassen, besteht diese Aussage trotz der scheinbaren Annäherung an pathologische Werte zu Recht.

Über die Nötigung zu einer gesonderten spezifischen Betrachtung des schwangeren Zustandes haben mich in letzter Zeit unternommene eigene Versuche mit der Insulinwirkung als Test für evtl. zentral (diencephal) bedingte Veränderungen der Reaktionslage im Verlaufe der Schwangerschaft wiederum belehrt. Obwohl die erhaltenen Blutzuckerkurven am Ende der Schwangerschaft Ähnlichkeit mit solchen nach Commotio cerebri oder den paradoxen Kurvenverläufen während des stuporösen Zustandes bei Typhus abdominalis von v. Falkenhausen hatten, so zeigte der Vergleich, mit den Albersschen Zuckerbelastungsversuchen in der Schwangerschaft, daß man es hier bei unseren auffallend flach und scheinbar verzögert verlaufenden Kurven mit dem Abbild einer gesteigerten kontrainsulären Wirkung ebenso zu tun hat, wie die am Ende der Schwangerschaft gegenüber ihrem Anfang erniedrigten Blutzuckerkurven von Albers eine insuläre Funktionssteigerung auf den Gegenreiz anzeigten. Die funktionellen Leistungen in der Schwangerschaft sind der Anforderung entsprechend erhöht und verändert. Freilich sind die Grenzen zum Pathologischen hin sichtbar, — wirkt doch der wachsende Keimling im allgemeinen und im speziellen als Antigen — aber ohne Hinzutreten weiterer Störungen vollziehen sich die durch den Zustand der Schwangerschaft bedingten Veränderungen der weiblichen Reaktionslage innerhalb noch normaler Funktionsgrenzen. Geburt und Wochenbett sind nochmals zwei Situationen, in denen sich erhebliche stoffwechselmäßige, hormonale und neurale Umstellungen vollziehen.

Die drei oben aufgezählten Kraftfelder sind es also, welche reaktive Veränderungen im Ablauf generativer zyklischer Funktionen bei der Frau hervorzurufen imstande sind. Aus der Überschneidung der drei Kraftfelder können sich nun Interferenzen ergeben, die zwar in „bürgerlichen Normalzeiten" und bei seelischer und körperlicher Gesundheit unterschwellig bleiben, aber die Annahme eines labilen Gleichgewichtes weiblicher generativer und zyklischer Funktionen, ja notwendigerweise aller Funktionen verständlich machen, die aber andererseits unter Ausnahmezuständen im Sinne eines Energiezuwachses oder -verlustes eines oder mehrerer Kraftfelder oder deutlicher: im Sinne besonderer Zumutungen und Anforderungen aus der einen oder der anderen Möglichkeit heraus zu Veränderungen der Reaktionslage und zu effektiven Störungen führen müssen.

Mit primär exogenen Verursachungen von Störung der weiblichen Funktion haben wir es zwar in unseren Zeiten scheinbar vorwiegend zu tun; ich nenne nur einige Kriegseinwirkungen: Bombennächte, Flucht, Hunger. Es wird aber davon noch gesprochen werden, wie stark für die klinische Manifestation das endogene Moment, die Reaktionsbereitschaft ausschlaggebend ist. Wir werden außerdem aber auch, und zwar gleich im nächsten Abschnitt, endogene Vorgänge diskutieren, die zu erheblichen Störungen der Reaktionslage führen können: sie liegen in der morphologischen und funktionellen Entwicklung des Zyklussystems bis zur Überwindung der Pubertätszeit begründet.

II.

Zum Gesamtkomplex des geschlechtlichen Dimorphismus gehört die Tatsache der erhöhten körperlichen und psychischen Anfälligkeit und der größeren Labilität der funktionellen Systeme der Frau gegenüber dem Manne. Sicherlich steht dieses in direktem kausalen Zusammenhang mit der generativen Aufgabe der Frau und mit seinen Auswirkungen: Zyklus und Gestation. Da hier nicht von der Schwangerschaft gesprochen werden soll, so sei in Beschränkung auf die zyklische Funktion gesagt: es gibt nicht nur eine Pathologie des ovariellen Zyklus, sondern auch eine Pathologie durch den ovariellen Zyklus. Beide Gruppen ergeben sich aus den oben besprochenen wechselseitigen Beziehungen zwischen der Außenwelt und dem psychosomatischen Bereich einerseits und dem weiblichen Zyklussystem andererseits. Im folgenden wird von den beiden Gruppen nebeneinander gesprochen werden müssen, wobei sich zeigen wird, daß nicht alle Abweichungen des normalen weiblichen Zyklusgeschehens als krankhafte Entgleisungen anzusehen sind und uns besonders unter dem Eindruck der Erfahrungen aus den letzten Jahren in einem neuen Lichte erscheinen müssen. Eine Pathologie durch den Zyklus ergibt sich aber aus der Tatsache, daß der Zyklus ein fortlaufender, sich immer wiederholender Vorgang ist, der temporär gewisse kritische Schwellen zu überschreiten hat, woraus sich jedesmal reaktive Veränderungen neuro-hormonaler Art für den ganzen Körper ergeben.

Trotz 20jähriger Forschung und Publizistik über die Zusammenhänge zwischen der gonadotropen Funktion des Hypophysenvorderlappens und den ovariellen Vorgängen denken selbst die Gynäkologen bei Nennung der weiblichen Zyklusfunktion noch immer einseitig an das ovarielle Geschehen und sprechen von Ovarialzyklus, wenn sie an sich das Gesamtsystem meinen, von Ovarialinsuffizienz bei Störung innerhalb desselben usw. Bei unseren heutigen Kenntnissen müssen wir vielmehr ein ringförmig arbeitendes Funktionssystem zwischen Hypophysenvorderlappen und Ovarien unter Beteiligung eines nervösen dienzephalen Zentrums und vielleicht auch der Schilddrüse annehmen. Die Phasennatur des Arbeitsganges zwischen Hypophysenvorderlappen und Ovar und die Einschaltung eines nervösen Zentrums mit seinen Verbindungen zu anderen vegetativen Zentren, zu kortikalen und subkortikalen Regionen sind Ursache der wechselnden und leicht störbaren Reaktionslage der weiblichen Zyklusfunktion.

In der frühen Kindheit schon beginnt das Zyklussystem sich anatomisch zu entfalten, aber von einem funktionellen, phasenartig verlaufenden, geschlossenen Mechanismus, von einem Ringsystem kann noch nicht die Rede sein. Diese Tatsache ist ein Grund, jedoch wohl nicht der alleinige, daß die allgemeine Reaktionslage des Mädchens eine relativ stabile ist. Ja von Haus aus scheint sie bei diesem sogar stabiler als beim Knaben zu sein, da sowohl die intrauterine Sterblichkeit (Aborte), als auch die postpartale besonders der Frühgeburten bei Knaben größer ist als bei Mädchen. Der wachsende Hypophysenvorderlappen ist aber andererseits beim kleinen Mädchen und bei den Mädchen vor der Pubertät bereits in deutlicher Aktion, wie H. O. Neumann und Péter zuerst durch den Nachweis von Vorderlappenhormon im Harne eines zweijährigen Mädchens erweisen konnten. Wenn es sich bei dem nachweisbaren Hypophysenvorderlappenhormon immer nur um kleine Mengen und keineswegs um einen konstanten Befund handelt, so darf man aber trotzdem annehmen, daß das Vorderlappenhormon im kindlichen Ovar Vorgänge, die zur Bildung kleiner, niemals reif werdender und bald sich wieder zurückbildender Follikel führen, induziert. Wir sehen mit zunehmendem Alter des Mädchens, d. h. also mit zunehmender Organentwicklung, auch eine Zunahme der hormonalen Wirkungen an den Ovarien: die Zahl der wachsenden und atresierenden Follikel und die Follikel selbst werden nach und nach größer.

Follikelhormon haben Neumann und Péter bei Mädchen von zwei Jahren nicht feststellen können, aber nach Frank findet sich im Urin des vierjährigen Mädchens 1 M.E. in 550 ccm und mit neun Jahren 1 M.E. in 250 ccm. Diese und weiter unten zitierte Befunde repräsentieren also die hormonale Seite eines stufenweisen Aufbaues der Ovarialfunktion. Mit zehn Jahren wurden von Soeken sowie Fluhman nachweisbare Mengen im Urin festgestellt. Damit ist die Präpubertät, die eigentliche Zeit der Reifung erreicht. Sie ist gekennzeichnet durch beschleunigtes Längenwachstum, das sich gewissermaßen der bisher vorhandenen ersten Wachstumstendenz supponiert (G. BAKMAN), durch die Zunahme der Organgewichte und -volumina, durch Stoffwechselbeschleunigungen, hämodynamische Veränderungen, durch Ausbildung der Mammae und der äußeren und inneren Geschlechtsorgane (physiologisch Fluorbildung der Scheide, Uteruswachstum). Die Zeit der Reifung ist also eine solche stärker werdender ovarialhormonaler Wirkungen und sie bedeutet natürlich auch für den weiblichen Körper und seine Systeme funktionell eine absolute Verschiebung ihrer Reaktionslage, vor allem ihrer Reaktionsbereitschaft. Zur näheren Kennzeichnung derselben besagt es noch nicht allzu viel, wenn sich feststellen ließ, daß sie sich offenbar unter zunehmender Einwirkung des Follikelhormons mehr und mehr nach der parasympathischen Seite hin verlagert. Wichtiger ist die Annahme, daß es nun mit anwachsend wirksamen Follikelhormonmengen zu einer antagonistischen Wirkung auf den Hypophysenvorderlappen kommen muß. Daß diese Gegenwirkung kurz vor der eigentlichen Menarche eine Tatsache ist, geht aus FRANKS weiteren Befunden seiner quantitativen Follikelhormonuntersuchungen hervor, denn er konnte bei einem 12½ jährigen Mädchen (2½ Monate vor der Menarche) eine periodische Ausscheidung von Follikelhormon, die etwa die Hälfte der von einer geschlechtsreifen Frau ausgeschiedenen Menge betrug, feststellen. Es liegt hier ein Verhalten vor, welches FRANK schon früher bei gewissen Amenorrhoeformen der reifen Frau gefunden und als „unterschwelliger Zyklus" bezeichnet hatte. Zyklus, ob unter- oder überschwellig, d. h. mit Ovulation einhergehend, kann nur durch die zeitweise Bremsung der gonadotropen Tätigkeit des Hypophysenvorderlappens zustande kommen (SIEGMUND, MAHNERT, CLAUBERG, FLUHMAN u. a.).

Das geht in wenigen Worten gesagt folgendermaßen vor sich:

Anregung des Follikelwachstums (aus dem Zustand des Primär-Follikels im ersten Ruhestadium) durch das Hypophysenvorderlappenhormon, mit dem Wachstum zunehmende Follikelhormonproduktion; bei Erreichung einer Mindestkonzentration des Follikelhormons erfolgt antagonistische Bremsung des Hypophysenvorderlappens, mit steigender Konzentration in zunehmendem Maße — wahrscheinlich über das von BUSTAMANTE, SPATZ und WEISSCHEDEL beschriebene dienzephale sog. Sexualzentrum —; endlich Abfall des Follikelhormonspiegels im Blute in der zweiten Hälfte eines Zyklus; infolge Atresie der Follikel oder Corpus-luteum-Bildung mit Untergang desselben, kommt es wieder zur Enthemmung des Hypophysenvorderlappens, Anregung zu neuer inkretorischer Sekretabgabe, dadurch Anregung neuen Follikelwachstums. Also Verlauf in zwei gegenläufigen Phasen, wobei von besonderer Wichtigkeit eben die Hemmung und die Enthemmung des Hypophysenvorderlappens bezugsweise des komplexen dienzephal-hypophysären Systems ist. Hieraus ergeben sich nun jene Konsequenzen, von denen unten gesprochen werden wird.

Die Menarche, die erste Regel, bedeutet weder den Anfang noch das Ende der Pubertät; sie ereignet sich sozusagen mitten in ihr. Denn mit der Menarche tritt keineswegs immer eine Beruhigung in den funktionellen Systemen ein. Sie ist lediglich das Zeichen, daß die stufenweise Anbildung und Ausbildung der Follikel nun zu dem letzten, meist sehr rasch verlaufenden zweiten Proliferationsstadium (nach STIEVE) und zur Reife des Eies (1. Reifeteilung) geführt hat, daß es daraufhin zur ersten Ovulation und zum Untergange des nicht befruchteten Eies gekommen ist.

Die zur Menstruation, d. h. zur Abstoßung des auf Schwangerschaft vorbereiteten Endometriums führenden Vorgänge im Uterus interessieren an dieser Stelle nicht, denn sie haben nur symptomatische Bedeutung für jegliches Geschehen im Ovar. Auch bei diesen nunmehr nach der Menarche „überschwelligen" (über die Eireife und Ovulation hinausführenden) biphasischen (aus Follikel- und Corpus-luteum-Phase bestehenden) Zyklus läuft der gleiche hormonale, antagonistische Mechanismus zwischen Hypophysenvorderlappen und Ovar hin und her. Er ist zweifellos intensiviert, worauf höchstwahrscheinlich die Ursache der veränderten Reaktionslage des Mädchens in der Pubertät beruht.

Halten wir also die oben schon betonte Tatsache fest: zyklisches Geschehen beruht auf gegenseitiger Hemmung und Enthemmung des dienzephal-hypophysären Systemgliedes durch das in diesem dynamischen Vorgange selbst aufflutende und abebbende Follikelhormon. Ich habe diesen Mechanismus früher einmal als „Wippmechanismus" bezeichnet.

Jene im Dienzephalon und in der Hypophyse sich abspielenden Erregungen durch das Follikelhormon induzieren nun vermutlich auch andere quantitave und qualitative Veränderungen in den Funktionssystemen des Körpers, die ebenfalls dienzephal-hypophysär direkt gesteuert oder irgendwie indirekt beeinflußt werden: Wachstum, Stoffwechsel, Inkretorium, Kreislauf, Immunitätslage usw.; es strahlen von daher auch Wirkungen in vegetativ autonome und in höhere subkortikale und kortikale Regionen aus. Jedenfalls sehen wir in diesen von den Geschehnissen im Ovar ausgehenden und das gesamte Gebiet der vegetativen Regulationen erfassenden Wirkungen die Grundlage der sogenannten Pubertätserscheinungen und zwar sowohl der physiologischen wie auch der pathologischen, der körperlichen, wie der psychischen. Denn ehe ein neuer Gleichgewichtszustand erreicht ist, können auf allen den genannten Gebieten neben vorübergehenden Funktionsstörungen echte pathologische Erscheinungen, Erkrankungen und Leiden auftreten. Die Zeit der allgemeinen Krise in der Pubertät ist bekanntlich dadurch gekennzeichnet daß es zu Störungen im Skelettbau (Pubertätkyphose), zum jugendlichen Diabetes, zu thyreotoxischen Symptomen, larvierten hypophysären Störungen, zur Acne vulgaris als Repräsentant temporärer Hautallergie, zu Veränderungen in der Blutzusammensetzung, zur Adoleszententuberkulose, zu Psychosen u. a. kommen kann. Der Gynäkologe kennt noch die verschiedensten, meist mit zu häufigen und verstärkten Regelblutungen oder lang anhaltenden Dauerblutungen einhergehenden Störungen des mensuellen Zyklus. Die Dauer dieses Zustandes einer erhöhten Labilität und erleichterten Störbarkeit der Funktionssysteme geht oft über mehrere Jahre nach der Menarche hinaus; sie ist individuell, d. h. auf Grund endogener konstitutioneller Eigenschaften von verschiedener Länge. Sie wird schließlich — allerdings nicht in allen Fällen — abgelöst durch eine stabile Reaktionslage, welche im allgemeinen die Zeit der Geschlechtsreife auszeichnet. Nach unserer heutigen Anschauung möchten wir den Grund dazu in einer funktionellen Erstarkung oder Ausreifung, vielleicht in einem Automatismus des nervösen Schenkels des Zyklussystems, über den vermutlich follikelhormonale Einwirkungen dem Hypophysenvorderlappen zugeleitet werden, suchen. Eine solche relative Stabilität im Gesamtbereich der generativen Funktion ist aber zur Erfüllung der generativen Aufgabe notwendig. Während der geschlechtsreifen Zeit ist sie — wenn nicht schon aus Gründen endogener Insuffizienz — gefährdet in der Zeit unmittelbar post partum oder abortum, da sich hier meist wieder der regulär ablaufende Wippmechanismus von neuem einspielen muß; es ist also ebenfalls wieder eine Zeit erhöhter Labilität für den weiblichen Körper und seine Funktionen.

Im folgenden sei nun im Rahmen unserer Betrachtungen ein Sonderproblem der Pubertät diskutiert, nämlich die zunehmende Verfrühung der Pubertät und die immer deutlicher gewordene Entwicklungsbeschleunigung in den letzten Vorkriegsgenerationen unserer Jugend. Es ist ja eine allgemein auffällige Tatsache, daß man in zunehmender Häufigkeit unter der Vorkriegsjugend nicht nur eine um ein bis zwei Jahre frühere Dentition gegenüber den elterlichen und großelterlichen Generationen, sondern auch eine deutlich vorverlegte sexuelle Reife und ein beschleunigtes Wachstum feststellen konnte. Zu diesen Phänomenen ist bereits eine große medizinische und pädagogische Literatur entstanden (u. a. BOLT, SKERLJI, KOCH, BENHOLD-THOMSEN, Verf.).

Wenn ich hier darauf zurückkomme, so kann ich die Problematik der Acceleration der Entwicklung (BENHOLD-THOMSEN) nur wieder am Beispiel der Menarche aufzeigen, und da besteht nun die Tatsache, daß die Menarche der weiblichen Vorkriegsjugend durchschnittlich 2 bis 2½ Jahre früher einsetzt, als es bei älteren Generationen der Fall war. Hatte SCHAEFFER den durchschnittlichen Menarcheeintritt bei 10500 Berlinerinnen im Jahre 1906 mit 15,7 Jahren errechnet, so liegt er nach KOCH u. a. nunmehr um 13 bis 13½ Jahre.

Das Phänomen des verfrühten Regeleintrittes der jüngeren Generation ist, so kann man fast sagen, in der ganzen Welt, nicht nur in Europa und Amerika, sondern auch in Japan und auf den Philippinen, sowie in China (MILLS) beobachtet worden; es fand sich in der Großstadt und auf dem Lande vor, in Chikago wie in der Bukowina (GRIMM), unter Weißen und Negern in Amerika (MILLS). Die Acceleration der Entwicklung der jüngeren Generation ist eine Tatsache, die allgemein anerkannt ist.

Das, was wir oben als eine, die stabile kindliche ablösende, neue und veränderte Reaktionsphase des weiblichen Körpers und seiner Funktionen beschrieben haben, zeigt eine zweite Änderung ihrer Verhaltensweise insofern, als sich sozusagen eine zeitliche Verschiebung nach vorne in die bisherigen Jahre der Kindheit und Präpubertät konstatieren läßt. Aber so ganz einfach liegen die Verhältnisse nicht, wie sie uns bei ausschließlicher Verwendung von durchschnittlichen Eintrittsterminen der Menarche zunächst erscheinen mögen. Wir sind deshalb bei eigenen Bemühungen zur Aufklärung des Fragenkomplexes um die verfrühte Menarche von der Überlegung ausgegangen, daß es an sich frühe Menarchetermine von 11, 12 und 13 Jahren immer schon gegeben hat, sie sind in allen früheren Statistiken genau so zu finden, wie in den heutigen. Ja, einzelne Rassen und klimatisch besonders situierte, nämlich gemäß der alten Anschauung von BRIÈRE DE BOISMONT (1840) nahe dem Äquator wohnhafte Völker wie Süditaliener, Ägypter, Inder usw. haben von jeher einen noch niedrigeren Durchschnitt des Menarchetermines als unser heutiger in Mitteleuropa, nämlich von 11 bis 12 Jahren aufgewiesen. Wir haben deshalb einmal die Verteilungsquoten der Frühmenstruierten und der später Menstruierten in einigen bisher veröffentlichten Statistiken festgestellt und selbst Untersuchungen (zusammen mit MORCEK) darüber an einem Material von Angaben über die Menarchetermine von 10000 Frauen (aus der Univ.-Frauenklinik Leipzig unter dem Direktorat von Prof. ROB. SCHRÖDER) unternommen. Dabei stand die Frage im Vordergrund, wann etwa die Zunahme der Frühmenarchetermine in den letzten 100 Jahren zu bemerken ist, d. h. wie das Maximum der binominalen Streuungskurve der Menarchetermine, die jede ältere Statistik aufweist, in dem angegebenen Zeitabschnitt nach „links" zu den jüngeren Jahrgängen hinwandert. Das Material wurde so geordnet, daß unter der Gruppe der Frühmenstruierten (I) alle Angaben von Menarcheterminen von 13 Jahren und darunter, zur Gruppe der „durchschnittlich" Menstruierten (II) die zwischen 14 und 15 Jahren und zu den Spätmenstruierten (III) die mit 16 Jahren und später erstmalig menstruierten Frauen gezählt wurden. Außerdem wurde versucht, aus dem Untersuchungsgute älterer Autoren auf den durchschnittlichen Geburtsjahrgang ihrer Probandinnen generationsweise zu schließen und von ihm aus unsere historische Betrachtung vorzunehmen. Unser eigenes Material konnte ohne weiteres nach Dekaden der Geburtsjahrgänge unterteilt werden. Unsere Gruppen umfassen je 2000 Angaben von Frauen, welche 1890 und früher, 1891 bis 1900, 1901 bis 1910, 1911 bis 1920, 1921 und später geboren waren. Das Resultat unserer solchermaßen vorgenommenen Untersuchungen war folgendes:

Autor u. Publ.-Jahr	Jahrgänge	I. bis 13 Jahre	II. 13—15 Jahre	III. 16 Jahre und später
Krieger: 1869 Berlin	ca. 1840	12,8 %	37,2 %	50,0 %
Schlichting:				
1880 Bayern...	ca. 1850	11,6 %	30,2 %	58,0 %
München......	ca. 1850	13,9 %	31,9 %	54,2 %
Schaeffer:				
1906 Berlin....	ca. 1870	13,9 %	34,4 %	51,7 %
Verf.: 1949 Leipzig	bis 1890	15,80%	38,45%	45,75%
	1891—1900	29,65%	35,55%	34,80%
	1901—1910	19,15%	38,05%	42,80%
	1911—1920	34,65%	42,60%	22,75%
	1921 u. später	45,80%	40,90%	13,25%

Es ergibt sich also:

1. In der Zeit von etwa 100 Jahren eine zunächst langsame, seit dem Jahrgange 1890 rasche zahlenmäßige Zunahme des Typus der Frühmenstruierten (bis 13 Jahre und darunter).
2. Eine entsprechende Abnahme der Prozentsätze Spätmenstuierter, während der Anteil der zwischen 14 und 15 Jahren erstmalig Menstruierten nur einen geringen Anstieg im Laufe der Zeit erfahren hat.
3. Die Zahlenverhältnisse der Früh- und der Spätmenstruierten haben sich in den 100 Jahren völlig umgekehrt. Bei den ältesten Jahrgängen (geboren um 1840) finden sich 12,8% Frühmenstruierte und 50,0% Spätmenstruierte, bei den jüngsten nach 1920 geborenen Angehörigen der Generation vor dem letzten Weltkriege stehen 45,8% Frühmenstruierte 13,5% Spätmenstruierten gegenüber.
4. Es läßt sich bei den Jahrgängen 1901 bis 1910 eine rückläufige Tendenz konstatieren. Es sind diejenigen, deren Pubertät in die Zeit des ersten Weltkrieges und der damaligen Nachkriegszeit fiel. Damals wurde also die Tendenz zur Frühmenarche durch die einfache Übertragung exogener Umstände (vor allem solchen der Ernährung und psychogener) aufgehalten und vorübergehend unterbrochen.

Soweit sich Angaben von Autoren vor Krieger erbringen und verwerten ließen, scheint der Menarchetermin in Mitteleuropa bis dahin mit einem Durchschnitt von 15 bis 16 Jahren konstant gewesen zu sein (vgl. Verf. 1949). Seit gut 100 Jahren tritt eine Verschiebung ein, und zwar derart, daß immer mehr Mädchen früher reifen und erstmalig menstruiert sind, als je vorher. Diese Bewegung setzt anfangs nur langsam, seit den Jahrgängen nach 1890 aber in einem auffallend beschleunigten Tempo ein; der Typus des frühgereiften Mädchens setzt sich zahlenmäßig immer mehr durch. Es dokumentiert sich zweifellos damit eine zeitliche Veränderung in der Reaktionslage der Zyklusfunktion und ihrem generativen Beginn. Aber ehe etwas über vermutete Ursachen und die formale Genese ausgesagt werden soll, möge noch kurz auf die weitere Entwicklung des Phänomens der Entwicklungsbeschleunigung in unserer Zeit des zweiten großen Krieges und seiner Nachkriegszeit hingewiesen werden. Auf Grund der Erfahrung aus dem ersten Weltkriege und der damaligen

Nachkriegszeit war auch diesmal mit einem Rückgange der Frühmenarche und Verzögerung der Reifung zu rechnen. Soweit mir das Schrifttum jetzt zugängig ist, konnte ich bisher nur eine Arbeit von GRIMM (1948) finden, in der tatsächlich mit statistischen Methoden ein durchschnittlicher späterer Eintritt der Menarche bei jetzt bis 18jährigen Schülerinnen in Halle festgestellt worden ist. Ich selbst habe bei 1209 Mädchen zwischen 12 und 18 Jahren, die bereits drei Jahre nach ihrer meist sehr beschwerlichen und gefahrvollen Flucht aus Ost- und Westpreußen in einem dänischen Lager interniert waren, festgestellt, daß sich die Prozentkurven der Menstruierten und Nichtmenstruierten zwischen dem 14. und 15. Lebensjahr kreuzen, während BREIPOHL (1938) bei seinem Königsberger Material von 1320 Schulmädchen das gleiche Verhalten mit „gut 13 Jahren" aufgefunden hatte. Also auch hier zeigt sich eine Verzögerung in der Reifung unserer jetzt in der Pubertät stehenden Jugend; diese erneute zeitliche Verschiebung verrät uns aber sehr deutlich die hier immer wieder betonte Labilität des weiblichen Zyklussystems.

Wie kommen nun diese in ihrer historischen Entwicklung doch so eigenartigen Veränderungen der weiblichen Reaktionslage zustande?

Dazu muß von vornherein gesagt werden, daß die potentielle Möglichkeit zur Frühmenarche vorhanden gewesen sein muß; sie manifestierte sich sogar als real vorhanden bei einzelnen Exemplaren unserer weiblichen Bevölkerung oder in ganzen Rassen. Die Eigenschaft zur Frühmenarche, zum schnelleren körperlichen und sexuellen Reifen schien in unseren Breiten jedoch bis etwa vor 100 Jahren — wenn wir diese approximative Annahme einmal als Grundlage anerkennen — zwar vorgebildet, aber gehemmt oder nicht ausgelöst worden zu sein. Etwas mußte noch hinzutreten, um das nach und nach zu bewerkstelligen. Dieses Etwas aber kann nach unserer Überzeugung nur in einer Änderung der zentralen Reaktionslage, in Vorgängen dienzephal-hypophysären Zusammenwirkens zu sehen sein. Es ist im Laufe der angegebenen Zeit und besonders seit der Jahrhundertwende zu einer quantitativen (in bezug auf den Personenkreis) und qualitativen Sensibilisierung des so innig miteinander verknüpften Systems gekommen, wobei wahrscheinlich dem sog. Sexualzentrum als dem nervösen Regulativ sowohl der Hormonabgabe wie ihrer Drosselung die Hauptrolle der eigentlichen Ursache zufällt. Es ist ja ein solcher Vorgang keineswegs eine einzelne Erscheinung, denn mit der Zeit ist zweifellos eine allgemeine Sensibilisierung des Menschen und leichtere nervöse Ansprechbarkeit eingetreten, die man vielleicht auch dahin charakterisieren kann, daß sich die allgemeine vegetativ-nervöse Einstellung, besonders in den letzten Jahrzehnten, zunehmend nach der vagotonen Seite hin verschoben hat.

Wenn man sich nun die Fülle der von den Autoren zur Erklärung der Acceleration der Entwicklung ins Feld geführten Veranlassungen ansieht, so sind von den verschiedenen exogenen und endogenen Möglichkeiten zur Beeinflussung des Zyklussystems (hier als Repräsentant der Entwicklung in ihrer Gesamtheit) eigentlich nur drei, die in Frage kommen. Denn unserer Theorie von der formalen Entstehung der sexuellen Reifebeschleunigung entsprechend muß nach dem Agens gefragt werden, welches auf den dienzephal-hypophysären Funktionsabschnitt einzuwirken imstande gewesen ist. Was hat seine Tonuslage in dem geäußerten Sinne verändert?

Die erste Möglichkeit besteht in einer klimatischen Einwirkung. Daß das Klima auf den Zeitpunkt der Menarche von Einfluß sei haben schon die älteren Forscher wie BRIÈRE DE BOISMONT, KRIEGER, TILT u. a. erkannt. Und es ist seine große Bedeutung erst kürzlich noch von MILLS temperamentvoll vertreten worden. Nun sagen uns die Meteorologen, daß sich in Mitteleuropa das durchschnittliche Klima etwa seit 1860, deutlicher seit den neunziger Jahren insofern verbessert habe, als es wärmer und ausgeglichener geworden sei und im ganzen mehr einen maritimen Charakter angenommen habe (Sherhag, Flohn). Klara Howe u. a. halten nun diese Klimaverbesserungen für das die Acceleration der Entwicklung auslösende Agens. Daß klimatische Faktoren tatsächlich die weibliche Zyklusfunktion nach der einen oder der anderen Seite hin beeinflussen können, wissen wir aus der übrigen Zykluspathologie; daß Förderung wie Hemmung dabei ebenfalls über das zentrale Regulativ gehen muß, ist im Lichte unserer jetzigen Kenntnisse anzunehmen. Indessen ist diesem Erklärungsversuche aber entgegenzuhalten, daß die Entwicklungsbeschleunigung der Jugend keineswegs auf Mitteleuropa beschränkt ist, sondern wie oben mitgeteilt, auch in anderen Teilen der Welt und unter den verschiedensten klimatischen Bedingungen beobachtet worden ist.

Auch die heliogene Theorie von Koch muß abgelehnt werden. Der Autor meinte, daß sich die moderne Jugend durch den Sport mehr als frühere Generationen den Ultraviolettstrahlen der Sonne aussetze. Aber das Ultraviolettlicht der Sonne kann die Acceleration der Reife, besonders unter der sie besonders deutlich aufzeigenden Großstadtjugend nicht erzeugt haben, da die Sportplätze unserer Großstadtjugend, worauf Hellpach hinwies, unter der gerade die Ultraviolettstrahlen schluckenden Rauch- und Dunsthaube der Großstadt liegen.

Benholdt-Thomsen hielt das ,,Urbanisierungstrauma'', die Einwirkung der modernen Großstadtzivilisation für auslösend und verantwortlich für die schnellere Entwicklung der Jugend. Er meint, daß das moderne Leben mit seinen Erregungen, dem gesteigerten Verkehr der Großstadt, mit seinem Lärm, den vielen optischen Eindrücken wie Lichtreklame, Theater, Kino und illustrierte Zeitungen usw., und deren ständige geistige Einflüsse besonders auf die geistig beweglicheren und irritierbaren Großstädter im Sinne der Stimulierung zur schnelleren Reife wirke. Es erscheint mir nicht zweifelhaft, daß Benholdt-Thomsen in vielem recht hat; den inneren Wandel unserer Jugend als Folge einer Neuorientierung gegenüber der veränderten Außenwelt haben wir zum Teil an uns selbst erlebt, zum anderen beobachten wir ihn an den eigenen Kindern. Wenn die Philippinos und amerikanischen Neger nach Mills ebenfalls an der Acceleration teilnehmen, so spricht das nicht ohne weiteres gegen die Theorie von Benholdt-Thomsen, denn auch sie stehen unter dem Einfluß mehr und mehr sie erfassender Auswirkungen amerikanischer Zivilisation. Das Erfahrungsgut von Mills scheint ein derartiges Material zu umfassen. Anders jedoch verhält es sich mit der Landbevölkerung in Schlesien, die Irmtraut Günther und ich, und mit der buchenländischen Jugend, die Grimm untersuchte. Bei diesen Populationen entfällt das Urbanisierungstrauma ganz sicher und die moderne Zivilisation war bei unserem Untersuchungsgut nachgewiesenermaßen, denn darauf erstreckten sich auch unsere Erhebungen in besonderer Weise, nicht gerade sehr weit gediehen und im großen und ganzen noch auf dem Status der großelterlichen Generation stehengeblieben. Und trotzdem — auch die hier aufgewachsene Jugend zeigte im Vergleich zu der älteren Bevölkerung eine durchschnittlich frühere Reifung. Mir will daher das Phänomen der Entwicklungsbeschleunigung der Jugend als Ausdruck einer Verschiebung der pubertalen Reaktionslage in einem anderen Zusammenhange stehend erscheinen: nämlich mit einem autonomen endogenen Strukturwandel der Menschheit überhaupt; insofern hat der Vorgang etwas Phylogenetisches an sich. Seit der Februarrevolution von 1832 — die hier als Symptom, nicht etwa als Ursache gewertet sei — setzt sich zahlenmäßig mehr und mehr und besonders seit der Jahrhundertwende ein anderer Typus Mensch durch. Nicht die zunehmende Zivilisierung zur Moderne hat ihn geprägt, sondern er hat diese Zivilisation gemacht. Zu ihm, den wir nun allmählich in einer auffallenden Anzahl unter der Jugend vertreten sehen, gehört nicht allein seine größere geistige, sondern auch eine allgemeine funktionelle Ansprechbarkeit und damit auch die leichtere und früher einsetzende Erregbarkeit des Sexualzentrums und des dienzephal-hypophysären Mechanismus, der zum Phänomen der beschleunigten Entwicklung und früheren Menarche bei den Mädchen führt.

Wenn tatsächlich dieser Vorgang ein phylogenetischer ist, so ist er nach Dollo irreversibel und bedeutet eine absolute und bleibende Änderung der Reaktionslage; dagegen scheinen die Beobachtungen von Grimm und meine eigenen von dem derzeitigen Rückgange der Frühmenarche zu sprechen. Dem ist aber nicht so, denn schon die Erfahrungen aus der Zeit des ersten Weltkrieges zeigten, daß die Tendenz zur Weiterverbreitung des frühen Menarchetyps zwar vorübergehend rückläufig sein kann, aber doch nach Überwindung äußerer Einflüsse wieder weiter besteht. Auch unsere Zahlen scheinen schon jetzt diese weiter wirkende Tendenz zu verraten, denn während z. B. bei Schäffer (1906) mit 16 Jahren nur 67%, bei Breipohl (1938) „fast 76%" aller Mädchen menstruiert waren, sind es in unserem Material trotz des verspäteten durchschnittlichen Menarchetermines 86,9% der 16jährigen, die bereits menstruiert sind. Wir haben also in der leichten Verzögerung der sexuellen und wahrscheinlich allgemeinen Reifung der heutigen Nachkriegsjugend lediglich eine vorübergehende Erscheinung vor uns, eine ganz temporäre Änderung der Reaktionslage. Sie ist nach unserem Dafürhalten ebenso als Hemmung über das zentrale Regulativ aufzufassen und zu erklären, wie etwa die Massenerscheinung gewisser Formen der Amenorrhoe in der Kriegs- und besonders in der Nachkriegszeit. Davon wird im nächsten Abschnitt die Rede sein.

III.

Carl Clauberg hatte angesichts der scheinbar ubiquitären, weit über das Zyklussystem greifenden Wirkung des Follikelhormons auf die Funktionen des weiblichen Körpers von einer „follikelhormonalen Imbibition" der Organe gesprochen, aber heute will uns dieser Ausdruck nur noch in ganz übertragenem, bildmäßigem Sinne am Platze erscheinen. Wir sehen im Follikelhormon das eigentliche Sexualhormon, als welches es auch von vornherein von Zondek und Ascheim, Frank, Siebke u. a. aufgefaßt worden war, bevor das Corpus-luteum-Hormon als selbständig erkannt worden war; es tritt in dem schon am Anfange des II. Abschnitts angedeuteten Sinne mit den dienzephal-hypophysären Wirkungszentren in welchselseitige Beziehungen und über dieses entfaltet das Follikelhormon seine so weitreichenden extragenitalen Wirkungen gegenüber anderen Drüsen mit innerer Sekretion, dem Stoffwechsel usw.

Diese Beziehungen zwischen dem durch das nervöse Zentrum in seiner Hormonabgabe gesteuerten Hypophysenvorderlappen und dem wachsenden und reifenden Follikel wurden oben schon als zwei hintereinander ablaufende, jedoch gegenläufige Phasen näher charakterisiert. Es entsteht daraus der weibliche Zyklus, der sich „ordnungsgemäß" nun nach der Menarche, dem ersten „überschwelligen" d. h. mit Ovulation und Gelbkörperbildung einhergehenden Geschehen, im durchschnittlich 28tägigen Rhythmus wiederholen soll. Der Mechanismus erscheint zunächst als ein einfacher reziproker Vorgang, der durch zwei sich kreuzende Kurven darstellbar ist. Dem Wesen nach verhält es sich auch tatsächlich so. Die zyklischen Genitalfunktionen und ihre reaktiven Rückwirkungen werden durch die Bewegungen des Follikelhormonspiegels im Blute in dem oben angegebenen Sinne betrieben, aber diese verlaufen nicht so ganz glatt und gradlinig; schon die Untersuchungen von Siebke u. a., deutlicher die von Gustavson und Mitarb. zeigen nämlich z. Z. der vermuteten Ovulationszeit einen plötzlichen steilen Abfall und baldigen Wiederanstieg des Follikelhormons. Die Wirkungskurve des Follikelhormons erleidet also in der Zeit der Zyklusmitte einen tiefen Einschnitt. Die Ovulation ist neben der

Menstruation diejenige Zeit im Zyklus, in der man überhaupt oder relativ viel Hypophysenvorderlappenhormon im Blute und den Ausscheidungen hat feststellen können. Anscheinend steht dieser Follikelhormonabfall und die dadurch bedingte einmalige stoßartige Entladung von Hypophysenvorderlappenhormon in einem Zusammenhange mit der Ovulation und auch der nachfolgenden Bildung eines Corpus luteum, d. h. mit dem Luteinisierungseffekt überhaupt. Das Corpus-luteum-Hormon selbst aber überlagert in der zweiten Zyklusphase lediglich die abnehmende Wirkung des sinkenden Follikelhormonspiegels. Es greift allerdings in das physiologische Verhalten des Follikelhormons insofern ein, als es den „Zusammenbruch" seiner biologischen Funktion (kenntlich am mensuellen Zerfall des Endometriums und am Auftreten der mensuellen Blutung) etwas hinauszögert, bis es selbst seine auf 12—14 Tage berechnete Rolle (Schutz des Eies bis zur Implantation) funktionell und anatomisch zu Ende gespielt hat (CORNER, ENGLE). Es ist ferner maßgeblich am stoffwechselmäßigen Abbau des Follikelhormons (vom Östradiol über Östriol zum Östrin) beteiligt (SMITH, VAN und SMITH). Beide Ereignisse greifen in gewisser Weise ineinander und führen endlich den kritischen Abschluß eines jeden Zyklus herbei; es ist der Niedrigpunkt follikelhormonaler Wirkung. Das geschieht unmittelbar vor Eintritt der sichtbaren Blutung, die als eine toxische Folgeerscheinung der Östrinwirkung auf die Kapillaren anzusehen ist.

Was uns aus diesen Schilderungen wichtig erscheint, sind die Bewegungen des Follikelhormonspiegels, das Auf und Ab seines Kurvenverlaufes mit den beiden kritischen Umkehrpunkten z. Z. der Ovulation und z. Z. der Menstruation. Wir müssen annehmen — und können es ja auch wenigstens teilweise unterbauen — daß sich durch die zentralwärts also dienzephal-hypophysär gerichteten Rückwirkungen des Follikelhormons zyklisch wiederkehrende Veränderungen der Reaktionslage vollziehen. Auf sie gehen jene klinischen Erscheinungen zurück, die wir seit MARY JACOBI (1876) als „extragenitale Wellenbewegung" im Leben der Frau bezeichnen. Während des Anstieges des Follikelhormonspiegels im Blute und besonders während der Wirksamkeit des Corpus luteum herrscht vorwiegend eine zunehmende parasympathische Reaktionslage vor, kurz vor oder nach Eintritt der Menstruation als dem Zeichen krisenhafter Umkehr der neuro-hormonalen Verhältnisse tritt ebenso „plötzlich" eine Wendung zur sympathikotropen Funktionseinstellung ein. Jedoch sind die vielseitigen vasomotorischen, vegetativen, inkretorischen und ionalen Vorgänge nicht immer so einfach einzuordnen.

Die „extragenitale Wellenbewegung" im Leben der Frau wird geradezu repräsentativ durch das zyklische Verhalten der Morgentemperatur (Grundtemperatur) demonstriert. Im Kleinformat im Verhältnis von Höhe der Temperatur zur Zeit im Zyklus wie 1 : 1 oder wie hier 1 : 2 ergeben für den normal verlaufenden Zyklus charakteristische Kurven wie diese:

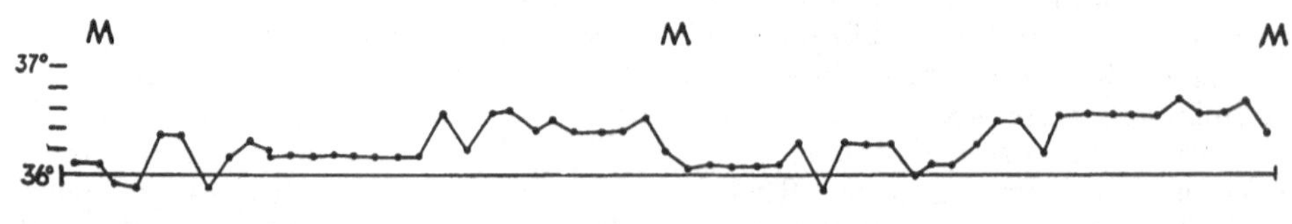

Eine solche Temperaturkurve zeigt uns deutlich die Zweiphasigkeit des Geschehens an, wobei sich meist der Tag der Ovulation durch einen Tiefpunkt bzw. die Wirksamkeit des Corpus luteum durch einen Temperaturanstieg um einige Zehntelgrade markiert. Eigentlich sollte man die wichtige Zeit des eigentlichen Prämenstruums (unmittelbar vor Einsetzen der Regel) und des Menstruums als dritte Phase bezeichnen; sie ist in unsern Kurven durch eine Temperaturabnahme charakterisiert.

Einige wichtige pathologische Konsequenzen der sich aus den zyklischen Veränderungen der Reaktionslage ergebenden allgemeinen Funktionslabilität seien hier wenigstens genannt:

a) Allgemeine Herabsetzung der körperlichen und geistigen Leistungsfähigkeit z.Z. der Menstruation und nicht selten auch z.Z. der Ovulation (sog. intermenstruelle Krise).

b) Mensuelle Minderung der Funktionsfähigkeit des retikulo-endothelialen Systems. Erhöhte Durchlässigkeit der Gefäßwände (RUMPEL-LEEDE-Phänomen, QINKEsches Ödem) z. Z. der Menstruation und häufiger als zu anderen Zeiten auch gelegentlich um die Zeit der Ovulation. Prämensuelle und mensuelle Blutungsneigung bei kavernösen Phthisen und Ulcus ventriculi.

c) Erhöhte Infektbereitschaft (Scharlach, Grippe usw.) z. Z. der Menstruation. Exazerbation ruhender oder in Heilung gewesener Entzündungsherde (Adnexerkrankungen, Gelenkrheumatismus, Tuberkulose, Pleuritis, Appendizitis usw.).

d) Mensuelle Verschlechterung eines bestehenden Diabetes mellitus (durch Abfall des Follikelhormonspiegels Enthemmung auch des kontrainsulären Prinzips des Hypophysenvorderlappens).

e) Mensuelle Dermatosen, Acne vulgaris, Acne rosacea, Herpes, Pruritus, Purpura, Ekzeme.

f) Mensuelle Conjunctivitiden, Verschlimmerung endokrin bedingter Augenleiden.

g) Menstruelle Neurosen und Psychosen (Epilepsie, Verstimmungen, Selbstmord, gesteigerte Kriminalität, manisch-depressive Zustände und schizophrene Schübe).

Wir wissen, daß diese vorstehend angeführten klinischen Erscheinungen als manifeste pathologische Zeichen der Labilität des weiblichen Zyklussystems in sich und seines Kontaktes mit den so wichtigen dienzephal-hypophysären Zentren zu werten sind, während im allgemeinen bei funktionsgesunden Frauen nur mit speziellen Methoden und bei besonders darauf gerichteten Untersuchungen sich zyklische Verschiebungen oben gedachter vasomotorischer, neuro-hormonaler und ionaler Art nachweisen lassen. Unter diesen Umständen bleiben die Labilität der weiblichen Zyklusfunktion und ihre Auswirkungen auf den weiblichen Körper latent. Und das ist — wie gesagt — die Norm, das bei weitem häufigere. Von gynäkologischer Seite aus sind sehr viele Untersuchungen angestellt worden, um bei dem normal verlaufenden Zyklus typischen Veränderungen des Stoffwechsels usw. auf die Spur zu kommen, aber im allgemeinen haben sie kein Resultat in dieser Beziehung gezeitigt. Das erscheint uns jetzt auch nicht verwunderlich, denn solange relative Ausgeglichenheit in den Systemen besteht, arbeiten Stoffwechselzentren und das zentrale Regulativ der weiblichen Zyklusfunktion störungslos nebeneinander.

Die eben besprochene latente oder manifeste Labilität im Gesamtgefüge weiblicher Funktionssysteme beruht also, um es noch einmal kurz zu sagen, auf der Zwei-(bzw. Drei-)Phasigkeit und Gegenläufigkeit der hormonalen Bezüge und der Tatsache, daß sich daraus über das dienzephal-hypophysäre System ständig unterhaltene Rückwirkungen auf andere, an gleicher Stelle mündende Funktionssysteme ergeben. Dieser phasenartigen Veränderlichkeit der weiblichen Reaktionslage steht nun eine komplexe Labilität des Zyklus in der gleichen Art gegenüber, wie etwa dem zyklischen oder noch azyklischen Geschehen der Präpubertät und der Pubertät die Relativität des Menarchetermines; d.h. ob überhaupt ein Zyklus (mit seinem generativen Ziel: Konzeption und Gravidität) ablaufen soll oder nicht, steht sozusagen niemals von vornherein fest. Wir werden dieses natürlich eingehend zu begründen haben und kommen damit auf die uns im Rahmen des Themas interessierende Problematik der Amenorrhoe zu sprechen. Damit kann hier selbstverständlich nur die funktionelle Form der Amenorrhoe gemeint sein und natürlich nicht die anatomisch (z. B. durch Defekt oder Aplasie beteiligter Organe) oder physiologisch durch Schwangerschaftsprodukte, durch Kindheit oder Alter bedingte.

Die Amenorrhoe als Unterbrechung oder Störung einer bis dahin durchschnittlich vierwöchentlich oder auch unregelmäßig zu häufigen oder zu seltenen Regelwiederkehr ist der Ausdruck einer veränderten Reaktionslage des weiblichen Körpers und seines Zyklussystems. Amenorrhoe ist also ein Symptom! Nicht die Krankheit oder die primäre Störung selbst. Leider beharrt die Gynäkologie noch immer auf der von veralteten Voraussetzungen ausgehenden symptomatologischen Bezeichnung ihrer Krankheitsbilder (vgl. auch „Meno- und Metrorrhagien").

Vor und zwischen den beiden Weltkriegen betrug die Amenorrhoefrequenz im Krankengut großer Kliniken und Polikliniken etwa 0,5—1,0%. An Hand der besonderen Verhältnisse der Leipziger Frauenklinik hatte ich an anderer Stelle ungefähr richtig zu schätzen geglaubt, wenn ich die Amenorrhoefrequenz unter den geschlechtsreifen Frauen innerhalb einer größeren Population mit höchstens 0,03 bis 0,05% annahm. Nur ein nicht ins Gewicht fallender Anteil davon war primär amenorrhoisch. Unter den in der Klinik beobachteten Amenorrhoen waren höchstens $^1/_{10}$ primäre und $^9/_{10}$ sekundäre.

Es zeigte sich nun, daß in „bürgerlichen Normalzeiten" bei den Amenorrhoen, die ich a. O. als „sporadische Amenorrhoen" bezeichnet habe, hauptsächlich Fälle mit besonderer endogener Bereitschaft vertreten sind. In erster Linie sahen wir damals die Amenorrhoe als Begleiterscheinung endokriner, besonders hypophysärer Erkrankungen, und zwar sowohl in manifester und ausgeprägter, wie in latenter und angedeuteter Form (Morbus Fröhlich, Cushing und andere Formen hypophysärer Fettsucht, besonders im Anschluß an Graviditäten, ferner die Simmondsche Magersucht). Weiter fanden sich die Amenorrhoen gehäuft während einer Psychose, bei Epilepsie, bei chronischen und interkurrenten Erkrankungen anderer Art, wie besonders bei der Tuberkulose (auch manchmal Frühsymptom), beim Typhus abdominalis, aber auch ganz vorübergehend bei anderen fieberhaften Erkrankungen und nach Operationen. Sicherlich kam ein großer Anteil der „sporadischen" Fälle von Amenorrhoe in „Normalzeiten" gar nicht zur Kenntnis des Arztes, denn vielfach suchten die Frauen ihn nicht erst auf, wenn sie bereits an sich selbst erlebt hatten, daß die Menstruation ein- oder zweimal ausbleiben kann, um sich spontan wieder einzufinden. Es gab viele Frauen und Mädchen, bei denen eine Reise, Berufs- und Milieuwechsel, Studium, Examen, Schreck, Angst, psychische Spannung und körperliche Überanstrengung genügten, um eine Amenorrhoe zu verursachen und zu erklären. Es waren dieses die besonders leicht reagierenden Typen, jene „zykluslabilen" nämlich, die man meist an ihrer relativ späten Menarche und ihren häufigeren Regelschwankungen in der Anamnese erkennt.

Die Gruppe der „sporadischen Amenorrhoen" ist also im ganzen gekennzeichnet durch das entscheidende Vorwiegen eines endogenen Momentes, welches entweder in einer zentralen hypophysären Störung selbst beruhen kann, in einer toxischen oder reflektorischen Beeinflussung (Hemmung) des Zyklussystems durch eine Erkrankung oder in einer auch sonst auf Grund harmloser exogener Veranlassungen erhöhten primären, konstitutionellen Labilität des Zyklussystems. Nun hatten wir schon in den Vorweltkriegszeiten Gelegenheit zu erkennen, daß der Begriff der Zyklusiabilität — Nomenklatur nach L. Seitz — nicht auf eine dadurch gekennzeichnete sozusagen geschlossene Gruppe von Frauen beschränkt ist, sondern daß im Grunde die Labilität eben überhaupt eine Eigenschaft der weiblichen generativen Funktion ist, eine im allgemeinen latente und nur bei den oben besprochenen Typen auch zu „bürgerlichen Normalzeiten" manifeste Funktion. Eine „Zyklusstabilität" scheint es im absoluten Sinne nicht zu geben, sondern höchstens eine relative. Schon in Friedenszeiten erlebten wir nämlich gelegentlich auch die Erscheinung der „kollektiven Amenorrhoen". So ist schon lange bekannt gewesen, daß die jungen Schwesternschülerinnen, Hebammenschülerinnen, Internatsschülerinnen und Pensionärinnen besonders am Anfange ihres neuen und ihnen ungewohnten Lebens zu einem hohen Prozentsatz amenorrhoisch waren. Ich habe jahrelang bei Hebammenschülerinnen Erhebungen darüber gemacht und fand damals Amenorrhoen zwischen 30 und 50%. Hans Luft und ich hatten bei den weiblichen Insassen einer Strafanstalt Amenorrhoen zu 38,0% festgestellt; bezeichnenderweise traten diese besonders kurz nach Begehung der Tat, während der gerichtlichen Verhandlungen und in der ersten Zeit der Strafverbüßung auf, während sie sich dann bald zurückbildeten und die Menstruationen sich wieder spontan einstellten. Unsere Beobachtungen ergänzen von der klinischen Seite her die bekannten anatomischen Befunde Stieves an den Ovarien straffälliger Frauen; allerdings handelt es sich bei ihnen z. T. um sehr weitgehende irreparable Veränderungen.

Landjahrmädchen, Arbeitsmaiden und Mädchen im Kriegshilfsdienst wurden bis zu 60% amenorrhoisch (vgl. auch Nordmeyer und Klara Howe, Kaufmann und Müller, Verf.). A. Mayer berichtet sogar von 95,4% Amenorrhoen in einem Lager von 356 Arbeitsdienstmädchen, wobei bei 63,3% die Amenorrhoe über ein halbes Jahr anhielt. Doch kam es auch bei ihnen meist zu einem spontanen Rückgang und einer selbsttätigen Einregulierung eines normal wiederkehrenden Zyklus.

Im Jahre 1917 fiel deutschen, aber auch ausländischen (z. B. schwedischen) Gynäkologen eine Zunahme der Amenorrhoefrequenzen in ihren Sprechstunden auf. Damals fanden sich an den Polikliniken 5—12% Amenorrhoen unter den Zugängen ein. Der Anstieg begann im Herbst 1917, hielt sich über den Winter und ebbte im Frühling 1918 wieder ab. Es lag in Deutschland damals natürlich sehr nahe, die unzureichende Versorgung der Bevölkerung mit der notwendigen Nahrung, besonders mit Eiweiß und Fett für das vermehrte Auftreten der Amenorrhoe anzuschuldigen (Teebken). Aber Adda Nilsson berichtete das gleiche Phänomen aus Schweden, das gleichzeitig beobachtet wurde zu einer Zeit, in der es sogar verhältnismäßig mehr Fleisch und Fett für die Bevölkerung gab, während die Kohlehydrate eingeschränkt werden mußten. Manche deutsche und österreichische Autoren haben deshalb damals schon mehr die psychogene Ätiologie des Symptoms Amenorrhoe betont. Sie meinten, daß die Frau im Kriege stärkeren körperlichen und seelischen Belastungen ausgesetzt sei durch ungewohnten Kriegshilfsdienst in Munitionsfabriken, aber auch daheim auf dem Hof oder im Geschäft; oder es ist die Sorge um den im Felde stehenden Mann, die die Frauen seelisch bedrückt. Solche Frauen neigten zur Funktionseinstellung. Aber es war nicht immer ein plausibler psychischer oder nutritiver Grund zu finden; einige Fälle von temporärer Kriegsamenorrhoe mußten ungeklärt bleiben.

Während des letzten Krieges sind zunächst die Amenorrhoefrequenzen nur unwesentlich gestiegen; so betrug an der Leipziger Klinik (Prof. Rob. Schröder) 1941 die prozentuale Beteiligung sekundärer Amenorrhoen nur 0,66%, sie stieg 1942 auf 1,1% an. Wie sich der Anstieg bis zum Kriegsende unter der zunehmenden Bombengefahr entwickelt hat, entzieht sich z. Z. meiner Kenntnis.

Die Veröffentlichungen aus der Nachkriegszeit haben uns indessen ganz andere Zahlengrößen kollektiver Amenorrhoen gelehrt; hier einige Beispiele:

Schulz (Untersuchungsgut während der Kriegszeit):

in einer Wäscherei	6,45%
in einem westfälischen Eisenwerk	24,1 %
in einer westfälischen Drahtfabrik	41,7 %
in einer Magdeburger Munitionsfabrik	28,4 %
Martius	
unter 184 Frauen in einem deutschen Flüchtlingslager	31,0 %
Tietze	
unter 1285 Frauen eines Flüchtlingslagers in Dänemark	43,27%
davon reine Fluchtamenorrhoen	33,0 %
Sydenham	
436 Frauen in einem Lager in Hongkong während des Krieges	60,55%
A. Mayer	
238 Arbeitsdienstmädchen	95,4 %

Nach Mitteilungen von Bachmann (zit. bei Martius) soll unter den Insassinnen von Auschwitz die Amenorrhoe 100%ig gewesen sein (vergl. auch Nochimowski, Wolff-Eisner).

Betrachten wir nun zunächst beide Gruppen der „sporadischen Amenorrhoe" (vorwiegend der „Friedenszeiten") und der „kollektiven Amenorrhoen" auf das klinisch Gemeinsame und Verbindende hin, so ist dies nicht allein das Symptom der Amenorrhoe, sondern vor allem die dahinter stehende Tatsache einer primär vorhandenen Labilität der Ovarialfunktion oder besser der Gesamtzyklusfunktion, die sich in beiden Gruppen in einer Reaktion auf Grund einer primären oder secundären endogenen oder exogenen Störung oder, wie ich es a. O. ausgedrückt habe, eines endogenen oder exogenen „Notstandes" äußert. Dieser Notstand kann in einer primären oder sekundären hypophysären Erkrankung (also im Zyklussystem selbst) gegeben sein oder, wie oben schon ausgeführt, in einer toxischen oder reflektorischen Beeinflussung von seiten eines anderen körperlichen oder psychischen Leidens, er kann auch in einer einmaligen oder länger anhaltenden Emotion wie Schreck, Angst, Sorge, Aufregung, Ratlosigkeit usw. — und damit kommen wir in die Skala der exogenen Faktoren — bestehen oder herbeigeführt sein durch Anstrengungen, Unterernährung, durch Flucht- und Kriegsereignisse, durch Terror und Schicksalsschläge. Diesem Moment eines so gearteten endogenen oder eines direkten massiven exogenen Schadens ist bisher auch von gynäkologischer Seite weder in diagnostischer, noch in therapeutischer und prognostischer Hinsicht genügend Rechnung getragen worden. Es ist gar nicht so lange her, da haben selbst namhafte Gynäkologen z. B. die exogene Entstehung von Zyklusstörungen überhaupt abgelehnt. Die Enttäuschung über die schlechten Erfolge der Hormontherapie wären nicht so groß gewesen, hätte man mehr die hier erwähnten ätiologischen Momente zu würdigen verstanden.

Unsere beiden Gruppen unterscheiden sich nun voneinander zwar lediglich durch den Grad der Labilität des Zyklussystems, das bedeutet aber, wie wir sehen werden, trotzdem einen erheblichen Unterschied, der sich auf die Manifestierung einer Amenorrhoe, ihre Prognose und Therapie auswirkt. Wir können sagen, daß bei der sporadischen Amenorrhoe zu „bürgerlichen Normalzeiten" das endogene konstitutionelle Prinzip überwiegt entweder in Form der primären dienzephal-hypophysären Störung mit den bekannten hypophysären Krankheitsbildern oder in Form einer besonders erhöhten Labilität und Beeinflußbarkeit des Zyklussystems.

Zu dieser gehören jene Fälle, die wir früher nach SEITZ als „zykluslabile" oder „zyklusdebile" bezeichneten. Sie reagieren gegenüber der großen Masse der relativ zykluslabilen schon unter sonst normalen Bedingungen sehr leicht mit Zyklusstörungen, mit vorübergehenden Funktionseinstellungen, auf Grund geringfügig erscheinender oder im einzelnen nicht feststellbarer exogener Veranlassungen (wie Milieuwechsel, Reise, Erregungen usw.). Ihnen — besonders den sog. zyklusdebilen Fällen, fehlt offenbar die bei den anderen, welche ihren Zyklus trotz Belastung von außen aufrecht zu erhalten wissen, vorhandene Reserve, die Möglichkeit der Kompensation, wie ich es früher einmal (1937) ausgedrückt habe. Die Prognose dieser sporadischen, zur Kenntnis des Arztes gekommenen Amenorrhoen der Vorkriegszeit war deshalb meist eine relativ schlechte, weil diese bei ihnen vom endogenen konstitutionellen Moment überwiegend bestimmt wurde, und unsere therapeutischen Bemühungen waren trotz ausgiebigen Gebrauchs hochwertiger Hormonpräparate allzu oft ohne jeden eindeutigen Erfolg, weil sich das konstitutionelle Moment, der primären Betriebsschaden des Systems selbst, nicht beheben ließ.

Nun erleben wir aber an den unfreiwilligen Massenexperimenten der kollektiven Amenorrhoen die Wahrheit unsrer Behauptung einer an sich dem weiblichen Zyklussystem als inhärente Eigenschaft zugeordneten Labilität, einer Reaktionsbereitschaft zur Einstellung der Zyklusfunktion, wenn die äußeren Belastungen, der „Notstand" an Intensität zunimmt. Aus unserer Zusammenstellung geht hervor, daß unter solchen Bedingungen ein weibliches Kollektiv bis zu 100% amenorrhoisch werden kann. Es wurde oben betont: sporadische und kollektive Amenorrhoe unterscheiden sich durch den Grad dieser integrierenden Labilität der Sexualfunktion. Mit zunehmender Intensität werden sozusagen nach und nach (— wir können es nur aus gruppenweisen Einzelbeispielen ersehen —) die verschiedenen Labilitätsstufen erfaßt, bis auch im Höchstmaß der exogenen Einwirkung (im weiten Sinne gemeint) alle sich bisher noch als relativ zyklusstabil erwiesenen Frauen erfaßt werden. Bei meinen Studien über den Verlauf der Amenorrhoewelle in deutschen Flüchtlingslagern in Dänemark habe ich ebenso feststellen können, daß sich auch die Rückkehr zur Funktion, die spontane Einregulierung eines wieder anlaufenden Zyklus stufenweise vollzieht und die Masse der amenorrhoischen Frauen nach einem halben Jahre, die weiteren nach und nach bis zu drei Jahren wieder normal menstruiert sind.

Die Prognose solcher Fälle, bei denen die physiologische latente Labilität der Zyklusfunktion durch massive äußere Ereignisse ausgelöst zur manifesten wird, ist eine fast absolut gute. Das ergaben jedenfalls meine eigenen Untersuchungen bei den deutschen Flüchtlingsfrauen. Es besteht auch eine auffallende Therapiefreundlichkeit. Bei den von mir als „kollektiv" bezeichneten Amenorrhoen spielt nicht das endogene Moment, keine primäre Insuffizienz des Zyklussystems selbst die Hauptrolle, sondern vorwiegend das exogene. Es zeigt sich, daß bei dieser Amenorrhoegruppe die volle Funktion sich wieder spontan einstellt, wenn der äußere Schaden behoben oder eine Gewöhnung an ihn eingetreten ist. Die von mir behandelten Fälle reagierten mindestens ebenso gut auf nicht-hormonale, wie auf hormonale therapeutische Maßnahmen (vgl. 1949).

Im vorstehenden wurde versucht zu zeigen, wie die physiologische, latente Labilität der weiblichen Zyklusfunktion entweder von vornherein oder erworben durch eine Störung im „ringförmig" aufgebauten Zyklussystem selbst oder allein durch äußere massive Bedrohungen und Notstände zu einer manifesten werden d. h. zu einer Einstellung der Zyklusfunktion führen kann. Diese beiden Möglichkeiten werden einerseits durch die Fälle der „sporadischen Amenorrhoe" der Vorkriegszeit und andrerseits durch die „kollektiven Amenorrhoen" in Kriegs- und Friedenszeiten repräsentiert. Wer von den Frauen und Mädchen unter gegebenen Bedingungen zur

Änderung der reaktiven Ausgangslage des bis dahin normal funktionierenden generativen Systems gezwungen wird, hängt zunächst vom Grade der Störbarkeit dieses Systems ab, wieviele jeweils betroffen werden von Art und Intensität der äußeren Veranlassung.

Bisher hat die Gynäkologie die funktionelle Amenorrhoe im Ganzen als einen krankhaften Zustand betrachtet und ihn in jedem Falle therapeutisch anzugehen versucht. Die sporadischen Amenorrhoen, sofern es sich nicht um die temporären und kurzfristigen handelte, berechtigten auch durchaus zu diesem Standpunkt denn bei ihnen handelte es sich ja um solche, die tatsächlich in unphysiologischer Weise auf psychische oder somatische Reize reagierten oder einen offenbaren Schaden im Zyklussystem selbst aufweisen.

Wenn es sich dabei meist um hypophysäre Störungen handelt, so gibt es jedoch vermutlich auch solche auf einer anderen Ebene des Systems, nämlich am Eierstock. Es ist dieses nicht nur theoretisch möglich, sondern gewisse morphologische Befunde erlauben den Schluß einer mangelhaften oder fehlenden Reaktion des Eierstockparenchyms auf Wirkungen des gonadotropen Hypophysenvorderlappenhormons, z. B. die bindegewebsreichen „großen Ovarien", wie sie von R. Schröder und von E. Fauvet beschrieben worden sind. Zahlenmäßig spielen diese Vorkommnisse sicher keine große Rolle.

Bedeutende therapeutische Erfolge sind bei klassischen hypophysären, mit Amenorrhoe einhergehenden Krankheitsbildern niemals zu erzielen gewesen. Häufiger aber als sie finden sich beim Gynäkologen die larvierten oder nur angedeuteten Fälle dienzephal-hypophysärer Störungen ein. Tatsächlich steht bei ihnen ganz im Vordergrunde eine langfristige Amenorrhoe, und es gehört eine gewisse ärztliche Aufmerksamkeit und Sorgfalt dazu, um solche Fälle richtig zu deuten. Wir sehen nicht selten die pubertale Lipodystrophie als einen temporären, aber immerhin oft langjährigen Zustand, den angedeuteten Cushingschen Symptomenkomplex, wenigstens das runde Gesicht, den erhöhten Blutdruck, rote Striae und Amenorrhoe oder auch Magersuchtsformen, Erscheinungen, die zwar von der betroffenen Frau oder dem Mädchen als lästig und unschön empfunden und von der Umgebung bemerkt, aber von beiden Seiten nicht genügend bewertet werden. Solche Zustände treten nicht nur in den kritischen Zeiten erhöhter funktioneller Labilität während der Pubertät auf, sondern ebenso häufig im Anschluß an eine Schwangerschaft, denn die postpartale Zeit ist im Leben der geschlechtsreifen Frau wiederum eine solche des Neuaufbaues des funktionellen Zusammenwirkens innerhalb des Zyklussystems und daher ebenso wie die Pubertät eine solche erhöhter Labilität. Die postpartalen langfristigen Amenorrhoen machten am Material der Vorkriegsfälle einen nicht unerheblichen Anteil aus und auch heute werden sie natürlich vielfach beobachtet; dabei kann man nun häufig auch gewisse allgemeine, auf die zentral bedingte Störung hinweisende Zeichen feststellen: Gewichtszunahme, erhöhter Blutdruck, körperliche und psychische Trägheit, Wasserretention oder Gewichtsabnahmen, Hypotonie u. a. m.

Eine mir besonders eindrucksvolle Beobachtung war eine junge Frau, die bis zu 19 Jahren wegen ihrer scheinbaren Wohlgenährtheit von der Familie als Pummelchen bezeichnet wurde, wobei damals jahrelange amenorrhoische Phasen bestanden hatten. Wenn man die wohlproportionierte, schlanke Frau später erlebte, konnte man sich nicht vorstellen, daß jene oben erwähnte Bezeichnung jemals eine Berechtigung besaß, so hatte sie sich nach ihrem 20. Lebensjahr und mit einem sich spontan einstellenden regelmäßigen Zyklus verändert. Aber im Anschluß an die zweite Geburt trat nun eine rapide Gewichtsabnahme und ebenfalls wieder ein lange anhaltende Amenorrhoe ein. Das Aussehen der Pat. erinnerte stark an das Simmondsche Krankheitsbild. Dieser Zustand konnte in diesem Falle offenbar eindeutig durch eine vorsichtige Follikelhormonkur behoben werden; jedenfalls erst nach Einleiten derselben traten ziemlich regelmäßig Blutungen auf und der Allgemeinzustand kehrte allmählich zur Norm zurück.

Therapiewürdig sind auch gewiß solche Fälle, die wegen länger bestehender Amenorrhoe bei sonst fehlenden dienzephal-hypophysären Begleiterscheinungen oft auf Grund eines an sich banalen Zwischenfalls (wie oben aufgezählt) oder im Anschluß an einige nun beseitigte Erkrankung den Facharzt aufsuchen. Es handelt sich dabei um die Gruppe der besonders zykluslabilen oder gar zyklusdebilen Frauen. Auch hier bildet oft das bedingende endogene Moment das Hindernis für einen prompten oder anhaltenden Erfolg. Die SCHRÖDERsche Klinik hatte deshalb schon vor über 10 Jahren versucht, mittels systematischer Hydrotherapie, Gymnastik, Massagen und Diät eine Therapie allgemeiner psycho-somatischer Umstimmung, eine Veränderung der Reaktionslage neben der hormonalen Behandlung durchzuführen und dadurch die Erfolge bei der Therapie der sporadischen Amenorrhoe zu verbessern. Der heute empfohlenen Behandlung mit der Haut-Bindegewebsmassage nach DICKE-LEUBE liegt wohl in ähnlicher Weise ein reflektorisch wirkender, zentralwärts gerichteter regulativer Mechanismus zugrunde.

Wenn wir aber in „Normalzeiten" Amenorrhoen im Verlaufe von Erkrankungen etwa einer Lungentuberkulose sahen, so wurde an solche Fälle natürlich keine therapeutische Mühe verschwendet, solange eben die Erkrankung nicht vollkommen erledigt und die allgemeine Restitution des Körpers beendet war. Hier liegen nun die Verhältnisse auch anders, denn der primäre Schaden scheint zunächst die Krankheit, also ein Geschehen außerhalb des Zyklussystems zu sein. Ob im Einzelfalle das endogene Prinzip (die Zyklusfunktion selbst) doch insuffizient ist, erweist sich später am Eintreten oder Ausbleiben normaler mensueller Zyklen nach der Rekonvaleszenz.

Nichtinfektiöse Erkrankungen, besonders Psychosen, eröffnen die lange Liste exogener Veranlassungen zu Störungen im Zyklussystem besonders der Amenorrhoe. Sie wird fortgesetzt über alle nur möglichen von außen kommenden Belastungen der einzelnen Frau oder ganzer Gruppen, deren wir oben schon Erwähnung getan haben; es resultieren die Schreck-Schock-, Lager-Flucht-Ghetto Amenorrhoen und andere genetische Abarten derselben. Bei ihnen handelt es sich offenbar um reflektorische, über kortikale oder subkortikale Bahnen verlaufende Beeinflussungen des Zyklussystems. An der oben wiedergegebenen Zahlenreihe läßt sich ersehen, daß diese unter dem Bilde der „kollektiven" Amenorrhoen erscheinenden Störungen in unserer Zeit eine sehr bedeutende Rolle gespielt haben und noch spielen.

Besonders ist aber der durch Unterernährung und ausgesprochene Hungerzustände hervorgerufenen Amenorrhoen zu gedenken. Bei den Kriegsamenorrhoen von 1917 hatte man schon sehr stark den Eindruck der Hungererfolge gehabt. TEEBKEN u. a. haben die Beziehungen ihrer Zu- und Abnahme zu den der Bevölkerung zugebilligten Kaloriensätzen zeigen können, aber die gleichzeitigen und oben ebenfalls erwähnten Beobachtungen in Schweden haben die Allgemeingültigkeit eines unmittelbaren Zusammenhanges mit unzureichender Ernährung in der damaligen Zeit in Frage gestellt. Wenn in den letzten Jahren jedoch die Zahl der Amenorrhoen noch immer verhältnismäßig viel höher war, als wir es aus der Vorkriegszeit gewohnt waren, so denkt man auch heute wieder zuerst an eine durch die jahrelange quantitative und besonders qualitative Unterernährung hervorgerufene Ursache. BICKENBACH hat erst kürzlich an Ratten zeigen können, daß es bei eiweißarmer Ernährung zu einer Einstellung des Brunstzyklus kommt. Die Bedeutung lebenswichtiger Aminosäuren für die Zyklusfunktion des Weibes hat PLOTZ betont. Es ist durchaus möglich, ja im hohen Grade wahrscheinlich, daß ein großer Teil der jetzt mehr im Sinne sporadischer Amenorrhoe zur Beobachtung kommenden Fälle als Eiweißmangelschaden zu deuten ist. Wie andere klinische Folgen ungenügender Eiweißzufuhr über lange Zeit hinaus, sind auch diese Amenorrhoen hartnäckig und therapeutisch schlecht zu beeinflussen.

Denn bei ihnen handelt es sich wahrscheinlich wiederum um zentrale Schädigungen des Zyklussystems selbst, sozusagen um „funktionelle Verletzungen" jener dienzephalen nervösen Stellen, welche die Abgabe des Hypophysenvorderlappen-Hormons regulieren und damit den „Wippmechanismus" zwischen Hypophyse und Ovar in Gang halten.

Denn hier befindet sich das eigentlich irritative Glied des Zyklussystems; hier an diesem Zentrum — für das der Ausdruck Sexualzentrum nicht recht zu passen scheint — berühren sich neural vermittelt die Funktionssysteme von Soma und Psyche und indirekt die Außenwelt mit dem generativen System; an dieser Stelle gehen die Beeinflussungen hin und her; dies ist der Ort physiologischer, aber auch pathologisch gesteigerter Labilität der weiblichen Zyklusfunktion. Besteht kein endogener oder exogener „Notstand", setzt sich das generative Prinzip durch und gibt im Zyklus oder in der Gravidität auf dieser Brücke (u. a.) Impulse an Soma und Psyche durch; im andern Falle aber bei bestehender Belastung (im obigen Sinne) wird von hier aus der „Motor der Sexualfunktion" (Zondek), die Hypophyse abgeschaltet, die Zyklusfunktion (nach außen hin wenigstens) angehalten.

Wenn die moderne Gynäkologie ihren vorübergehend überbetonten hormonalen Standpunkt somit verlassen hat und sich heute mehr zu einem neuro-hormonalen bekennt, so fügt sie sich nicht etwa nur dem Vorbilde andrer medizinischer Gebiete, besonders der inneren Medizin, sondern sie folgt dem Wege eigner Forschung und Erfahrung. Dazu führten nicht nur die Entdeckung eines neuralen Zwischengliedes im Zyklussystem durch Hohlweg und die Auffindung eines „Sexualzentrums" im Bereiche des Hypothalamus durch Bustamante, Spatz und Weissschedel, sondern auch die klinischen Beobachtungen besonders die Erfahrungen einer psychogenen Entstehung von Amenorrhoen, für die ganz besonders A. Mayer, E. Kehrer, Stieve und Verf. eingetreten sind, und nicht zuletzt die großen unfreiwilligen Massenexperimente der kollektiven Amenorrhoen, die sich gar nicht anders als eine reflektorische, also neural vermittelte Hemmung des Zyklussystems deuten lassen. Die Gynäkologie ist ferner z. Z. dabei, auch von sich aus Testmethoden zur Funktion des Zwischenhirns zu entwickeln.

So haben v. Massenbach und Heinsen das Verhalten des Blutzuckers amenorrhoischer Frauen gegenüber Insulin und Adrenalin, die Wasserausscheidung nach Hypophysin und Thyroxin geprüft und teilweise deutliche Verschiebungen (besonders beim Wasserversuch) festgestellt. Unabhängig davon hatte auch ich ähnliche Versuche unternommen; jedoch habe ich nach Heilmayer das Insulin (1E pro 6,5 kg Körpergewicht) intravenös verabreicht und den Wasserstoß ohne Zugabe von Thyroxin ausgeführt. Bei letzterem kam ich zu gleichem Resultat wie v. Massenbach und Heinsen; auch ich fand wie diese Autoren eine Wasserretention der amenorrhoischen Frau. Die Insulinkurven verlaufen etwas anders, da v. Massenbach und Heinsen die subkutane Methode der Applikation gewählt haben. Ich fand bei aller noch gebotenen Vorsicht in der Deutung der Kurven zwei Typen des Verlaufes, nämlich einmal ein normales Auf und Ab von Wirkung (Blutzuckersenkung) und Gegenwirkung (Anstieg 20—30 Minuten nach Insulininjektion innerhalb von drei Stunden über die Norm) und zum Zweiten geringe und verzögerte Insulinwirkung, so daß ein „starrer" Kurvenverlauf auf fast durchschnittlich gleicher Höhe resultiert.

Endlich muß die Frage gestellt werden: Ist das sog. Sexualzentrum in dem Sinne, wie wir es funktionell beschrieben haben, eine „schwache Stelle" des Zyklussystems, eine biologische Fehlkonstruktion oder ist seinem Vorhandensein und seiner Tätigkeit eine besondere physiologische Bedeutung beizumessen? Wir sind ja im vorstehenden zum Schluß gelangt, daß das nervöse Glied für die Labilität des gesamten weiblichen Zyklussystems und für die Möglichkeit von hier aus den Zyklus abzudrosseln (unterschwelliger Zyklus) oder ihn ganz einzustellen, verantwortlich ist. Im praktischen Leben macht es davon nur einen ganz sporadischen autonomen Gebrauch (Schreck und Schockamenorrhoen bei erhöhter Labilität, bei Krankheiten usw.), in vielen Fällen besteht ein funktioneller oder meist sogar morphologischer Schaden andrer Glieder des Systems (Hypophyse, Ovar). In Zeiten massiver Einwirkungen äußerer Notstände aber kommt es dann zur Verschiebung der nervösen Reaktionslage, zu einer Tonusänderung des Sexualzentrums und damit zu der hemmenden Einwirkung auf den Abstrom gonadotropen Hypophysenhormons, zur Zyklusunterbrechung. Es gleicht dieser Mechanismus also dem Zustandekommen einer vegetativen Dystonie, aber in unserm Falle scheint dieser Ausdruck nicht ganz gerechtfertigt zu sein, noch weniger allerdings wäre hier die Bezeichnung vegetative Neurose am Platze. Diese wäre nur bei gewissen psychogenen Amenorrhoen vielleicht einmal zulässig (eingebildete Schwangerschaft, Schreck- und Schockamenorrhoen). Ich glaube vielmehr, daß in dem Zustande, den ich hier und a. O. als „Notstandsamenorrhoe" beschrieben habe und der vom sog. Sexualzentrum aus herbeigeführt wird, eine Sicherung des psycho-somatischen Prinzips gegenüber dem Fortpflanzungsprinzip zu sehen ist. Der zur generativen Funktionseinstellung führende Vorgang ist also kein pathologischer, sondern bedeutet eine Schutzmaßnahme des Körpers. Das legitime Ziel der weiblichen Zyklusfunktion ist nicht die Menstruation, sondern natürlich die Schwangerschaft, ein Zustand, der Körper und Psyche ganz unter seine Herrschaft bringt, sie geraten damit in eine spezifische Reaktionslage, die eine erhebliche Einbuße des bisherigen Immunitätsgrades und eine Allergie mit verminderten Abwehrmöglichkeiten bedingen kann. Bei schweren exogenen Bedrohungen kann sich also der Körper gewissermaßen gleichzeitig keine Schwangerschaft erlauben. Er stellt deshalb — individuell verschieden früher oder später — die Fortpflanzungsfunktion ein, sie wird zentral „abgeschaltet". Auch die Restitution der vollen Funktion geht denselben Weg über das regulierende dienzephale Zentrum, auf beides ist seine Funktion abgestimmt.

Die hier vorgetragene Ansicht hat indessen nichts Erzwungenes an sich, wenn man sich daran erinnert, daß das gleiche Prinzip in der Natur etwas ganz geläufiges ist. Denn die Monöstrie der Wildtiere im Gegensatz zur Polyöstrie ihrer Verwandten unter den Haustieren oder die „breeding-seasons" neben den anöstrischen Phasen der Tiere sind den hier vorzugsweise behandelten reaktiven Veränderungen im Sinne der „Notstandsamenorrhoe" homologe Erscheinungen. Denn auch bei ihnen sind es äußere „massive" Einwirkungen wie jahreszeitliche Bedingtheiten, klimatische oder nutritive Verhältnisse, die ihre generativen Perioden bestimmen. Daneben bestehen allerdings vielfach auch endogene genische Beziehungen, worauf oben bereits hingewiesen wurde. Wir kennen auch die außerordentliche Labilität der Zyklusfunktion unsrer Laboratoriumstiere wie Ratte, Maus und Meerschweinchen, die sich im Auftreten von monophasischen Zyklen und anöstrischen Perioden dokumentieren. Es ist leicht, diese Tiere durch Halten derselben unter ihnen inadaequaten Bedingungen (z. B. Einzelhaft, einseitige Ernährung) zu gehäuften derartigen Zyklusstörungen zu zwingen. Jeder Großtierhalter weiß auch, daß die „Stallhaltung", Futter, Pflege, Wärme, Bewegungsmöglichkeit usw. auf die Konzeptionsfähigkeit seiner Tiere von wesentlichem Einfluß ist. Brunststörungen in Form des Geltseins usw. kommen bei Großtieren wie Kuh, Stute und Schwein bei schlechter Stallhaltung häufig vor.

Für Mensch und Tier habe ich a. O. die Einstellung der Fortpflanzungsfunktion als Reaktion auf Notstände des Körpers als ein Ausweichen vor der Gefahr für Körper und Frucht mit physiologischen Mitteln und die Labilität des Zyklussystems als eine Grundfunktion bezeichnet.

Ich glaube damit die Besprechung über die absolute und relative Labilität der weiblichen Zyklusfunktion abschließen zu können. Ich habe sie an den vier Beispielen der Pubertät und der relativen Zunahme der Frühmenarche des Zyklus als solchen und der wechselnden Amenorrhoefrequenzen zu zeigen mich bemüht. Das Zyklussystem ist eines der vielen im Körper vereinten Systeme. Auch diese anderen befinden sich wie oben schon erwähnt in einem mehr oder minder leicht verrückbaren labilen Gleichgewicht, und wenn sich in unsrer Zeit gehäuft klinische Erscheinungen, die eine Veränderung der weiblichen Reaktionslage anzeigen, von ihrer Seite aus bemerkbar gemacht haben, so ist das verständlich. Manche davon scheinen spezifisch weiblichen Charakter zu tragen; z. B. scheinbarer Motilitätsverlust des Uterus post partum und dadurch durchschnittlich größerer postpartaler Blutverlust in den letzten Jahren (Wolfhagen, Heynemann, Klotz), Zunahme der Frühgeburten während des Krieges und der Nachkriegszeit (Kirchhoff, Lax u. a.). Jedoch liegen hierbei wohl mehr Effekte vor, welche aus übergreifenden Störungen und Reaktionsänderungen andrer Systeme (vegetatives Nervensystem, Stoffwechsel usw.) stammen. Sie berühren die generativen Organe und Funktionssysteme nur mittelbar.

Unsere Gegenüberstellungen aber zeigten, wie fließend die Übergänge von der Biologie zur Pathologie des Weibes sind und daß mancher bisher als pathologisch bezeichnete Zustand die gegenteilige Deutung verlangt, um unser praktisches Handeln danach besser als bisher einrichten zu können. Das wenigstens haben uns die aus meist so beklagenswerten Veranlassungen entstandenen natürlichen Massenexperimente unserer Zeit gelehrt.

Literatur

Albers, H., Arch. Gyn. 165 : 249 (1938). — Bakman, G., Das Wachstum der Körperlänge des Menschen. Kongl. svenska Vetenskaps-Akademien Handlingar. Stockholm 1934. — Benhold-Thomsen, Ergebn. Innere Medizin u. Kinderhlk. 62 : 1153 (1942). — Bickenbach, Geb. u. Frauenhlde 8 : 232 (1948). — Bolk, L., Zs. Geb. u. Gyn. 89 : 964 (1926). — Breipohl, Ztbl. Gyn. 1937: 1335. — Derselbe, Arch. Gyn. 161 (1936) und 166 (1938). — Bustamante, Spatz und Weissschedel, Dtsch. Med. Wchschr. 1942: 289. — Clauberg, C. Hdb. Veit-Stoeckel 9 (1935). — Corner, G. W., Am. J. Obst. a. Gyn. 38 : 862 (1939). — Engle, E. T. Am. J. Obst. a. Gyn. 38 : 600 (1939). — v. Falkenhausen und Gaida. Med. Klinik 6 (1948). — Flohn, Witterung und Klima in Deutschland. Leipzig 1942. — Fluhman, Am. J. Obst. a. Gyn. 32 : 612 (1936). — Frank zit. nach Bolt und Lewin, Zs. Gebh. 130 : 133 (1949). — Grimm, Zs. menschl. Verb. und Konstitut. Lehre 27 : 39 (1943). — Derselbe, Ztbl. Gyn. 1948: 8. — Günther, Irmtraud, Inaug. Dissert. Leipzig 1940. — Gustavson und Mitarbb. Am. J. Obst. u. Gyn. 35 : 115 (1938). — Heynemann, Ztbl. Gyn. 1947: 21. — Derselbe, Geb. u. Frauenhlke. 7 : 117 (1947). — Hohlweg, Klin. Wschr. 1932 I : 321. — Howe, Kl. Inaug. Dissert. Göttingen 1938. — Dieselbe, Münch. Med. Wschr. 1939: 1113. — Jacoby, M. The question of rest for women during menstruation. N. york 1877. — Kaufmann und Müller, Geb. und Frauenhlkde. 8 : 630 (1948). — Kehrer, E. Endokrinologie für den Frauenarzt, Stuttgart 1937. — Kirchhoff, H. 7 : 78 (1947). — Klotz, Zs. Geb. und Gyn. 128 : 247 (1947). — Koch, W., Über die Veränderungen menschlichen Wachstums usw. Leipzig 1935. — Krieger, Die Menstruation, Berlin 1869. — Lax, H., Ztbl. Gyn. 1947: 310. — Martius, Dtsch. Med. Wschr. 1946: 81. — v. Massenbach und Heinsen, Zbl. Gyn. 1948: 540. — Dieselben, Geb. u. Frauenhlke. 8 : 832 (1948). — A. Mayer, Geb. u. Frauenhlke. 8 : 458 (1948). — Derselbe, Psychologisches aus der gyn. Sprechstunde, Leipzig 1932. — Derselbe Münch. Med. Wschr. 1935 : 187. — Mills, Human Biolog. 9 : 43 (1937). — Derselbe, Medical Climatology, Springfield/Baltimore 1939. — Neumann, H. O. und Péter, Zs. Kinderhlke. 52 (1931). — Nilson, Adda, Ztbl. Gyn. 1920 : 876. — Nochimovski, Med. Klinik 1946: 16. — Nordmeyer und Howe, Münch. Med. Wschr. 1936: 1722. — Schaeffer, R. Ms. Geb. und Gyn. XXIII: 169 (1906). — Derselbe, Arch. Gyn. 84 : 657 (1908). —

H. SCHULZ, Inaug. Dissert. Göttingen 1945. — SHERHAG Ann. Hydr. u. marit. Meteorol. 1939: 292. — SIEBKE, H. Ztbl. 1929 : 2450 und 1601. — Derselbe, Arch. Gyn. 146 : 417, 1931. — SIEGMUND und MAHNERT, Ms. Geb. 84 : 91 (1930). — SKERLJI, Arch. Gyn. 159 : 12 und 22 (1935). Derselbe. Med. Welt 1937: 1082. — SOEKEN, Zs. Kinderhlke. 53: 339 (1932). — STIEVE, H., Dtsch. Med. Wschr. 1940: 925. — Derselbe, Psych. neurol. Wschr. 1942: 354 und 363. — Derselbe, Geb. und Frauenhlkde. 8 : 279 (1948). — TEEBKEN, G., Ztbl. Gyn. 1928: 2966. — TIETZE, K., Ztbl. Gyn. 1948: 377. — Derselbe, Zs. Geb. und Ztbl. Gyn 1928: 2966. — Derselbe, Ztbl. Gyn. 1948: 377. — Derselbe, Zs. Geb. und Gyn. 130: 273 (1949). — WOLFF-EISNER, Über Mangelerkrankungen, Würzburg 1947. — WOLFHAGEN, Zs. Geb. und Gyn. 129: 242 (1948).

Zur Frage der Durchblutungsstörungen des Herzens

Von Harald Koch

Aus der II. Inneren Abteilung des Westend-Krankenhauses, Berlin
(Chefarzt: Dr. Albrecht Tietze)

Wie die zunehmende Zivilisation und die fortschreitende Technik das Zusammenleben der Menschen zu erschweren statt zu erleichtern scheinen, wie die Überflutung des Arzneimittelmarktes mit patentierten Fertigpräparaten zur Polypragmasie verleitet, so scheint auch die Diagnostik innerer Krankheiten mehr und mehr der fortschreitenden Technisierung zum Opfer fallen zu sollen. Hierzu tritt in einer lebendigen Wissenschaft, wie es die Medizin ist, ein steter Wandel in der Anschauung über Ursache und Ablauf von Krankheiten, so daß es immer schwieriger wird, sich in dem vielen Für und Wider der Ansichten zurechtzufinden. Verschiedentlich wird angenommen, daß nach den schweren Jahren, die hinter uns liegen, mit ihrer großen seelischen Belastung des einzelnen, nicht zuletzt besonders der älteren Menschen, die Kreislauferkrankungen, vor allem die Erkrankungen des Herzens selber, eine Zunahme erfahren haben müßten. Dieser Eindruck wird durch die Literatur bis zu einem gewissen Grade bestärkt. Allein eine wirklich umfassende Statistik könnte hier einen sicheren Überblick geben.

Nach unserem Dafürhalten wird die Diagnose „Herzmuskelschaden" oder „Koronarinsuffizienz" häufiger als früher gestellt, wobei offenbleiben muß, ob diese Diagnosen in jedem einzelnen Falle gerechtfertigt sind. Die z. Zt. in Verbreitung begriffene „funktionelle" Anschauungsweise öffnet spekulativen Überlegungen Tür und Tor und enthebt den ungeschulten Beobachter bisweilen der Notwendigkeit, den Krankheitsablauf logisch zu durchdenken. Geben wir auch heute eine Überbewertung der Virchowschen Zellularpathologie zu, so sollte doch der Arzt immer versuchen, zunächst vom pathologisch-anatomischen Fundament aus die Krankheit zu verstehen und den funktionellen Abläufen mit Kritik gegenüberzutreten.

Unter diesen Gesichtspunkten haben wir 2200 Krankenblätter unserer Klinik einer Durchsicht unterzogen und 64 Krankengeschichten herausgezogen, die unter dem Sammelbegriff „Durchblutungsstörungen des Herzens" zusammengefaßt werden können. Einen statistischen Rückschluß erlauben diese Untersuchungen, wie gesagt, kaum, da diese Zahl zu klein und als Material einer vorwiegend mit Infektionskrankheiten belegten Klinik eine, wenn auch geringfügige, so doch nicht beabsichtigte Auswahl darstellt. Um das Krankheitsbild der Durchblutungsstörungen des Herzens klar umreißen zu können, soll das klinische und das anatomische Bild unter Einschluß des EKG-Befundes kurz geschildert werden. Die Therapie wird gestreift, um dann die in Frage kommenden Fälle eigener Beobachtung unter den gewonnenen Gesichtspunkten zu besprechen. Daß mit der Gegenüberstellung von klinischem, elektrokardiographischem und anatomischem Befund keine neuen Anschauungen veröffentlicht werden sollen, sei zuvor bemerkt. Es soll vielmehr dargestellt werden, wieweit die Untersuchungsbefunde sich im allgemeinen decken und was sie bei der üblichen klinischen Anwendungsweise zu leisten imstande sind. Insbesondere sollen die „Routine-Untersuchungen", wie sie z. B. heute das EKG darstellt, einer kritischen Betrachtung unterzogen werden. Dabei muß auch die Frage der zweckmäßigen Therapie gestreift werden, und es bleibt zu erörtern, inwieweit heute mehr als früher, zumal auf Grund einzelner Untersuchungsergebnisse, eine „kausale" Therapie eingeleitet wird, die gar nicht kausal angreifen kann. Ferner ist die Frage zu berühren, ob nicht das „funktionelle" Denken bereits die Form der Therapie in gewisser Weise verändert und nivelliert hat. Ein Hinweis auf die Gefahr der „Kurzschlußtherapie" (Infekt-Supronal, Myokardschaden-Strophanthin, Koronarinsuffizienz-Nitropräparate, vegetative Störung-Novocain) erscheint u. E. jedenfalls angebracht. Da das Gebiet der Durchblutungsstörungen des Herzens auch heute noch manche ungeklärte Frage in sich schließt, ist es verständlich, daß nach immer neuen Untersuchungsmethoden geforscht, bzw. vorhandene zu verfeinern versucht wird. Die dabei bestehende Gefahr, daß aus einzelnen Methoden zu viel herausgelesen wird, liegt ebenso nahe wie die Tatsache, daß über Technisch-Neuem einfaches Altes vergessen wird.

Bei den hier in Frage kommenden Krankheitsbildern handelt es sich um vier Gruppen: das Bild der chronischen Herzmuskelschwäche, die Angina pectoris, den Herzmuskelinfarkt und die leichteren stenokardischen Beschwerden. Hierzu kämen noch die weniger wichtigen, nicht allzu häufigen Fälle paroxysmaler Tachykardie, die unberücksichtigt bleiben sollen.

Die chronische Herzmuskelschwäche äußert sich in Atemnot, insbesondere bei körperlicher Anstrengung, in einem Beklemmungsgefühl über der Brust sowie in einem Druckgefühl, das meist auch in die Herzgegend verlagert wird, sehr oft aber seine Ursache in der Kapselspannung der mehr oder weniger stark geschwollenen Leber hat. Diese Beschwerden können graduell sehr verschieden sein und gewinnen an Bedeutung, wenn sie bereits in Ruhe auftreten. Später wird die kardiale Dekompensation mit dem Auftreten von Ödemen und Anasarka manifest. Schließlich gewinnt das ganze Bild einen asthmaähnlichen Charakter, so daß gelegentlich voreilig die Diagnose „Asthma bronchiale" gestellt wird. Giemen und Brummen als Ausdruck der Stauungsbronchitis können diesen Eindruck verstärken.

Im EKG finden wir die bekannten Veränderungen wie Abflachung der Nachschwankung (T), eine (im zunehmenden Alter stärker zu bewertende) annähernd horizontale Senkung des Zwischenstückes (ST), gelegentlich mit einem Abgang unter der Nullinie, bisweilen, wenn auch seltener, eine Vertiefung der Q-Zacken (nur zu bewerten, wenn Q wenigstens $\frac{1}{3}$ bis $\frac{1}{2}$ der höchsten R-Zacke beträgt), eine Knotung, Aufsplitterung oder sonstige stärkere Verzeichnung von QRS sowie bei ausgesprochenen Fällen eine Niedervoltage des ganzen EKG, gemessen an der 1 mV anzeigenden Eichzacke. — Hierbei ist ganz besonders darauf hinzuweisen, daß diese Veränderungen *nur* im Zusammenhang mit der klinischen Untersuchung richtig zu bewerten sind. Bisweilen ist eine geringfügige pathologische Abweichung auf Grund der Anamnese viel ernster zu beurteilen als eine stärkere Abweichung in der Stromkurve bei einem vegetativ labilen Menschen. Deshalb können die auf Grund einer *einmaligen* elektrokardiographischen Untersuchung (z. B. in einem Institut) gewonnenen Befunde gewisse Gefahren heraufbeschwören: bei dem Patienten setzt sich diese „reine" EKG-Diagnose „Myokardschaden" seelisch fest und dem behandelnden Arzt wird es dann schwerlich gelingen, trotz eingehender Untersuchung und Belehrung dieses „objektive" Ergebnis zu bagatellisieren, wie es nach dem Gesamtbild berechtigt erscheint. Andererseits bleibt aber auch gelegentlich ein ernsthafter Myokardschaden im EKG verborgen (Hemmungsmechanismus nach Kienle (1) und kann bestenfalls durch die unipolare Brustwandableitung sichtbar gemacht werden. Neben krankhaften Ursachen vermag z. B. auch das langdauernde und intensive Training von Sportlern (insbesondere bei Dauerübungen) die Dauer der PQ-Strecke zu verändern (Reindell und Klepzig) (2), so daß hier die eingehende Untersuchung den wahren Sachverhalt klarlegen muß. Jüngeren Datums ist die Erkenntnis Kienles (3), daß die Lokalisation der „Schädigung" in der Stromkurve, die sich ja auch annähernd mit dem klinischen Bild decken muß, weitgehend von dem Typ des EKG abhängig ist. Hierdurch werden manche voreiligen EKG-Diagnosen eine gewisse Einschränkung erfahren.

Nicht immer braucht dieser klinisch-elektrokardiographischen Manifestation eines geschädigten Myokards ein makroskopisch sichtbarer Befund zugrundeliegen. Häufig sehen wir allerdings das hypertrophe Herz, wie es der genuinen oder nephrogenen Hypertonie zukommt. Der krankhaft verdickte Herzmuskel erlahmt oft früher als das altersschlaffe kleine Herz. Daneben finden wir häufig das myokarditische Schwielenherz, d.h. die Defektausheilung nach einer protrahierten, vorwiegend rheumatischen Myokarditis mit ihren diffusen, kleinsten Schwielen im Muskelgewebe (Myokardfibrose). Ob es eine chronische Gefäßerkrankung des Herzmuskels selber (im Sinne einer Arteriolosklerose der Herzmuskelgefäße) als anatomisches Substrat eines insuffizienten Myokards gibt, ist umstritten. Sicher ist dagegen, daß die braune Atrophie mit ihrer Lipofuscinablagerung in der Muskelzelle ebensowenig wie die Fetteinlagerung zwischen den Muskelzellen eine ursächliche Bedeutung für das Versagen des Herzens haben. Sie sind vielmehr Ausdruck einer Leistungsminderung und somit Folge der Durchblutungsstörung. Gibt uns einerseits das anatomische Bild in einer großen Zahl der Fälle eine genügende Erklärung für das Versagen des Herzens, so finden wir andererseits auch Fälle, die anatomisch keinen erklärenden Befund aufweisen. Bei diesen Kranken müssen wir annehmen, daß das Versagen auf Grund einer Störung in der Herz-Energetik oder im lokalen Stoffwechsel begründet ist. Es ist die Frage, ob es hier noch nicht zu den entsprechenden anatomischen Veränderungen gekommen ist, oder ob überhaupt keine solchen resultieren können. Der Begriff der Hypoxämie hat der spekulativen Betrachtung ein weites Feld eröffnet und mit ihm wird heute gern vieles erklärt. Aber es gelingt keineswegs immer, durch O_2-Atmung den krankhaften Zustand als solchen zu bessern, wenn sich auch im EKG die vorher pathologischen Erscheinungen angeblich zurückbilden sollen. Ist ein „O_2-Versuch" wirklich erfolgreich, so sind anatomische Veränderungen am Herzen oder seinen Gefäßen weniger wahrscheinlich. Viel eindrucksvoller als diese Versuche ist aber die alte Erfahrung, wie allein durch Schonung des Organismus (Bettruhe, Fasten) eine auffällige Erholung eintreten kann, und zwar auch in den Fällen mit anatomischen Veränderungen.

Damit ist schon das Leitmotiv der Therapie erwähnt: Entlastung des überbeanspruchten Herzens (Bettruhe, Saft- oder Milchfastentage, bequeme Lagerung mit erhöhtem Oberkörper usw.). Erst nach dieser entscheidenden Vorbereitung, die nur 2—3 Tage in Anspruch zu nehmen braucht — wenn man glaubt, ein längeres Zuwarten nicht verantworten zu können —, kommen die segensreichen Medikamente wie Strophanthin oder Digitalis (und seine verschiedenen Verwandten) zur Anwendung. Weiterhin wäre die Frage zu klären, ob von einem Fokus im Körper aus eine chronische „Myokarditis" (also eine wirklich noch floride Entzündung) ursächlich unterhalten wird. Hierbei wäre zu berücksichtigen, daß die fest abgekapselten, röntgenologisch gut abgegrenzten Granulome weniger bedeutungsvoll zu sein scheinen als die diffusen periostitischen Auflockerungen.

In ähnlicher Form, doch meist ungleich eindrucksvoller äußern sich die Beschwerden bei Angina pectoris. Das Oppressionsgefühl, die „Brustenge" tritt sensationeller, anfallsweise auf, begleitet von regelrechten Schmerzen, deren Ausstrahlen in den linken Arm als typisch gilt, die aber auch in beiden Schultern, ausstrahlend in den Nacken empfunden werden können. Der Anfall tritt überraschend auf, in leichteren Fällen im Zusammenhang mit Anstrengung und Arbeit, besonders in deren Beginn („Anfangshemmungen" nach WENCKEBACH) (4). In schwereren Fällen kommen die Anfälle auch in Ruhe, besonders nachts. Wesentlich ist das den Anfall begleitende Angst- und Vernichtungsgefühl, das den Patienten nach frischer Luft ringen läßt.

Die meist eindeutigen vegetativen Begleiterscheinungen ergänzen die anamnestischen und klinischen Erhebungen. Da die Angst vor diesen Zuständen mit ihrer Ähnlichkeit und Verknüpfung mit psychosomatischen Projektionen sehr verbreitet ist, wird der Arzt mitunter durch die Angaben des Patienten in die Irre geleitet. Hier kommt es sehr auf die Art der Schilderung (Wortreichtum, Anwendung von bildhaften Vergleichen) an, um Echtes von Unechtem in der Anamnese trennen zu können: der seelisch Bedrängte verlangt eine andere Therapie als der organisch Erkrankte. Der Schmerz als führendes Moment hat vielfache Erklärungen erfahren und wird in jüngster Zeit, insbesondere von STURM (5) mit einer Alteration des vegetativen Nervensystems, vor allem mit den Verbindungen zum Ganglion stellatum und zum Zwischenhirn in Verbindung gebracht. Für den Angstkomplex macht STURM mit HESS (6) das Zwischenhirn, den Thalamus als „Tor zum Bewußtsein" verantwortlich, während er den eigentlichen Herzschmerz, der links unter dem Brustbein empfunden wird, als koronaren Gefäßschmerz deutet. OETTEL (7) bringt diesen Schmerz in erster Linie mit der Anoxie des Herzmuskels in Zusammenhang. Diese Deutung ist heute weit verbreitet, sie läßt sich aber nur schwer mit den Befunden RÜHLS (8) in Einklang bringen, der bei O_2-Mangel-Atmung kein Angina-pectoris-Syndrom auslösen konnte. Die hierbei angefertigten EKG wiesen aber auf „Anoxie-Veränderungen" hin. Da auch umfangreicherer Gewebsuntergang im Herzmuskel ohne Schmerzsensationen einhergehen kann, ist das Problem des Herzschmerzes recht schwierig. FOERSTER (9) schreibt, daß die Organe der Brusthöhle schmerzfähig seien, unterliege keinem Zweifel. Tatsächlich sind aber die Herzkrankheiten sehr unterschiedlich von Schmerzen begleitet (Perikarditis u. U. sehr schmerzhaft, Endokarditis fast immer ohne Schmerzen). Es ist also verständlich, wenn LERICHE (10) die Rolle des Schmerzes als „Hüter und Wächter über Leben und Gesundheit" (FOERSTER) in Frage stellt. Vielleicht sind es wirklich nur die sympathisch-parasympathisch gesteuerten Spannungszustände im Gefäßsystem, die den Schmerz verursachen. Auch das große Magengeschwür kann bis zum Moment der Blutung kolikartige Schmerzen machen, die mit der Sanguinatio verschwinden, obwohl das Geschwür in gleicher Größe und Tiefe fortbesteht.

Im EKG gibt es kein Zeichen für Angina pectoris, sondern das EKG erlaubt uns nur eine Beurteilung des zu untersuchenden Herzens im ganzen. Da jedoch der Schwerpunkt der anginösen Beschwerden (in einem großen Teil der Fälle mit Recht) vorwiegend in den Koronarien zu suchen ist, hat man immer wieder versucht, typische Zeichen für eine Insuffizienz der Kranzgefäße im EKG festzustellen. Man hat sich auch besonders bemüht, differentialdiagnostisch zu klären, welche der beiden Hauptkranzadern die stärker (oder allein) erkrankte ist. So resultierte das elektrokardiographische Bild der Koronarinsuffizienz, über das zahllose Arbeiten geschrieben sind. Die klassisch gewordene Beschreibung einer eben konkaven (d. h. „angedeutet" muldenförmigen) Senkung des ST-Stückes in Verbindung mit einer Abflachung der T-Zacke gilt vielerorts als beweisend für „Koronarinsuffizienz". So wie der oben zitierte Befund „Myokardschaden" vom Patienten vielfach falsch verstanden und überbewertet wird, geschieht es mit dem „Urteil" „Koronarinsuffizienz" nicht minder. Da wir schon bei der diffusen Myokardschädigung (wie sie sich uns im Zustand der feuchten Dekompensation z. B. klassisch darbietet) eine Senkung des Zwischenstückes finden, erfährt allein hierdurch die Beurteilung eine Einschränkung. Es muß also zumindest (und zwar klinisch) diese Komponente ausgeschlossen werden. Ferner wissen wir sicher, daß z. B. die Digitaliskörper (auch das Strophanthin) ähnliche (wenn auch stärker muldenförmige) Senkungen von ST machen können. Wie viele der zur Untersuchung kommenden Patienten sind bereits mehr oder weniger stark „andigitalisiert", ohne daß dem

Beurteiler des EKG hierüber etwas mitgeteilt wird. Hinsichtlich der Lokalisation ist es sehr wichtig zu wissen, daß sich die ST-Senkung weitgehend nach dem Typ der Stromkurve richtet, also bei einem Linkstyp in Abltg. I u. II, bei einem Rechtstyp aber in Abltg. II u. III am deutlichsten aufzutreten pflegt. Voraussetzung hierbei ist jedoch, daß der EKG-Typ seinerseits infolge pathologischer Veränderungen entstanden ist. Wichtiger ist das alleinige neg. T_1 bei Links-Typ, bzw. das isolierte neg. T_3 bei einem Rechts-Typ. In diesem Fall ist auch nach den bisherigen Erfahrungen eine vorsichtige Seitenlokalisation erlaubt, wenn man die Entstehung des Typs sicher zu beurteilen vermag. Noch wichtiger als diese, für „Koronarinsuffizienz" „typischen" Veränderungen, wie sie gemeinhin ausgewertet werden, sind eigentlich die indirekten Hinweise auf eine Koronarerkrankung, wie sie uns in Form der intraventrikulären Leitungsverzögerung (verbreitertes QRS mit Knotung oder Spaltung), evtl. im Bilde des Schenkelblocks, im Vorhofflimmern (unter Ausschluß einer rechtsseitigen Vorhof-Dilatation) oder in anderen Rhythmusstörungen begegnen können. Der Infarkt stellt im allgemeinen dann das schwerste Bild einer Koronarinsuffizienz dar. Im Grunde entscheidet auch hier wieder das klinische Bild, ob es sich um eine reine Koronarinsuffizienz ohne bislang noch wahrnehmbare Herzmuskelschädigung handelt oder um eine Herzschwäche, mit den Beschwerden der Angina pectoris vergesellschaftet.

Im anatomischen Bilde finden wir in den Fällen von Angina pectoris häufig sichtbare Veränderungen der Koronararterien im Sinne der Atheromatose-Atherosklerose. Es ist aber immer darauf hingewiesen worden, daß keine Parallelität zwischen den klinischen Erscheinungen und dem anatomischen Substrat zu bestehen braucht. Die bis zu einem gewissen Grade physiologische Alters-Atheromatose-Sklerose, die mehr oder weniger ausgedehnt früher oder später einsetzt, ist ein so häufiger Befund, daß sie allein nicht die Ursache der Angina pectoris sein kann. Die gelegentlich als Ursache angegebene Lues, die sich bekanntlich nicht in den Koronarien selbst, sondern an ihrem Abgang in der Aorta abspielt, setzt ihre Veränderungen derart langsam, daß der über weitgehende Anastomosen verfügende Koronarkreislauf im allgemeinen kaum beeinträchtigt wird. Wir kennen aber auch nicht syphilitisch bedingte arteriitische Prozesse, die nach Klinge u. a. (Chiari) (11) die ganzen arteriellen Gefäße, also auch die Koronarien erfassen können, und die mit ihren entzündlich-degenerativen Veränderungen unter Einbeziehung aller drei Wandschichten wahrscheinlich rheumatischer Natur sind. Insbesondere bei Jugendlichen finden sich Intimaverquellungen mit erheblicher Einengung des Lumens, die für die plötzlichen Todesfälle relativ junger Menschen verantwortlich zu machen sind. Fehlende oder äußerst geringe und uncharakteristische Beschwerden in der Zeit vor dem Tode geben der Frühkoronarsklerose einen besonderen Charakter. Die starke Neigung zu Quellung und Quellungsnekrosen scheint mit der noch lebhaften Reaktionsfähigkeit des Organismus in Beziehung zu stehen (Müller) (12). Im Gegensatz hierzu muß darauf hingewiesen werden, daß das sklerotisch veränderte Kranzgefäß des alten Menschen trotz seiner Starre noch eine genügende Weite aufweisen kann und damit lange Zeit suffizient bleibt. Schließlich sind die nicht so ganz seltenen Mißbildungen im Koronarkreislauf zu erwähnen. Born (13) hat derartige Fälle zusammengestellt. Eine isolierte Art. circumflexa, die schlingenförmig die Aortenwurzel umgreift, ist als Hauptgefäß bei einer plötzlichen Drucksteigerung in der Aorta einer Kompression ausgesetzt, die zu einer tödlichen Insuffizienz führen kann. W. Koch (14), W. Koch und Lin (15) haben insbesondere auf die vorzeitige Sklerosierung hypoplastisch angelegter Gefäßgebiete bzw. auf die Wichtigkeit der Anastomosenbildung unter den Koronarien hingewiesen. Daß diese Mißbildungen m jugendlichen Alter bei plötzlichen Belastungen von entscheidender Bedeutung sein können, ist nur zu verständlich.

Die Klage über anfallsweise auftretende, vielleicht noch mit einem gewissen Angstgefühl verbundene Herzschmerzen läßt den Arzt oft automatisch zu den Nitrostoffen greifen, deren fast spezifische, dilatierende Wirkung auf die Kranzgefäße bekannt ist. Ebenso rasch wird aber auch Dextrose und Strophantin verordnet. Man sollte sich jedoch zunächst klar zu machen versuchen, um welche Art der Koronarerkrankung es sich handeln kann; auf sklerotisch starre Gefäße werden wir mit dilatierenden Mitteln kaum einwirken können. Wahrscheinlich ist aber der auch hier oft günstige Effekt koronarerweiternder Mittel auf die Wirkung auf die Anastomosen zurückzuführen. Im übrigen wäre sonst eine antisklerotische Behandlung mit Jod eher am Platze. Auch bei einer Lues gebührt dem Jod die erste Stelle. Da wir aber wissen, daß die anatomischen Veränderungen allein nicht ausschlaggebend sind, kommt der Beeinflussung des vegetativen Nervensystems sicher eine größere Bedeutung zu. Hier ist zunächst ein Versuch mit einfachen Mitteln, mit heißen Kompressen auf die Herzgegend (bisweilen wirkt ein Eisbeutel ungleich besser), mit ansteigenden linksseitigen Armbädern o. ä. zu machen, d. h. mit sofort greifbaren Hausmitteln. Nicht zu vergessen die schnelle und oft gute Wirkung einer Tasse starken Bohnenkaffees. Vom schweren Angina-pectoris-Anfall abgesehen, wird man sodann versuchen, durch Euphyllin, Erythrol, durch Zuckerlösung, insbesondere in Form des Honigs („M 2" SCHIMERT und KRÄMER) (16) oder anderer Mittel die Koronardurchblutung zu heben. In jüngster Zeit wurde von SCHIMERT und ZICKGRAF (17) über gute Erfolge mit di-hydrierten Mutterkorn-Alkaloiden berichtet, die zwar als adreno-sympathikolytisch eigentlich eine Koronarverengerung hervorrufen müßten, mit ihrer Unterstützung des Vagotonus aber eine Minderung des O_2-Verbrauches verursachen und damit dem Herzen einen „Schongang" aufzwingen. Die aus ähnlichen Überlegungen gemachten Versuche, die Angina pectoris mit thyreostatischen Stoffen durch Minderung des Grundumsatzes bis an die Grenze des Myxödems zu beeinflussen, haben noch keine überzeugenden Erfolge (SCHOENEWALD) (18). Weitere Nachprüfungen sind erforderlich. Nach SNIEHOTTA (19) wird der tatsächliche O_2-Verbrauch nicht gesenkt; trotzdem soll ein wesentlicher subjektiver Erfolg erzielt werden können. Intravenöse Gaben von Novocain ½-prozentig in steigenden Dosen in Verbindung mit Luminal oder Embran sollen den durch das vegetative Nervensystem bestimmten Circulus vitiosus, der durch die Wechselbeziehungen zwischen Organ und vegetativen Zentren zustande kommt, erfolgreich unterbrechen können. Die Novocain-Blockade des Ganglion stellatum vermag gelegentlich günstig zu wirken (STÜBINGER und BUSSE) (20). Gerade diese Form der Behandlung wird bei den noch zu besprechenden stenokardischen Beschwerden leichter Natur angezeigt sein. Glaubt man, daß neben den pektanginösen Beschwerden eine echte Myokardinsuffizienz vorliegt, dann ist natürlich Strophanthin angezeigt. Es darf nur in kleinsten Dosen gegeben werden, da bekanntlich ältere Menschen und ganz besonders die Koronarsklerotiker strophanthinempfindlich sind. — Die absolute Ruhe (körperliche und seelische) sind unbedingte Voraussetzung für eine erfolgreiche Behandlung. In einem Anfall von Angina pectoris müssen wir sie erzwingen und geben Morph. 0,02 evtl. mit ¼ mg Atropin oder Pantopon 0,02 mit 0,1 Coffein. Zur Beseitigung der quälenden Beschwerden wird man in einem schweren Anfall immer den Versuch mit Nitrokörpern machen, die dann auch unbedenklich wiederholt und in kürzeren Abständen gegeben werden können, die aber als Dauertherapie nicht in Frage kommen.

Das klinische Bild des Herzinfarktes ist im allgemeinen recht eindrucksvoll, zumindest in der Schilderung des Patienten, denn meist sieht der Arzt den Patienten nach dem Anfall oder im Abklingen der Erscheinungen. Eine eingehende Schilderung des klinischen Bildes erübrigt sich, da von HOCHREIN (21) eine ausführliche Monographie hierüber existiert. Wir wissen, daß die Intensität der Beschwerden sehr unterschiedlich sein kann, ja, daß es klinisch stumme Infarkte gibt, die dem Patienten und dem Arzt als plötzliche Ereignisse entgehen und erst elektrokardiographisch oder anatomisch festgestellt werden. So entsteht ein buntes Bild von Abstufungen in der anamnestischen und klinischen Beobachtung, das es uns zur Pflicht macht, bei dem geringsten Verdacht auf umfangreicheren Untergang von Herzmuskelgewebe den Infarkt zu bestätigen oder auszuschließen. Hier hat nun das EKG wirklich den Vorrang, da es im größten Teil der Fälle für den Infarkt typische Veränderungen aufweist. Erst in zweiter Linie kommen die klinischen Methoden in Betracht, unter denen die Kontrolle der Temperatur (rektal über mehrere Tage) an erster Stelle steht. Weitere Hinweise auf akut-entzündliche Veränderung werden die Diagnose „Infarkt" noch wahrscheinlicher machen: Leukozytose bis 15000 mit entsprechender Linksverschiebung, mehr oder weniger schnelles Ansteigen der Senkung. Eine Zuckerausscheidung ist nicht selten. Der Blutdruck kann erheblich ansteigen, aber auch absinken. Das perikarditische Reiben, das bei größerer Ausdehnung des Prozesses auftreten kann, ist seltener als angenommen wird (nach HOCHREIN nur in 10%, nach JUNG (22) 9% der Fälle). Rhythmusstörungen bis zum partiellen oder totalen Block sind beobachtet, so daß Tachykardien, aber auch erhebliche Bradykardien vorkommen. Klinisch stumme Infarkte sind nicht gar zu selten: nach JUNG 2%; Infarkte ohne jegliche Vorboten in 22%.

Eine wesentliche Ergänzung der Untersuchung stellt, wie betont, das EKG dar. Die ST-Strecke geht deutlich erhöht in nach oben konvexem Bogen vom absteigenden Schenkel der R-Zacke ab, so daß T zunächst zu fehlen scheint. Mehr oder weniger schnell kommt es dann, parallel zu den anatomischen Rückbildungen, zu einem Tieferwandern der ST-Strecke mit einem gleichschenkligen spitz negativen T. Gleichzeitig finden wir bei einem Infarkt eine deutliche Q-Zacke ausgebildet, die lange bestehen bleibt, u. U. sogar später als entscheidender Hinweis auf einen früher erfolgten Infarkt zu werten ist. Beim Infarkt scheint auch die Lokalisation wirklich eindeutig zu sein insofern, als bei Auftreten der beschriebenen Veränderungen in Abltg. I u. II der nekrotische Bezirk an der Vorderwand des Herzens, bei Auftreten in Abltg. II u. III aber an der Hinterwand zu sitzen pflegt. Die unipolare Brustwandableitung erlaubt ferner noch eine Bestätigung des Vorderwandinfarktes, da es hierbei bei Ableitung über dem infarzierten Gebiet zu typischen Veränderungen mit Verlust der R-Zacke, tiefem Q und ebenfalls erhöhtem Abgang von ST kommt. Der Hinterwandinfarkt bleibt im Brustwand-EKG unsichtbar. Wiederholte Kontrollen vermögen uns Anhaltspunkte für die tatsächliche Rückbildung der anatomischen Veränderungen zu geben. — Für die Ausbildung dieser EKG-Befunde wurde das elektrokardiographische Überwiegen der gesunden Herzhälfte verantwortlich gemacht. Wahrscheinlicher ist nach den Untersuchungen von SCHÜTZ (23), daß die Stromkurve durch einen echten Verletzungsstrom abgeändert wird. — Nicht immer bietet das EKG das klassische Bild. Trifft der Infarkt Teile des Reizleitungssystems, so kann das Bild des Schenkel- oder Verzweigungsblockes die Zeichen des Infarktes verdecken (KIENLE) (24). SELZER (25) fand dieses Zusammentreffen unter 28 Infarkten 5 mal. MOLL und KORTH (26) glauben auch, daß sich gelegentlich ein Infarkt der Vorderwand unter einer einfachen Hypertrophiekurve verbergen kann. Diese Fälle sind relativ selten und es müßte dann die weitere Beobachtung mit wiederholtem EKG bzw. das klinische Bild entscheiden.

Das anatomische Substrat des Infarktes ist meist der tatsächliche Verschluß einer Kranzarterie in ihren proximalen Abschnitten bei (und das ist wichtig) ungenügender Leistungsfähigkeit der anastomotischen Kompensation. Die Nekrose entspricht in der Regel nicht dem vollen Ausbreitungsgebiet der befallenen Arterie, was die weitgehende Anastomosenbildung beweist. Der Verschluß kann, wenn auch seltener, durch einen Embolus, nach dessen Ursprungsort man zu fahnden hätte (meist Herzwand- oder Herzohrthromben, aber auch Venenthrombosen bei offenem Foramen ovale) oder aber durch eine lokale Thrombose bedingt sein. Diese treffen wir besonders bei der geschwürigen Atherosklerose, die gelegentlich nur an einer einzigen Stelle der Kranzader vorhanden zu sein braucht und dann häufig ihren Sitz kurz hinter ihrem Abgang hat. Diese Form der geschwürigen Wandveränderungen fehlt gelegentlich bei dem Koronartod Jugendlicher. Hier stellt man in den arteriosklerotischen Herden vielmehr eine stärkere Bindegewebsquellung und Quellungsnekrosen fest, wie sie vielleicht der Reaktionsform des jugendlichen Organismus entsprechen. Mit Abnahme der Quellfähigkeit der Gefäßwand herrscht im zunehmenden Alter die Fasernekrose vor. So ist es denkbar, daß bei dem plötzlichen Herztod eines Jugendlichen der makroskopisch zu diagnostizierende Verschluß einer Koronararterie fehlt. Mikroskopisch zeigt sich aber die Lumeneinengung, die eine akute Insuffizienz des Gefäßes bei plötzlicher zusätzlicher Belastung glaubhaft macht. — Es ergibt sich also die Tatsache, daß einmal das vollkommen sklerotische Kranzgefäß des älteren Menschen weit und durchgängig, das andere Mal das fleckig-atheromatös-sklerotische Gefäß des jungen Menschen zu eng sein kann. Gerade im letzten Fall können natürlich Spannungsänderungen innerhalb des befallenen Kranzgefäßes eine weitere entscheidende Belastung darstellen, ohne daß es deswegen zu einem früher vielfach vermuteten isolierten Spasmus an einer Stelle zu kommen braucht.

Die Therapie beim Herzinfarkt ergibt sich mehr oder weniger aus dem bereits Gesagten. Der zu vermutende nekrotische Gewebsuntergang eines kleineren oder größeren Anteiles der Herzmuskulatur verlangt absolute körperliche und seelische Ruhe, und zwar jetzt für Wochen. Die Kost muß leicht sein, die Stuhlentleerung ohne Anstrengung erfolgen. Da die Nitrokörper in diesen Fällen meist wirkungslos sind, ist von Morphin und Pantopon in der angegebenen Dosierung Gebrauch zu machen. Wichtig sind die peripheren Kreislaufmittel (Sympatol, Coffein), die über längere Zeit gegeben werden müssen, da ja ein nicht unerheblicher Kollaps den Anfall zu begleiten pflegt. Diese Tatsache hat auch immer wieder Veranlassung gegeben, mit kleinen Dosen Strophantin einzugreifen, um das durch den Kollaps noch ganz besonders gefährdete Herz zu stützen. Es kommen nur kleinste Dosen in Frage. Wir selbst sind sehr zurückhaltend. Eine wesentliche Ergänzung der Therapie stellt eine über längere Zeit durchgeführte sedative Behandlung mit Luminal oder ähnlichem dar.

Es unterliegt keinem Zweifel, daß neben diesen, im großen und ganzen doch anatomisch begründeten Krankheitserscheinungen stenokardische Beschwerden bestehen können, die entsprechende Veränderungen am Herzgefäß- oder Muskelapparat vermissen lassen. Hierher gehören jene so häufigen, für die Patienten sicher sehr lästigen „funktionellen" Herzbeschwerden, die sich in stenokardischen Erscheinungen in Verbindung mit Herzklopfen usw. äußern. Wir finden sie bei vegetativ-labilen Menschen und können immer wieder feststellen, daß bei diesen Kranken besondere seelische Konstellationen zu berücksichtigen sind. Man darf diese Tatsache nicht mit der Bezeichnung „Herzneurose" abtun, zumal man nicht selten bei derartigen Menschen später eine echte kardiovaskuläre Erkrankung feststellen kann (SCHULTZ) (27). Die zeitweilige Fehlsteuerung im gesamten vegetativen Nervensystem dieser Menschen findet eben im Herzen ihren empfindlichen Indikator und die engen Beziehungen zu den oben beschriebenen Bildern drängen sich in verschiedener Weise auf. Es kann zu infarktähnlichen Bildern kommen, ohne daß dieses Ereignis tatsächlich stattfindet. Es fällt allerdings schon bei der Erhebung der Anamnese auf, daß die Beschwerden sehr wortreich und mit vielen, nicht immer sehr naheliegenden Vergleichen geschildert werden. Das Nikotin, das allgemein gern für die Koronarerkrankungen mit verantwortlich gemacht wurde, spielt in diesen Fällen sicher eine

Rolle. Allerdings findet man gerade in dieser Gruppe Menschen keinen ausgesprochenen Abusus. Diese Kranken haben eine andere, wie SCHIMERT (28) sich ausdrückt, vegetative Struktur. Bei ihnen ist z. B. schon in Ruhe das Herz-Minutenvolumen doppelt so hoch als bei vegetativ Stabileren. Damit wird eine ganz andere energetische Ausgangslage geschaffen und der Spielraum der Eigendurchblutung des Herzens ist von vornherein von unten her eingeengt. Diese gewissermaßen latente Insuffizienz tritt nicht nur bei körperlicher Belastung zutage, sondern infolge ihrer stärkeren Bindung an das Zentralnervensystem auch bei psychischen Alterationen, die nicht immer bis ins Bewußtsein zu dringen brauchen. STOKVIS (29) ist auf diese Zusammenhänge näher eingegangen. Da es uns leider bislang nicht möglich ist ohne sehr umfangreiche technische Einrichtungen wenigstens den energetischen Abweichungen auf die Spur zu kommen, bleibt uns einstweilen nur die Möglichkeit eine organische Herzerkrankung auszuschließen, um dann die verbleibende vegetative Störung einer geeigneten Behandlung zuzuführen.

Hierbei hat natürlich das EKG eine besondere Bedeutung. Mit seiner Hilfe gelingt es gerade in diesen Fällen, das Organisch-Krankhafte zu objektivieren. Allerdings genügt das einmal angefertigte Extremitäten-EKG im allgemeinen nicht. Von größerer Wichtigkeit ist das EKG nach Belastung, nach längerem freien Stehen (SCHMIDT-VOIGT) (30), nach dosierter, d. h. dem Körperbau, dem Alter und dem Training der Versuchsperson angepaßter Belastung durch Muskelarbeit oder unter anderen Belastungsbedingungen. Allerdings werden hierbei selbstverständlich auch die Regulationsmechanismen innerhalb des peripheren Kreislaufs in die Untersuchung mit einbezogen. Wesentlich ist auch die unipolare Brustwandableitung, die gelegentlich im Extremitäten-EKG nicht nachweisbare Veränderungen aufzudecken vermag. Andererseits ist der vegetative Einfluß als solcher bereits im EKG kenntlich: vielfach findet man eine, durch Atropin leicht zu beeinflussende Bradykardie oder eine mäßige Tachykardie (aber ohne entsprechende Insuffizienzerscheinungen), eine stärkere respiratorische Arhythmie, bei der das psychische Moment zu berücksichtigen wäre, eine verlängerte PQ-Zeit, die sich aber unter Belastung verkürzt, eine harmlose Extrasystolie, die nach Arbeit verschwindet, eine flache bis negative Vorhofzacke in Abltg. II bzw. in Abltg. III und ein meist auffällig hohes, spitzes T. Gerade die letzte Veränderung spricht sehr gegen eine organische Myokardschädigung, wenn klinisch ein „Erstickungszustand" ausgeschlossen werden kann. Auch der muldenförmige Abgang von ST ohne Senkung, der nach Belastung verschwindet, wäre hier zu nennen. Besonders in der Beurteilung dieser Fälle spielt die feinere Auswertung des EKG und vor allem seine vielfältige Anwendung eine entscheidende Rolle.

Ein wesentliches diagnostisches Mittel zur klinischen Beurteilung dieser Fälle stellen die Herz-Kreislauf-Funktionsprüfungen dar, die uns bei sachgemäßer Anwendung weitere Rückschlüsse erlauben. Leider werden sie in der Praxis wegen der Mechanisierung der Untersuchungsmethoden und infolge Zeitmangels so oft außer acht gelassen. Die apnoische Pause erfährt durch die Beteiligung des Willens des Kranken eine gewisse Einschränkung und ist besser durch das Zählenlassen bei einmaligem Atemholen zu ersetzen. Kontrolle von Puls, Atmung und Blutdruck vor und nach körperlicher Belastung erlauben weitere Rückschlüsse, ohne daß Normalwerte oder Quotienten aufgestellt werden können. Der Stehversuch, evtl. mit Histamin-Injektion als Aufsteh-Versuch (nach RÜHL) kombiniert, erfaßt mehr die Peripherie als die Herzdurchblutung. Immerhin erscheint es geboten, auf diese, von Apparaten unabhängigen Untersuchungsmethoden hinzuweisen, ehe man sich mit einer einmaligen EKG-Untersuchung begnügt.

In diesen Fällen fehlt, wie gesagt, ein anatomisches Substrat, das die genannten Klagen und Erscheinungen hinreichend erklären könnte. Es bleibt zu entscheiden, wieweit diese regulatorischen Fehlsteuerungen das Feld für eine spätere, anatomisch faßbare Veränderung vorbereiten bzw. wie weit diese Störungen bereits Ausdruck feinster, allerdings noch nicht sichtbarer Veränderungen z. B. in der Permeabilität der Membranen, in der Zellstruktur als solcher sind.

Schließlich sei erwähnt, daß STURM (5), JOSEY und MURPHY (31) u.a. daraufhingewiesen haben, daß es Ang.-pect.-Beschwerden bzw. stenokardische Erscheinungen als Ausdruck entzündlicher Prozesse im Bereich der Halswirbelknochen oder als Fernsymptom eines Bandscheibenprolapses der Halswirbelsäule geben kann. STURM will diese Fälle als Ang. pect. spuria bezeichnet wissen und nennt jene vegetativ bedingten Durchblutungsstörungen gerade echte Ang. pect. Wenn man sich bemüht, sich bei dem Bild der Durchblutungsstörungen des Herzens von der auf JENNER und PARRY 1799! zurückgehenden Anschauung, daß nur die Koronarsklerose diese Bilder auslösen könne, freizumachen, kann man dem Vorschlage STURMS nur beipflichten.

Aus dem Gesagten geht hervor, daß die Fälle leichterer stenokardischer Beschwerden (wenn andere Ursachen ausgeschlossen werden können) ihren Grund zumeist in regulatorischen Dysfunktionen des vegetativen Nervensystems haben, und so muß unsere Therapie darauf eingestellt werden. Der Erfolg einer Umstimmung ist nicht eindeutig, bei der stärkeren Beimischung psychischer Momente auch sicher nicht immer einwandfrei zu beurteilen. Ein Versuch mit einer i. v.-Novocainbehandlung wird oft angezeigt sein. Im wesentlichen kommt es aber in diesen Fällen auf die „Führung" des Patienten durch den Arzt an, die nur auf Grund eingehender Kenntnis des ganzen Menschen möglich ist. Voreilige Rückschlüsse aus einzelnen Befunden, voreilige Äußerungen über gelegentliche Abweichungen in den Untersuchungsergebnissen, vor allem aber eine voreilige differente Therapie in Form von Traubenzucker-Strophanthin-Injektionen vermögen u. E. mehr Schaden als Nutzen zu stiften. Für diese Menschen ist sicher in einer geeigneten psychotherapeutischen Behandlung durch Fachleute oft die entscheidende Hilfe beschlossen und es ist dann Aufgabe des Praktikers, den Kranken dem geeigneten Facharzt zu überantworten.

Fassen wir zusammen, so wäre festzustellen, daß die Krankheitsbilder, die nachweislich oder anscheinend mit einer Störung der Eigendurchblutung des Herzens zusammenhängen, sehr viel gemeinsame Züge aufweisen. Es ist die Frage, ob es zweckmäßig ist, ein selbständiges Krankheitsbild der „Koronarinsuffizienz" in dieser Schärfe herauszustellen, ob man nicht besser den allgemeineren Begriff „Durchblutungsstörungen des Herzens" wählt, als deren höchsten Grad wir den klinisch, elektrokardiographisch und anatomisch faßbaren Infarkt anzusehen hätten. Daß uns das EKG nicht immer einen bindenden Aufschluß zu geben vermag, wurde gesagt. Zu viele, auch gänzlich anders geartete Störungen (wie z. B. Anämie usw.) können zu Verwechslungen Anlaß geben. Die Lageanomalien des Herzens und die damit verbundenen EKG-Typen bzw. deren Änderung (z. B. im Verlauf einer erfolgreichen Behandlung) werden ganz allgemein heute noch zu wenig beachtet. Andererseits ist man aber versucht, aus einzelnen Untersuchungsergebnissen zu viel herauszulesen, wie auch die zahllosen Veröffentlichungen „EKG bei . . ." beweisen. Wenn es gelingt, in der Hypnose durch Suggestion von angstvoller Sorge eine Depression des ST-Stückes im EKG zu erzeugen und wenn man die schon im Ruhe-EKG angedeutete Senkung des Zwischenstückes als Ausdruck der seelischen Gleichgewichtsstörung der Versuchsperson auffaßt, so erscheint diese Schlußfolgerung sehr weitgehend, selbst wenn man den beschriebenen Veränderungen eine vegetativ bedingte Störung der Koronardurchblutung zugrundelegen will.

Für die Zusammenstellung unserer 64 Fälle waren die Übereinstimmung der einzelnen Untersuchungsergebnisse bzw. der Grad ihrer Diskrepanz maßgebend. Die dabei gewonnenen Zahlen erlauben keine endgültigen Rückschlüsse, sondern nur eine Vorstellung von der ungefähren Verteilung der einzelnen Krankheitsgruppen. Einwandfrei festgestellte Klappenfehler bzw. akute Endokarditiden wurden außer acht gelassen.

In 15 Fällen können wir im Prinzip eine Übereinstimmung der verschiedenen Untersuchungsmethoden feststellen, wobei in 4 Fällen das Ergebnis anatomisch verifiziert werden konnte. Es ist jedoch zu betonen, daß keineswegs immer z. B. der EKG-Befund ganz den Vorstellungen und Erfahrungen entsprach, sei es, daß der Infarkt im EKG „älter" aussah als es dem klinischen Bild nach hätte sein dürfen, sei es, daß neben dem klinisch diagnostizierten Infarkt (anatomisch nachgewiesen) weitere, klinisch vermutete Nekrosen im Herzmuskel als frischer Milzinfarkt und als multiple kleine Lungenembolien festgestellt wurden. Gelegentlich war auch die Anamnese nicht „klassisch" genug für den im EKG und auf dem Sektionstisch nachgewiesenen ausgedehnten Infarkt. Hier sei auf die feinere Differenzierung der ST-Strecke hinsichtlich einer Begleitperikarditis hingewiesen. Bei einem 58jährigen Mann bestanden nach Granatsplitterverletzung der linken Brustseite mit nachfolgender Herzbeutelnaht (1944) erhebliche pektanginöse Beschwerden, die zunächst mit der Verwundung in Zusammenhang gebracht wurden. Das EKG deckte einen älteren Hinterwandinfarkt auf, dessen Deutung in diesem Falle besonders schwierig war. Nach Nitro-Therapie trat indessen Besserung ein, so daß der Kranke entlassen werden konnte. Zehn Tage später verstarb der Patient zu Hause unter dem Bilde des akuten „Lungenödems", hinter dem sich natürlich ein neuerlicher Infarkt verborgen haben kann. Bei einer 66 jährigen Kranken war nach Anamnese und klinischem Befunde zunächst eine chronische Herzmuskelschwäche wahrscheinlicher als eine echte Angina pectoris, zumal erhebliche Zeichen der Dekompensation im Vordergrund standen. Allein ein sehr tiefes, auf über 0,03" verbreitertes Q_3 ließ an der Diagnose Hinterwandinfarkt festhalten, der anatomisch als Folge z. T. stenosierender Koronarsklerose bestätigt werden konnte. Wenn eine erhebliche Rhythmusstörung nicht durch eine perkuss. oder röntgenologisch nachweisbare rechtsseitige Vorhofdilatation erklärt ist, liegt der Verdacht auf Koronarsklerose sehr nahe. In einem derartigen Falle ließ das EKG eigentlich nur eine Links-Hypertrophie-Kurve erkennen, doch war T_1 etwas zu spitz und stellte sich vor allem im Unipol. EKG über C_4 infarktähnlich dar, so daß auch in diesem Falle an der Diagnose „Vorderwandinfarkt" festgehalten wurde. Die Sektion bestätigte die ausgedehnte Vorderwand-Schwiele. Auf die mögliche Verwechslung eines isolierten, spitz-negativen T's mit einem Infarkt-T sei hingewiesen. Das Infarkt-T ist meist gleichschenklig, zeltförmig spitz nach unten gerichtet und mit einer entsprechenden Erhöhung der ST-Strecke verbunden. In Verbindung mit einer ST-Senkung spricht es dagegen für Koronarinsuffizienz, stellt aber als solches gewöhnlich keine bleibende Veränderung dar, so daß der Begriff der chronischen Koronarinsuffizienz problematisch ist. Treten die beschriebenen Veränderungen im Zusammenhang mit einem pathologisch entstandenen EKG-Typ auf, ist also T_1 bei einem Links-Typ spitz negativ, so gilt diese Abweichung als Ausdruck der Hypertrophie mit entsprechender Erregungsverzögerung. Diese gibt sich meist noch in einer geringgradigen Verbreiterung von QRS kund. P kann gleichzeitig verbreitert und abgeflacht sein.

Während sich so neunmal der Infarkt diagnostizieren ließ, war die Einordnung von 7 Fällen erheblicher pektanginöser Beschwerden nicht ganz so einfach. Insbesondere die Abgrenzung gegen einen Infarkt fällt nicht immer leicht, da sich ja auch im klinischen Bild fließende Übergänge ergeben. Eine Arztfrau von 50 Jahren bot mit ihren typisch geschilderten Beschwerden pektanginöser Zustände, die allerdings Zeichen erheblicher vegetativer Beimengung aufwiesen, zunächst ein recht schweres

Bild. Wider Erwarten gelang in vier Tagen durch Bettruhe und Sedativa sowie durch eine eben begonnene vorsichtige Digitalisierung (wegen geringer Dekompensationserscheinungen) eine überraschende Regularisierung des Pulses. Dieser Verlauf könnte für erhebliche, vegetativ bedingte Störungen sprechen, die weitere Beobachtung ergab aber daneben eine sicher organische Störung, wie sie am ehesten einer Koronarsklerose zukommen kann. Häufiger als eine isolierte Insuffizienz der koronaren Durchblutung scheint die im EKG zum Ausdruck kommende relative Koronarinsuffizienz bei dekompensiertem Herzen zu sein, so daß es fast angebracht erscheint, der umfassenderen EKG-Diagnose „Schädigung des Myokards" den Vorzug zu geben. Auf die Fehlerquelle durch Digitalis wurde aufmerksam gemacht. Interessant ist, daß sich der Verlauf einer anfangs pathologischen ST-Strecke, der im Beginn der Behandlung noch tiefer, muldenförmiger wurde, unter weiterer Digitalistherapie völlig normalisierte. Dem entsprach auch im Klinischen eine wesentliche Besserung des Allgemeinzustandes. Wie schon erwähnt, tritt mit einer Änderung des Lagetyps im EKG (z. B. als Erfolg der Herztherapie) auch eine geänderte ST-Senkung auf, wie wir sie in einem Falle sehr deutlich beobachten konnten.

In acht Krankengeschichten finden wir in der Schilderung der Anamnese und des klinischen Befundes mehr oder weniger deutliche Hinweise auf Durchblutungsstörungen des Herzens, die teilweise an Infarktereignisse denken lassen. Fast in allen Fällen ließ aber die weitere klinische Beobachtung, insbesondere die Kontrolle von Blutbild und Senkung die gewünschte Bestätigung vermissen. Die zur Klärung herangezogenen EKG waren gleichfalls nicht eindeutig, zumal unter Berücksichtigung der unipolaren Ableitung. So wurde in einem Falle bei einem 63jähr. Manne wegen eines infarktverdächtigen Bildes in Abltg. I u. II, das in C_2 noch deutlicher zum Ausdruck zu kommen schien, ein älterer Vorderw.-Infarkt angenommen. Die Sektion ergab eine grobkalkige Koronarsklerose mit Stenose der linken Kranzader sowie frischer Thrombenbildung in ihrem diagonalen Ast, des weiteren aber nur eine diffuse Myokardverschwielung, d. h. eine Myokardfibrose. Bei einem 49jähr. Bügler, der seit 1940 über pektanginöse Beschwerden klagte, war das vermutete Infarktereignis sehr anschaulich geschildert worden, die entzündlichen Erscheinungen waren aber nur gering. Aus der anfänglich sehr erheblichen Tachykardie entwickelte sich ein sinuaurikulärer Block, der sich dann verhältnismäßig rasch zurückbildete.

Auch fünf Fälle von klinisch-anamnestisch zu vermutender Koronarerkrankung ohne Infarkt ergaben bei weiterer Beobachtung im EKG, bzw. auch auf dem Sektionstisch nicht die erwarteten Befunde. Alles in allem findet man also sehr viel mehr Zweifelsfälle als schlechthin angenommen wird. Ihre Zahl läßt sich sicher noch durch umfassendere klinische Untersuchung, insbesondere unter häufigerer EKG-Kontrolle, unter wiederholter Röntgen-Untersuchung (einschl. des Kymogramms) und unter Anwendung anderer Hilfsmittel reduzieren, aber damit wird die klinische Beobachtung noch viel kostspieliger, abgesehen von dem großen erforderlichen Apparat.

Sieben weitere Kranke boten weder anamnestisch noch klinisch einen eindeutigen Hinweis auf eine Herz-Durchblutungsstörung, sondern zeigten erst im EKG typische Veränderungen. In einem Falle deckte die Sektion statt eines, lediglich auf Grund des EKG vermuteten Vorderwandinfarktes einen solchen der Hinterwand auf. Es ist unter diesen Umständen nicht ganz leicht, dem Kranken gegenüber die nötige Vorsicht zu beachten, d. h. ihm die erforderliche Schonung aufzuzwingen, ohne ihn durch eine schnell ausgesprochene (EKG-)Diagnose psychisch zu belasten. Ein 57jähriger Lehrer klagte neben gewissen depressiven Erscheinungen, die er mit seiner Stellungslosigkeit (noch nicht entnazifiziert!) in Zusammenhang brachte, lediglich über Abspannung und eine geringe Arbeitsdyspnoe. Ein älterer Vorderwandinfarkt stellte sich in allen EKG in gleicher Weise dar.

Seltener, aber immerhin doch häufig genug um beachtet zu werden, ergibt erst die Sektion eine anamnestisch und klinisch unbemerkt gebliebene Kranzadererkrankung, bzw. geht der anatomische Befund weit über das Maß dessen hinaus, was klinisch vermutet werden konnte. Daß unter fünf hierher gehörenden Krankengeschichten zweimal spezifisch-luetische Gefäßveränderungen gefunden wurden, ist sicher kein Zufall. Die syphilitisch bedingte Durchblutungsstörung vollzieht sich eben so langsam und unmerklich, daß der Zustand schwerster Insuffizienz zumeist gleichbedeutend mit dem Exitus ist. In einem dieser Fälle war fünf Tage vor dem Tode ein rechtsseitiger Schenkelblock festgestellt worden, der am nächsten Tage verschwunden war. Bei einem anderen Kranken (ohne luetische Komponente) fanden wir bei einer ganz im Vordergrund stehenden LAENNECschen Leberzirrhose trotz einer mehrfach stark stenosierenden Atherosklerose der linken Kranzader mit Mkstk.-großer Schwiele nach altem Vorderwandinfarkt und flachem Wandaneurysma in Kontrolle ein praktisch regelrechtes Extr.-EKG.

Könnte man auf Grund dieser Beobachtungen der Ansicht sein, daß bei klinisch auch nur geringem Verdacht dem EKG und seinen Veränderungen ganz besonders sorgfältige Beachtung geschenkt werden sollte, so glauben wir auf Grund eigener Erfahrung, daß eher zu viel aus dem EKG herausgelesen wird. Dies trifft insonderheit bei der großen Gruppe der vegetativ-labilen Menschen zu, die bisweilen durch eine vorzeitige Diagnose „herzkrank" gemacht werden. In Wahrheit sind sie vegetativ gestört und damit natürlich auch krank, aber in ganz anderer Weise behandlungsbedürftig. So finden wir bei exakter Kontrolle der EKG fünf Fälle, die einer strengen Kritik nicht standhalten. Neben einem z. Zt. der Beobachtung nicht in dieser Form nachzuweisenden „Myokardschaden" bei zwei Jugendlichen, sind es einmal eine zu weitherzig ausgelegte „Koronarinsuffizienz", sowie zweimal ein vorzeitig diagnostizierter „Infarkt". Diese Zahl ließe sich um weitere vermehren (2 im Alter zwischen 20 und 30, 6 im Alter von 39—62 Jahren), doch finden wir in diesen acht Fällen eindeutigere Hinweise auf die vegetative Labilität: neben der z. T. deutlich erhöhten spitzen T-Zacke, einer bei Belastung zurückgehenden „verlängerten Überleitungszeit" (von 0.24" auf 0.19") sahen wir eine Grundumsatz-Steigerung von 15% sowie eine Eosinophilie von 6%. In einem anderen Falle war bei einem psychisch sehr labilen 50jährigen Kaufmann der starke Nikotinabusus in Verbindung mit einem rezidivierenden 12-Fingerdarmgeschwür, dessen angeblich unerträgliche Schmerzen zu einer leichten Schlafmittelvergiftung Anlaß gegeben hatten, Hinweis auf die labile Persönlichkeit. Sehr charakteristisch war das Krankheitsbild eines sich stark selbst kontrollierenden Zahnarztes von 39 Jahren. Hier waren die auf Station beobachteten angeblich „pektanginösen" Anfälle von klonischen Zuckungen (ohne Bewußtseinsverlust) begleitet. Die Anfälle konnten durch irgendeine Injektion ausgelöst werden. Im EKG war T auffallend spitz und hoch mit kurzer erhöhter ST-Strecke. Als mögliche Ursache der vegetativen Störungen ließ sich eine gewisse Angstneurose feststellen, die dadurch entstanden war, daß Pat. glaubte, aus einem ihm zugängig gemachten Befund des Ohrenarztes entnehmen zu können, daß er an einem Acusticus-Tumor leide. Der erstmalig 10 Tage vor der Aufnahme erlebte stenokardische Anfall bei einer 27jährigen Buchhalterin ließ gleichfalls an vasolabile Störungen denken. In diesem Falle zeigte aber das Belastungs-EKG eine zunehmende Verbreiterung von QRS und ein Tiefertreten der ST-Strecke, so daß in der Beurteilung Vorsicht geboten war.

Schließlich bleibt eine größere Zahl von Fällen (insgesamt 11), die sich klinisch im wesentlichen als Dekompensationserscheinungen darstellten, die aber keine genügenden Hinweise auf das dominierende Moment der stenokardischen Beschwerden, bzw. der isolierten Durchblutungsstörung des Herzens ergaben. Sie waren z. T.

durch Ödeme, durch Stauungserscheinungen im kleinen Kreislauf, durch klinisch nachweisbare Herzverbreiterung in Verbindung mit Rhythmusstörungen u. a. verhältnismäßig leicht zu beurteilen und schieden für den hier behandelten Fragenkomplex aus. Ihre Zahl soll des Überblickes wegen jedoch genannt werden.

In diesem Zusammenhang sei ausdrücklich betont, daß es an Hand eines so geringen Materials völlig abwegig wäre, ernsthafte Kritik z. B. an der Deutung der EKG zu üben. Es sollte vielmehr gezeigt werden, daß es bei der Diagnosenstellung auch heute noch erlaubt ist, zunächst vom anatomischen Standpunkt auszugehen und daß man das Funktionelle erst in zweiter Linie und nur bei entsprechenden Hinweisen in Erwägung ziehen sollte. Aber auch dann ist es, wie die Zusammenstellung zeigt, nicht leicht alle Fälle richtig einzuordnen. Daß die immer wieder betonten Widersprüche zwischen Klinik und Anatomie in funktionellen Störungen ihre Ursache haben können, sei nicht bestritten. Diese Tatsache darf aber nicht zu voreiliger Novocain-Behandlung verleiten. Überhaupt ist vor der viel geübten Kurzschluß-Therapie zu warnen, wie man sie heute in der spritzenfreudigen Zeit, nicht zuletzt vielleicht bedingt durch die wenig glückliche Regelung der kassenärztlichen Vergütung, allzu oft antrifft. Besonders häufig scheint uns aber die Strophanthin-Therapie auf die voreilig aus einzelnen Untersuchungsergebnissen (insbesondere aus dem EKG) übernommene „Diagnose" gestützt zu sein. So führt auch das Urteil „Koronarinsuffizienz", das in dieser Form überhaupt noch weiter zu klären wäre, zur intravenösen Behandlung mit Traubenzucker oder Euphyllin.

Mithin darf man vermuten, daß weniger eine absolute Zunahme der Durchblutungsstörungen des Herzens stattgefunden hat als eine ungerechtfertigte Verbreitung einschlägiger Diagnosen. Hinsichtlich der Kranken selbst wird sich seine Reaktionslage gegenüber früher kaum wesentlich geändert haben. Aber der „Anspruch" auf eine „Traubenzuckerspritze, die doch so gut sein soll", ist in Patientenkreisen ein größerer und unbedingterer geworden. Wir sehen somit eine wesentliche Aufgabe des Arztes in der geeigneten „Führung" des Patienten, dessen Wünsche nach Form und Umfang einer schematisierten technischen Untersuchung und nach einer „Standard-Injektionsbehandlung" nicht bestimmend sein dürfen.

Literatur

(1) Kienle, F., Einführung i. d. unipol. Brustwand-EKG, Stuttgart 1948. (2) Reindell u. Klepzig, KliWo. 1949, 655. (3) Kienle, F., Ärztl. Forschg. 1947, 204. (4) Wenckebach, K. F., Herz- u. Kreislaufinsuffizienz, Dresden 1932. (5) Sturm, A., Ärztl. Wschr. 1948, 353. (6) Hess, zit. n. Sturm. (7) Oettel, H., Arch. f. Krslfrschg. 1941, IX 123. (8) Rühl, A., zit. n. Oettel. (9) Foerster, O., Die Leitungsbahnen des Schmerzgefühls, Berlin 1927. (10) Leriche, R., La Chirurgie de la douleur, Paris 1940. (11) Chiari, H., Die pathol. Anatom. d. Rheumatismus, Dresden 1938. (12) Müller, E., Zieglers Beitrg., Bd. 110/1, 103. (13) Born, E., Virch. Arch. 1933, Bd. 290, 688. (14) Koch, W., Zieglers Beitrg. 1936, Bd. 96, 508. (15) Koch, W. u. Lin, Ziegl. Beitrg. 1930, Bd. 90, 21. (16) Schimert jr. u. Krämer, KliWo 1949, 234. (17) Schimert jr. u. Zickgraf, KliWo 1949, 59. (18) Schoenewald, G., Brit. Med. J. 1948, 251. (19) Sniehotta, H., Dtsch. medz. Wschr. 1949, 340. (20) Stübinger u. Busse, Dtsch. medz. Wschr. 1949, 546. (21) Hochrein, M., Der Myokardinfarkt Dresden 1941. (22) Jung, Fr. L., Dtsch. Arch. klin. Medz. 1941, Bd. 188/3, 215. (23) Schütz, E., Ärztl. Wschr. 1948, 744. (24) Kienle, F., Praktische Elektrokardiographie 1944. (25) Selzer, A., Arch. int. Med. 1948, ref. Med. Klin. 1949, 1166. (26) Moll u. Korth, KliWo 1949, 402. (27) Schultz, H., KliWo 1937, 15. (28) Schimert jr., G., KliWo 1948, 499. (29) Stokvis, Psychologie u. Psychothp. d. Herz- u. Gefäßkrht. Lochem 1941. (30) Schmidt-Voigt, Medz. Klin. 1949, 1190. (31) Josey u. Murphy, J. Am. Med. Ass. 131, 7 : 581. (32) Lepeschkin, E., Das Elektrokardiogramm Dresden 1942.

Krankheitsgeschehen in psychosomatischer Sicht

Drei Fälle von Kardiospasmus

Von Hans March

Aus der Nervenabteilung des Westend-Krankenhauses, Berlin
(Chefarzt: Dr. Hans March)

Es besteht wohl kein Zweifel daran, daß die ungeheuren seelischen Belastungen, denen die deutsche Bevölkerung insbesondere unter den Geschehnissen der letzten Kriegs- und Nachkriegsjahre ausgesetzt war, auch über psychosomatische Bahnen eine tiefgreifende Umstimmung der Reaktionslage und damit des Verlaufs mancher Krankheiten bewirkt haben müssen. Zwar ist die Rolle und das Gewicht des Psychischen innerhalb eines Krankheitsgeschehens letztlich nicht meßbar und vom Somatischen objektiv abgrenzbar. Dennoch gewinnt die Erkenntnis seiner Bedeutung auch für die innere Medizin nach den Arbeiten Viktor von Weizsäcker's, Siebeck's, Jore's, Glatzel's u. a. immer mehr an Boden.

Der Weg der Erforschung psychosomatischer Zusammenhänge geht beherrschend über die Sammlung biographischer Anamnesen unter weitgehender Verwertung tiefenpsychologischer Erkenntnisse. Dabei sichtbar werdende, für jeweils verschiedene Krankheitsverläufe und -Bilder eventuell sich als typisch erweisende Gemeinsamkeiten, sind zunächst wichtigste Bausteine für eine Medizin der Zukunft.

Unter diesem Gesichtspunkt wurden im Bereich der Neurologie auf der Neurologischen Abteilung des Krankenhauses Westend unter meiner Leitung im Verlauf der letzten Jahre aufschlußreiche Untersuchungen über die Psychosomatik der multiplen Sklerose und der akuten Hirnatrophie angestellt, von meinem Mitarbeiter Wolff bearbeitet und zum Teil bereits publiziert.

Im folgenden mögen drei Krankengeschichten mit der Symptomatik eines Kardio- bzw. Ösophagus-Spasmus dem gleichen Zwecke dienen. Alle drei Fälle sind durch die eindrucksvolle enge Verflechtung psychischer und somatischer Faktoren charakterisiert. Gemäß der häufig beobachteten „Duplizität der Fälle" befanden sie sich im September 1946 fast gleichzeitig im Krankenhaus Westend auf der neurologischen bzw. inneren Abteilung.

Bei dem ersten Fall handelte es sich um eine 60jährige Frau, die uns unter der Diagnose: „Nervenleiden" von einem Facharzt für Nervenkrankheiten zugewiesen wurde. Das vordergründige Symptom bei ihrer Aufnahme war das Bild eines klassischen Kardiospasmus.

Die Patientin machte zu ihrer Anamnese folgende Angaben: ihre Mutter soll etwas „nervös" gewesen sein und starb an Altersschwäche, der Vater an einer Influenza. Eine Schwester sei an einer Pneumonie gestorben, eine andere Schwester lebe und sei gesund.

Sie selbst sei als jüngstes Kind der Familie äußerst verwöhnt worden, habe sich im übrigen normal entwickelt und mit 24 Jahren geheiratet. Der Mann lebe noch, sei 4 Jahre älter. Er habe sie stets auf Händen getragen und ihr jeden Wunsch erfüllt. Überhaupt sei die Ehe die glücklichste von der Welt gewesen. Aus ihr sei ein Kind hervorgegangen. Fehlgeburten werden negiert, ebenso eine venerische Infektion. Auch sonst, gab die Patientin an, sei sie bisher nicht ernster krank gewesen. Lediglich habe sie von Jugend an viel an Kopfschmerzen gelitten mit einem Gefühl des vollen Kopfes.

Dazu leide sie seit vielen Jahren an Platzangst, die es ihr unmöglich mache, ohne Begleitung über den Fahrdamm zu gehen. Auf längeren Reisen mußte ihr aus dem gleichen Grunde immer ein Familienmitglied zur Seite stehen. Auch unter vielen fremden Menschen, in Lokalen, Theatern und Kinos habe sie an Angstzuständen gelitten, die sie an dem Besuch derartiger Veranstaltungen hinderten. Unter den Einwirkungen ihrer Phobie vermochte sie keinen Laden zu betreten. Sie hätte bei einem entsprechenden Versuch stets sofort umkehren müssen. Selbst in ihrer eigenen „engen Wohnung", wo es immer so ruhig gewesen wäre, sei sie, wenn sie allein bleiben mußte, von Angst gepackt worden: „als ob ihr alles zu eng wäre". Vor diesen Ängsten in der Stille und Einsamkeit ihres Heimes habe sie nur die Arbeit in dem Modegeschäft ihres Mannes geschützt, wo sie viel Betrieb und Menschen umgaben.

Wegen dieser angstneurotischen Beschwerden habe sie viele Jahre hindurch in nervenärztlicher Behandlung gestanden und viele Sanatorien besucht, zuletzt im Jahre 1944. Dort sei sie vorwiegend elektrotherapeutisch behandelt worden. Eine wesentliche Hilfe habe man ihr jedoch nirgends vermitteln können.

Seit 1944 hätten sich die Angstzustände in wachsendem Maße als Beengungsgefühl in der Halsgegend konzentriert. Die Pat. bringt die Zunahme der Angstsymptomatik in Zusammenhang mit den damals durch Fliegeralarme und Bombenangriffe häufig bewirkten Verkehrsstörungen, die sie daran hinderten, ihren sie zu Hause befallenden Angstzuständen durch die Flucht in ihr Geschäft zu entgehen, wie sie es bis dahin ja gekonnt habe. Hinzu kam, daß ihr Mann, zum Kriegseinsatz eingezogen, von morgens bis abends fort war.

Ende 1945 habe sie einen Bronchialkatarrh durchgemacht. Im Verlauf desselben hätte sich dann erstmals ein ausgesprochenes Kloßgefühl in ihrem Halse bemerkbar gemacht, das zu zunehmenden Schluckbeschwerden geführt habe. Derentwegen lag sie im Mai/Juni 1946 auf der chirurgischen Abteilung des Martin-Luther-Krankenhauses. Dort sei eine Röntgenaufnahme und eine Untersuchung durch einen Hals-Nasen-Ohrenarzt vorgenommen worden, ohne daß ein ernsthafter krankhafter Befund erhoben worden wäre. Gleichwohl habe man einen Leibschnitt durchgeführt. Aus welchem Grunde könne sie selbst nicht sagen. Vorübergehend sei sie mit einer Sonde gefüttert worden. Und bereits nach 14 Tagen habe sie wieder ohne Beschwerden essen können und das Krankenhaus verlassen. Seit etwa 4 Wochen hätten sich jedoch das alte Kloßgefühl im Hals, das Schleimspucken und die Schluckstörungen wieder eingestellt. Da sie außerdem stark an Gewicht verloren habe, wäre sie nunmehr in das Krankenhaus Westend eingewiesen worden.

Die Tochter der Pat. ergänzte diese Angaben noch in folgender Richtung: Die Mutter (Patientin) sei von jeher eine äußerst sensible Persönlichkeit gewesen. Der Ehemann habe sie wie ein Kind unendlich verwöhnt. Alles habe sich zu Hause um sie gedreht und ihr in allem zu Diensten gestanden, „das mußte eben so sein". Dabei habe das Essen in ihrem Leben die allergrößte Rolle gespielt. Man könnte sagen, daß sie eigentlich „hemmungslos verfressen" gewesen sei.

Darüber hinaus sei die Mutter (Patientin), soweit sie nur zurückdenken könne, von Ängsten umgeben gewesen (vgl. oben)! Hierbei war auch die Sorge um ihre Gesundheit eine sehr gewichtige Angelegenheit. Bei den geringsten körperlichen Unpäßlichkeiten, z. B. schon bei etwas gehäuften oder „versetzten" Blähungen, habe sie die Angehörigen — selbst nachts — zum Arzt gejagt. Doch schon wenn sie wußte, daß dieser zu ihr unterwegs sei, wären die eben noch so beängstigend geklagten Beschwerden geschwunden gewesen, bevor der Arzt bei ihr eintraf. Aus der gleichen Angst um ihre Gesundheit habe sich die Mutter stets in großen Mengen Medikamente verschreiben lassen, die sie dann fast heißhungrig verschlungen habe. Über den im Martin-Luther-Krankenhaus erhobenen Befund vermochte die Tochter der Pat. auch keine näheren Angaben zu machen.

Diese unter Berücksichtigung psychologischer Gesichtspunkte erhobene Anamnese konnte zunächst, ohne Kenntnis des klinischen Befundes, durchaus berechtigt die Vermutung nahelegen, daß es sich bei der gegenwärtigen Symptomatik der Pat. um ein „Nervenleiden" handelte, d. h. um psychogene Schluckstörungen bei einer von Kind auf neurotisch schwer gestörten Persönlichkeit, etwa um ein angstneurotisches Äquivalent.

Die somatische Untersuchung zeigte uns eine mittelgroße Persönlichkeit in einem äußerst reduzierten Ernährungszustand. Bei einer Körpergröße von 1,65 m wog sie bei der Aufnahme nur 29 kg. Herz und Lungen waren perkutorisch und auskultatorisch o. B. Neurologisch fanden sich jedoch fehlende Achillessehnen- und Patellarsehnenreflexe. Die Blutsenkung war erhöht (72/90). Im Blutbild fanden sich 17 Stäbe. Müller-Ballungs- und Meinicke-Klärungsreaktionen im Blut waren schwach positiv.

Psychisch war die Pat. völlig unbeherrscht klagsam. Überließ man sie ihrem Redefluß, so sprach sie hemmungslos nur über ihre eigene Person, daß sie auch zu Hause laut habe jammern müssen. Im gegenwärtigen Zustand eine wirklich elende Gestalt, in geistiger Beziehung ein absolut kindlich-primitiver Mensch, rühmte sie kritiklos die gute Figur, die sie früher einmal gehabt habe. Übrigens sei sie stets „eine anständige Frau" gewesen, „eine Frau von Kultur". Immer wieder unterbrach sie die Aufnahme-Anamnese damit, daß sie der Stationsärztin kritiklos Versprechungen machte, falls sie wieder gesund würde (Kleider, Kuchen usw.). Das gleiche Verhalten zeigte sie den Stationsschwestern und anderen Ärzten gegenüber. Ohne Abstand von sich selbst erinnerte sie mit diesen Zügen fast ein wenig an einen paralytischen Defektzustand.

Die Röntgenaufnahmen des Ösophagus (Abb. 1 u. 2) zeigten einen dilatierten Ösophagus, der im Kardia-Bereich eine konstante Einziehung mit Konturen und Schattendefekten erkennen ließ, die für einen stenosierenden Prozeß in diesem Bereich sprachen und den Verdacht auf ein kardianahes Magen-Ka. nahelegten.

Auf der Station hatte die Pat. ständig ein Speiglas neben sich stehen. Eine hochgradige Schleim- und Speichelbildung zwang zu ständigem Sabbern und Spucken, ohne daß es zu eigentlichem Erbrechen kam. Die Nahrungsaufnahme war durch die starke Salivation aufs äußerste gestört.

Bei dem auf Lues verdächtigen Blutbefund, den fehlenden PSR und ASR und dem ausgesprochenen kritiklos-euphorischen psychischen Zustandsbild mußte auf jeden Fall noch an eine zusätzliche beginnende progressive Paralyse gedacht werden. Zur Klärung dieser Frage wurde daher der Patientin eine Lumbalpunktion vorgeschlagen. In einer völlig uneinsichtigen, kindisch-ängstlich-trotzigen Haltung verweigert sie diese zunächst. Es wird ihr daraufhin mit umgehender Entlassung gedroht, da man ja anders ihr Krankheitsbild nicht weiter klären und dementsprechend nicht die erforderlichen Behandlungsmaßnahmen einleiten könne. Gleichzeitig wird sie bei den Visiten betont kurz und zurückhaltend behandelt. Daraufhin läßt sie sich am 23. 9. lumbalpunktieren. Der Liquor zeigte einen regelrechten Befund.

Nachträglich erklärt die Pat., sie habe eigentlich gar keine Angst vor der Punktion selbst gehabt, vielmehr hätte sie nur ein ungünstiges Ergebnis gefürchtet.

Unmittelbar nach der Punktion ißt die Pat. wieder völlig beschwerdefrei und ungestört alle Speisen mit bestem Appetit. Sie nimmt in kurzer Zeit an Gewicht zu, drängt nun aber, ohne im geringsten auf die ärztlichen Einwände und Bedenken zu hören, stürmisch auf ihre Entlassung, bevor noch eine neuerliche Beratung mit einem Chirurgen über etwaige therapeutische Wege hinsichtlich des gegenwärtigen

Grundleidens möglich gewesen wäre. Sie verläßt am 4. 10. gegen ärztlichen Rat das Krankenhaus.

Erst nach der Entlassung der Pat. konnten wir Einsicht in das Krankenblatt des Martin-Luther-Krankenhaus nehmen. Auch dort wurde röntgenologisch der Verdacht auf ein kardianahes Ösophagus-Ka. ausgesprochen. Es wurde eine WITZEL-Fistel angelegt und bei dieser Gelegenheit im Bereich des Ösophagus ein gut apfelgroßer harter Tumor festgestellt.

Am 25. 10. fand die Pat. zum letztenmal Aufnahme in der zweiten Medizinischen Universitätsklinik der Charité. Die dortige Aufnahmediagnose lautete: Verdacht auf SIMONDsche Kachexie. Vorübergehend tauchte der Verdacht auf ein Gumma auf. Dementsprechend wurde zunächst eine antiluetische Therapie eingeleitet. Die weitere Untersuchung führte jedoch auch dort zu der Diagnose: Carcinoma oesophagi. Die Pat. kam am 17. 11. 46 zum Exitus letalis infolge Kreislaufschwäche. Die Obduktion bestätigte die klinische Diagnose. Sie ergab ein markstückgroßes narbig stenosierendes Krebsgeschwür des unteren Ösophagus mit starker Dilatation und Muskelhypertrophie der oberen Ösophagusanteile.

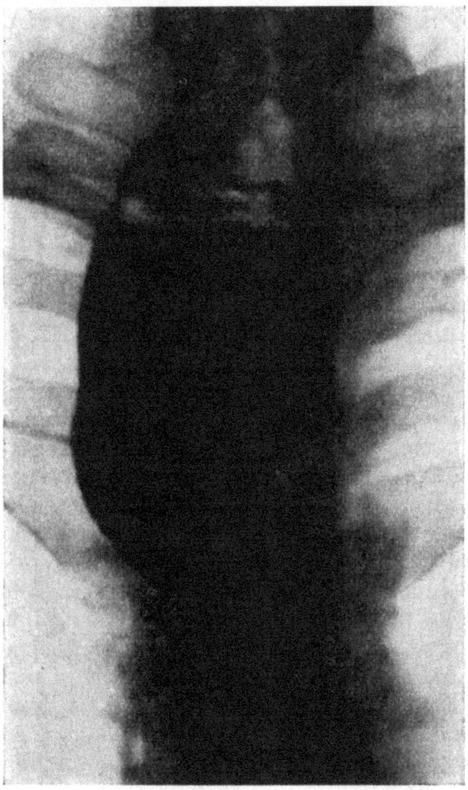

Abb. 1.

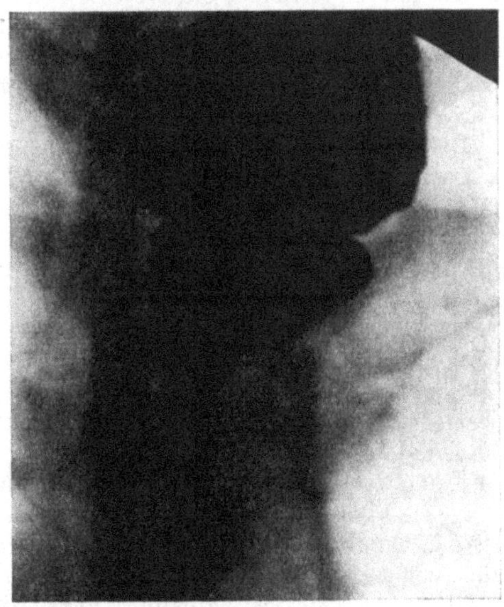

Abb. 2.

Dilatierter Ösophagus bei kardianahem Magen-Karzinom.

Es ist sicher nicht von ungefähr, daß der grob-organische Endbefund des vorliegenden Falles von einer Anamnese eingeleitet wurde, die ohne Kenntnis der klinischen Untersuchungsergebnisse fast klassisch und eindeutig für die Annahme eines funktionellen, psychogenen Kardio-Spasmus hätte sprechen können. Suchen wir daher seine Entstehung unter psychosomatischen Gesichtspunkten zu verfolgen. Wir sahen eine in ihrer Entwicklung von Kind auf neurotisch schwer gestörte Persönlichkeit vor uns. Hochgradige Verwöhnung, die ihr bis in ihre Ehe hinein von allen Seiten zuteil wurde — „alles drehte sich um sie" —, hielt sie zeitlebens in einer infantilen — oralen Fixierung und Wesenshaltung. Diese Oralität, von der somatischen Seite her charakterisiert durch die Prävalenz der Essensfrage und damit des Nahrungstraktus, spielte bis in ihre letzte Krankheit hinein fast eine symptomvorformende Rolle. Von ihren Angehörigen wurde sie als von jeher geradezu „verfressen" geschildert. Auf der seelischen Seite beherrschten dementsprechend Riesenansprüche an die Umgebung und infantil-kritiklose und großsprecherische Züge das Wesensbild bis zuletzt. (Das Bestehen einer progressiven Paralyse war serologisch nicht zu erweisen.)

Ein charakteristischer seelischer Störungsfaktor derartiger Naturen, der unter behüteten Lebensumständen nur nicht in seinem vollen Ausmaß sichtbar zu werden braucht und mannigfach zu umgehen ist, gleichwohl stets mächtig und durchbruchsnahe gegenwärtig ist, ist die Angst, die vitale Angst vor jedweder Art von Liebesverlust, von Schutzlosigkeit und Bedrohung. Die von früh auf bei unserer Patientin bestehenden mannigfachen agoraphoben- bzw. klaustrophoben Symptome sind Varianten einer derartigen Grundstörung, ihre Ängste vor der Verlassenheit in der engen Wohnung und ihr Drang in den Geschäftsbetrieb, wo der Kontakt mit anderen Menschen sie sicherte, ein weiterer Ausdruck für diese sie im tiefstsen Grunde treibende Kern-Not. Die daneben hervortretenden hypochondrischen Züge mit dem dringenden Schrei nach dem Arzt bei den geringsten körperlichen Mißempfindungen und die Medikamentenwut signalisieren im Laufe der Jahre immer stärker den Durchbruch vitalster Ängste vor einer Lebensbedrohung durch Krankheit und Tod.

Bei einem solchen Menschen ist es nur verständlich, daß neben den wachsenden allgemeinen Lebensschwierigkeiten vollends der überhandnehmende Bombenkrieg mit der Ausweitung und immer unentrinnbarer anstürmenden Existenzgefährdung, die durch keinen Arzt und keine Arzneien mehr zu bannen war, die innere Angstspannung bis zum Höchsten steigern muß. Die Umweltsverhältnisse erschwerten es unserer Patientin in zunehmendem Maße, den auftauchenden psychoneurotischen Angstäußerungen auszuweichen. Der Ehemann, der sie bis dahin behütend und fürsorglich umgab, war tagsüber durch seinen Kriegseinsatz nicht mehr um sie. — Wahrscheinlich spielten unbewußt auch umschriebenere Konflikte in ihrer sexuellen Beziehung zu ihm eine gewichtige Rolle in ihrer Angstsymptomatik. Diesbezüglich ließen sich jedoch bei der Kürze des Krankenhausaufenthaltes und der seelischen Haltung der Patientin sichere Daten nicht eruieren. Zu alledem verhinderten nun noch die häufigen Verkehrsstörungen oft die Flucht in den Geschäftsbetrieb vor ihren klaustrophoben Ängsten, die sie in der Einsamkeit ihres Zuhauses überfielen. Und nun wirkte die wachsende Angst-Enge mehr und mehr ins Körperliche hinein. Der Schlund als Teil des Nahrungstraktes, der in unserem Falle von Kind auf von der seelischen Seite her besonders affektbesetzt war und dadurch seine gewichtige infantile Lebensbedeutung behielt, wurde zum Schauplatz der letzten Tragödie. Alle anders nicht zu bewältigenden Angstirritationen fanden hier gewissermaßen eine Prädilektionsstelle, sich im Körperlichen auszuwirken. 1944, also zu einer Zeit, in der die Luftangriffe auf Berlin beinahe ihr Höchstmaß erreicht hatten, stellten sich in diesem Organsystem die ersten Beschwerden ein. Anfänglich ganz allgemein als Kloßgefühl im Hals empfunden, bildete sich schließlich das schwere, nun auch organisch unterbaute Zustandsbild des Cardiospasmus heraus.

Erkennt man die Tatsache an, daß man für jeden seelischen Vorgang, insbesondere noch für jeden Affekt, ein physisches Korrelat annehmen muß, so ist die Hypothese immerhin nicht ganz von der Hand zu weisen — wenn auch letztlich nicht beweisbar —, daß in unserem Fall auch derartige psychosomatische Ereignisse als Dauerreiz den Boden für die Entwicklung eines Ösophagus-Karzinoms bereiteten. Denn fraglos bedeutet Angst eine der intensivsten seelischen Störungsquellen, deren Auswirkungen über das Vegetativum in das körperliche Gefüge hinein man nur entfernt erahnen, sicherlich aber garnicht hoch genug einschätzen kann. Dann hätte die aus dem Umweltgeschehen von allen Seiten gewaltsam hereinbrechende existenzielle Bedrohung zu der psychosomatisch vorgeformten Katastrophe dieses Menschen geführt.

Zur Erhellung der fraglos tiefgreifenden psychosomatischen Bedeutung der Angst für jedwedes Krankheits- aber auch Gesundungsgeschehen, sei abschließend an Hand des überraschenden „therapeutischen Erfolges" der Lumbalpunktion, nach der die Patientin noch einmal — wenn auch nur vorübergehend — ungehemmt jegliche Nahrung zu sich nehmen konnte, eine Überlegung erlaubt: Es gibt ohne Zweifel ein aus körperlichen Vorgängen gespeistes prophetisches Ahnen um Lebensbedrohung und Todesnähe. Wir sahen bei unserer Patientin, daß der ängstliche Drang nach Lebensbewahrung um jeden Preis sie schon in früheren Jahren beim geringsten Anlaß zum Arzt trieb. Jetzt war sie tatsächlich Trägerin einer hoffnungslosen Krankheit zum Tod. Wäre es nicht denkbar, daß nunmehr die dumpfe, organisch begründete Ahnung vor dem unausweichlichen Ende diese kurzfristige Scheingesundung bewirkte? In der tiefenpsychologischen Praxis beobachten wir ähnliche „Wunderheilungen", mit denen sich ein Patient vorübergehend der Bewußtmachung erschütternder Selbsterkenntnisse und Wahrheiten entzieht. Aus gleichen unbewußten Motiven verweigert unter Umständen ein anderer Patient einen notwendigen diagnostischen Eingriff. Unsere Patientin hatte z. B. nicht Angst vor dem Eingriff der Lumbalpunktion, sondern nur vor ihrem etwaigen Ergebnis! Nachdem dieses vorlag, blieb dem Arzt letztlich nur noch die eine Aufgabe, der Patientin die bis dahin bloß drohend von ihr empfundene Todesnähe als objektiv sicher zu bestätigen. Vor diesem Urteil aber bäumen sich alle Lebenskräfte zum letztenmal verzweiflungsvoll auf. Und tatsächlich gelingt es ihnen, nur für eine begrenzte Spanne Zeit, selbst den bereits eisern zupackenden unerbittlichen Würgegriff des Todes noch einmal zu sprengen. Alle Schluckstörungen weichen wunderbar. Nunmehr kann die Patientin auf der Flucht vor der Erkenntnis ihrer in Wahrheit rettungslosen Todgeweihtheit, pochend auf ihre „Genesung", allen ärztlichen Rat in den Wind schlagen und auf schleunigste Entlassung drängen.

Dies ein anderer Versuch zur Darstellung des Ausmaßes seelischer Einwirkungsmöglichkeiten auf Körper- und Krankheitsgeschehen.

Wie tief übrigens unsere Patientin bis kurz vor dem Sterben von der Angst vor der Realität des Todes beseelt war, erhellt noch aus einigen katamnestisch erhaltenen Angaben ihrer Tochter. Diese schilderte noch einmal in den verschiedensten Wendungen, wie die Mutter zeit ihres Lebens „der glücklichste" Mensch gewesen wäre. Immer wieder habe sie dies betont. Die ganze Familie war ja darauf bedacht, unter mannigfachen, zum Teil erheblichen persönlichen Opfern, alle etwa Angst auslösenden Situationen von ihr fernzuhalten. Sie wäre bis zum Schluß der Überzeugung gewesen, daß es sich auch bei ihren Schluckstörungen nur um die „Nerven" gehandelt habe. Die Gedanken an die Möglichkeit, daß vielleicht doch ein ernsteres organisches Leiden vorliegen könne, wies sie stets auf das entschiedenste von sich. So habe man sie vor ihrem Ende nur dadurch bewegen können, erneut ein Krankenhaus — die Charité — aufzusuchen, daß man sie in der Überzeugung hielt, es handele sich auch dort um eine Nervenabteilung. — Daß gar ein lebensbedrohliches Krebsleiden bei ihr bestehen könne, wäre für sie schon gar nicht in Frage gekommen. In der Charité selbst habe sie sich — trotz ihres qualvollen Zustandes — überglücklich, seelig „und wie im Paradiese gefühlt". Es sei wie eine Freundlichkeit Gottes gewesen, daß die Mutter, bei der doch das Essen so im Mittelpunkt ihres ganzen

Lebens gestanden habe, nicht zu erleben brauchte, daß sie jämmerlich verhungern mußte, sondern zwischendurch tageweise immer wieder erhebliche Portionen Nahrung vertilgen konnte. Dann war sie wieder beruhigt. Daß ihr Dasein sich mit Riesenschritten dem Ende zuneigte, wurde von ihr überhaupt keinen Augenblick wahrgenommen und zum Gegenstand entsprechender Erwägungen gemacht. — Sie wahrte somit ihre angstgespeiste Verdrängungs- und Fluchthaltung vor der unentrinnbarsten Existenzbedrohung durch den Tod bis zum letzten Atemzug.

Möglicherweise läßt sich die fast krankhaft anmutende Glückseligkeitsstimmung und Euphorie, die ja nach den Angaben der Tochter trotz und neben den Ängsten die Persönlickeit der Patientin während ihres ganzen Lebens kennzeichnete, aus der gleichen seelischen Wurzel ableiten: als Tarnungsfassade tiefster Angst.

Anhangsweise sei nur noch erwähnt, daß die Tochter in früheren Jahren ebenfalls an angstneurotischen Erscheinungen mit einem „Globus hystericus" gelitten hat.

Bei dem zweiten Fall handelte es sich um eine 43jährige Frau, die uns am 10. 5. 46 von der Inneren Abteilung des Augusta-Viktoria-Krankenhauses Schöneberg mit folgendem Begleitbrief überwiesen wurde:

„Die Patientin kam im November 1945 aus dem Krankenhaus Buch zu uns, wo sie 4 Wochen zuvor mit schwersten Inanitionsödemen als Flüchtling aus Danzig eingeliefert worden war. Sie war bei der Einlieferung hier bereits entwässert und in einem hochgradig kachektischen Zustand. Es bestanden in beiden Lungen bronchopneumonische Herde und eine doppelseitige Basalpleutiris. Auch nach Abklingen der entzündlichen Erscheinungen vonseiten der Lungen blieb die Pat. subfebril. Gelegentlich traten ohne ersichtlichen Grund höhere Fieberzacken auf. Sie erholte sich trotzdem gut und nahm an Gewicht zu. Im Januar 1946 traten erstmalig Schlingbeschwerden auf, die sich bis zu heftigem Würgen und Erbrechen von Schleim und Speichel steigerten. Röntgenologisch war ein Spasmus des Ösophagus mit Dilatation über dieser Stelle eindrucksvoll nachweisbar. Eine organische Erkrankung als Ursache dieser Dysphagie konnte nicht eruiert werden und wir erbaten am 16. 2. 46 erstmalig Ihr Urteil. Seitdem haben die Würgakte kombiniert mit asthma-ähnlichen Anfällen von Atemnot an Heftigkeit und Häufigkeit zugenommen, ohne daß es zu einem Gewichtsverlust kam. Die Blutsenkung war im Laufe der letzten 3 Monate auf 88/127 angestiegen, die Temperaturen blieben mit Ausnahme weniger fieberfreier Tage konstant. Auch nach Behandlung der schon seit Jahren in der Vorgeschichte bekannten Cholangitis, die sich durch Schmerzen und Vergrößerung der Leber sowie durch Vermehrung der Gallenfarbstoffe im Urin bemerkbar machte, mit Trypa-Flavin i. v. trat nur vorübergehende Senkung der Temperatur ein. Dagegen ging die Blutsenkung auf 40/67 herunter. Auffallend ist eine zunehmende Pigmentierung der Pat. in den letzten zwei Monaten, die mit der kurzfristigen Sonnenbestrahlung nicht zu erklären ist.

Kochsalzspiegel 750 mg %, Blutzucker 110 mg %, Blutdruck 145/80 mmHg, Kalziumspiegel 8,1 mg %, Kahn-Meinicke im Blut negativ.

Die gynäkologische Untersuchung ergab an Uterus und Adnexen normale Befunde. Es besteht zur Zeit eine Kolpitis. Abstrichuntersuchungen laufen noch und werden Ihnen telefonisch übermittelt.

Da die Patientin schwere seelische Erschütterungen durchgemacht hat, ist wohl anzunehmen, daß ihre Beschwerden zum Teil seelisch bedingt sind."

Soweit der Überweisungsbericht.

Bei der Aufnahme der Patientin auf die Neurologische Abteilung des Krankenhauses Westend am 10. 5. 46 konnten wir folgenden Befund erheben: Bei einer

Körpergröße von 1,76 m hatte sie ein Gewicht von 40,5 kg. An beiden Unterschenkeln fanden sich frische Narben als Reste geplatzter Ödeme. Die Hautfarbe war ausgesprochen addisonoid. An beiden Handgelenken querverlaufende Narben nach Suicidversuch. Blutdruck 110/80 mmHg, Blutsenkung 38/74. Im Blutbild 17 Stäbe. Im übrigen Herz und Lungen perkutorisch und auskultatorisch o. B. Leber etwa 2 Querfinger unter dem Rippenbogen fühlbar und druckempfindlich. — Eine spezialärztliche Untersuchung der auffallenden Hautpigmentation durch Herrn Prof. Rost beurteilte diese als „wahrscheinlich mit Ernährungsstörungen zusammenhängend". Vermutlich handele es sich hierbei um ein Pellagra-Symptom. Es schwand unter Verabreichung von Cortiron im weiteren vollständig. — Neurologisch: keinerlei Reflexdifferenzen oder sonstige Anomalien.

Psychisch zeigte sich die Patientin freundlich, geordnet, rege. Sie machte nur im ganzen einen äußerst sensiblen Eindruck. Offenbar stand sie immer noch aufs Lebhafteste unter dem Eindruck der Erinnerungen an die hinter ihr liegenden schweren Erlebnisse ihrer Flucht, voller Sorge um das Schicksal ihrer näheren und ferneren Angehörigen, von denen sie seit Monaten keine Nachricht mehr hatte. —

Zu ihrer Anamnese machte sie folgende Angaben: Der Vater sei vor 20 Jahren an Arterienverkalkung, die Mutter 1945 an Entkräftung gestorben.

Sie selbst sei die jüngste von 4 Geschwistern gewesen. Von diesen sei ein Bruder durch Unglücksfall ums Leben gekommen, eine Schwester sei verschollen, eine zweite lebe in der Mark als Flüchtling.

Im Anschluß an den Tod ihres Bruders habe sie in der Jugend vorübergehend an einem „nervösen Magenleiden" gelitten, 1928 einen Lungenspitzenkatarrh durchgemacht. Seit 1935 sei sie gallenblasenleidend. Jedoch habe sie in allerletzter Zeit keine schwereren Anfälle von daher mehr beobachtet. Menarche mit 14 Jahren, Menses immer sehr stark, mit heftigen Schmerzen verbunden. Letzte Menses Februar 1945.

Ihr Mann sei Gutsbesitzer in Ostpreußen gewesen und im Verlauf der mit dem Ausgang des Krieges verbundenen Wirren ums Leben gekommen. Ende März 1945 habe sie sich mit ihren Angehörigen vor der nahenden Front auf die Flucht gemacht. Hierbei sei sie von allen Ihrigen abgeschnitten in russische Gefangenschaft geraten. Seelisch überwältigt von dieser not- und angstvollen Situation habe sie durch Öffnen der Pulsadern ihrem Leben ein Ende machen wollen. Doch sei dieser Versuch mißglückt. Vielmehr brachte man sie in ein Krankenhaus in Danzig. Dort stellten sich in den Monaten Mai bis September schwerste und hartnäckige Durchfälle ein, die zu hochgradigen Hungerödemen geführt hätten. In schwer krankem Zustand sei sie dann im September 1945 zunächst in das Hufelandkrankenhaus Berlin-Buch überführt worden, von wo sie im November 1945 in das Augusta-Viktoria-Krankenhaus Berlin-Schöneberg verlegt wurde. Eine Untersuchung auf Typhus sei sowohl in Buch als auch in Schöneberg negativ ausgefallen. Übrigens seien auch die monatelang während ihres Aufenthaltes in Danzig geklagten Durchfälle bald nach ihrer Überführung nach Berlin völlig geschwunden.

Erstmalig im Januar 1946 habe sich beim Aufsitzen zum morgendlichen Frühstück ein heftiges Würgen im Hals eingestellt. Sie könne sich an keinen besonderen inneren oder äußeren Anlaß erinnern. Jedenfalls steigerte sich dieses Symptom in der Folgezeit immer mehr und führte allmählich bis zu gehäuftem und hartnäckigem Würgen und Erbrechen. Diese Beschwerden begründeten schließlich auch die Einweisung der Patientin auf die Nervenabteilung des Krankenhauses Westend zur Durchführung psychotherapeutischer Maßnahmen in der aus vielen Gründen naheliegenden Annahme, daß es sich um einen psychogenen Kardio-Spasmus handele (s. Einweisungsbericht!).

Noch in den ersten Tagen des Aufenthaltes auf unserer Station war die Patientin bei der Nahrungsaufnahme durch schwere Schluckstörungen, die sich während des Essens einstellten, aufs stärkste beeinträchtigt. Die hierbei mitwirkenden psychischen Faktoren traten auch bei uns bald sehr eindrucksvoll in den Vordergrund. Schon bei der rein gedanklichen Intention, einen Bissen in den Mund nehmen zu wollen, kam es zu hochgradig vermehrtem Speichelfluß, so daß die Patientin stets ein Speiglas neben sich stehen hatte. Etwa nach vielen Mühen heruntergewürgte Speise wurde kurz darauf ungesäuert wieder erbrochen.

Wenige, etwas breitere Aussprachen mit der Patientin förderten, begleitet von stärksten Emotionen, aus der Erinnerung eine Fülle von Not- und Angsterlebnissen des vergangenen Jahres zutage. Hier lag offenbar ein Berg von noch nicht bewältigtem, nicht „geschlucktem“ und bis in die Gegenwart hinein noch nicht „verdautem“ Schicksalsmaterial vor: so konnte man das körperliche Symptom der Schluckstörung etwa in der Organsprache der Seele deuten. Bereits dieses ganz schlichte Abreagierenkönnen bewirkte sehr bald eine deutliche Besserung. Am 10. 5. wurde die Patientin aufgenommen, am 21. 5., also nur 10 Tage später, wird im Krankenblatt vermerkt: „Bei manchen Mahlzeiten völlig frei von Beschwerden“.

Bestehen blieb allerdings auch fernerhin eine hochgradige Reaktionsbereitschaft und Ansprechbarkeit des körperlichen Würg- und Brechreflexes auf seelisch-affektive Schwankungen. So reagierte die Kranke auf geringste anzügliche Bemerkungen ihrer Mitpatientinnen, ebenso wie auf jede irgendwie bedrückt klingende Nachricht über das Ergehen ihrer Schwester aus deren offenbar armseligen Flüchtlingsexistenz prompt mit Wiederauftreten der cardiospastischen Symptomatik. Sie erhält die Erlaubnis, ihre Mahlzeiten in einem Raume ganz für sich einnehmen zu können. Das Erbrechen schwindet wieder. Die Patientin nimmt an Gewicht zu. Am 26. 6. finden wir die Aufzeichnung im Krankenblatt: „Ißt wieder im Saal zusammen mit den anderen Patienten ohne zu erbrechen oder zu würgen.“

Parallel mit dieser körperlichen Sanierung wird die Patientin psychisch bedeutend freier und gefestigter. Sobald man jedoch das Gespräch ein wenig konkreter auf ihre ferneren Lebensmöglichkeiten und Pläne lenkt, wird eine hochgradige Angst und Ratlosigkeit vor einem Dasein in einer Welt ohne Bergung sichtbar. Sie ist ausgesprochen beklommen bei dem Gedanken, etwa in den beengten Flüchtlings-Verhältnissen ihrer Schwester weiter existieren zu müssen. Aus derartigen Themen flüchtet sie gleichsam reflektorisch jedesmal in die Wiedergabe von Erinnerungen aus dem verlorenen Paradies ihrer Heimat zurück, von denen sie sich einfach nicht lösen kann. Und jedesmal bricht sie hierbei in Tränen aus. Unabhängig davon aber erholt sie sich körperlich mehr und mehr. Am 15. 7. zeigt sie ein Gewicht von 45 kg (Anfangsgewicht am 10. 5.: 40,5 kg). Sie beginnt, sich langsam mit dem Gedanken an eine Entlassung in absehbarer Zeit auszusöhnen, ja, sich sogar darauf zu freuen.

Zur langsamen Akklimatisierung an das Leben des Alltags erhält die Patientin Stadturlaub zum Besuch einer Freundin. Bei ihrer Rückkehr muß sie sich mit einer Temperatur von 40° zu Bett legen, ohne daß sich vom Körperlichen her eine Ursache für diese Fieberzacke aufweisen läßt. (Abgesehen von gelegentlichen subfebrilen Schwankungen war sonst die Temperaturkurve als unauffällig zu bezeichnen). Dazu haben sich prompt Erbrechen und Schlingbeschwerden wie zuvor eingestellt. Zeitweise erbricht sie ein ganzes Speiglas voll Schleim. Auch kommt es für einige Tage zu heftigen Durchfällen. Die Patientin ist über diesen Rückfall aufs äußerste deprimiert. Jedoch sowohl das Fieber als auch die Durchfälle schwinden bereits nach 1—2 Tagen wieder völlig.

Auf der Suche nach einer seelischen Wurzel dieser Erscheinungen berichtet die Patientin: es sei noch eine Bekannte zu ihrer Freundin geladen gewesen. Bei der Kaffeetafel habe sie nun beobachtet, wie dieser ein besseres Stück Kuchen als ihr (der Patientin) gereicht worden sei. Dies habe sie mit einem gewissen Neid und dem Gefühl der Zurücksetzung zur Kenntnis genommen. Und prompt habe sich das Erbrechen wieder eingestellt.

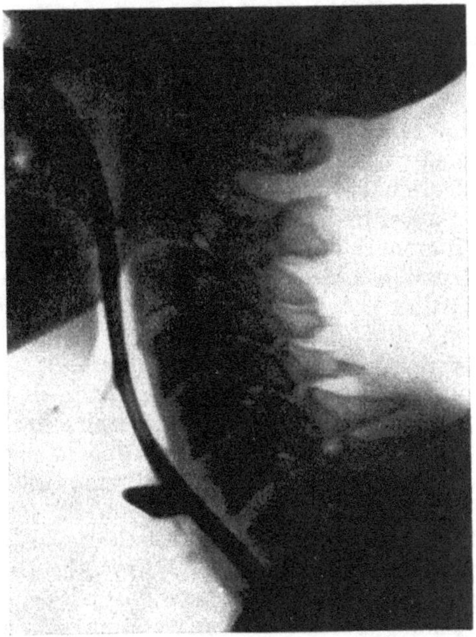

Abb. 3. Ösophagusdivertikel bei periösophagealem Abszeß.

Ein mehrwöchiger Urlaub führte mich von Berlin fort. In dieser Zeit verschlechterte sich das Befinden der Patientin mehr und mehr. In der Gegend des Kehlkopfes bildete sich eine taubeneigroße Schwellung, die besonders beim Würgen der Patientin hervortrat. Daraufhin wurde sie am 6. 8. 46 mit dem Verdacht auf ein Ösophagus-Divertikel auf die Innere Abteilung unseres Krankenhauses verlegt. Hier ergab eine Röntgenaufnahme am 12. 8. (und eine Kontrollaufnahme am 23. 9.) eine Erweiterung des Ösophagus etwa bis zur Höhe des Sternums (Abb. 3 u. 4). Ein in dieser Gegend anfangs bestehender Stop wurde nach drei weiteren Breischlucken überwunden. Im übrigen lautete der Röntgenbefund: „Der Ösophagus spitzt sich allmählich zu, so daß man mehr den Eindruck eines Spasmus hat. Eine Konturunterbrechung wie bei einem Tumor liegt nicht vor. Es wäre noch ein abnormer Gefäßverlauf in Erwägung zu ziehen, der den Ösophagus derart beeinflußt. Etwa im oberen Pol des Hilus sieht man eine kleine zipflige Ausziehung nach ventral wie bei einem beginnenden Traktionsdivertikel". — Eine Ösophaguskopie zeigte keinen pathologischen Befund. — Unter dem 28. finden wir die Eintragung in dem Krankenblatt der Inneren Abteilung: „Patientin kann nicht mehr schlucken". „Nachts Hustenanfälle". — „Patientin ist sehr aufgeregt". Am 4. 9.: „Patientin ist psychisch sehr labil". — In den nächsten Tagen klagte sie über plötzlich auftretende erhebliche Schmerzen unter dem Brustbein. Behandlungsversuche mit Atropin-Suppositorien, Octin, Morphium usw. ohne nachhaltigen Erfolg.

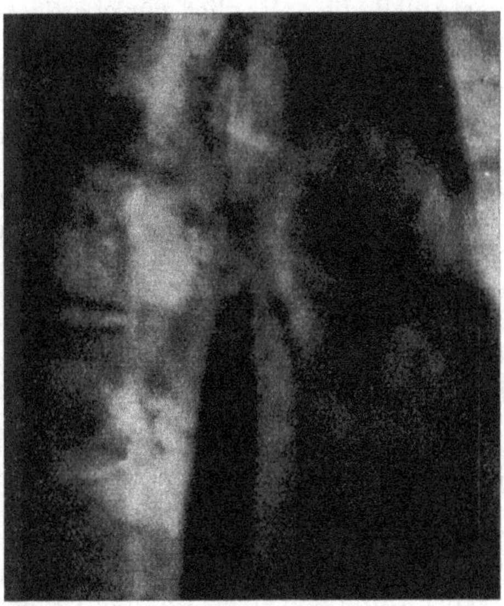

Abb. 4. Ösophagusdivertikel bei periösophagealem Abszeß.

Von meinem Urlaub zurückgekehrt, werde ich am 26. 9. erneut von der Inneren Abteilung zu Rate gezogen. Ich bestelle die Patientin vorerst ambulant auf meine Station und leite diesmal eine Hypnose ein, die gleich beim ersten Versuch bis zu einer Tiefhypnose geführt werden kann mit dem nachbleibenden Ergebnis, daß Würgen und Erbrechen schlagartig behoben sind. Die Patientin wird darauf auf die Innere Abteilung zurückgeschickt. Hier kommt es — offenbar unter dem Einfluß suggestionsabträglicher Haltungen und Maßnahmen — bereits in den nächsten Tagen wieder zu so bedrohlichen Rückfällen, daß die Patientin mittels Tropfinfusion ernährt werden muß. Ein Versuch, den Magenschlauch einzulegen, um Sondenernährung durchführen zu können, scheitert an dem hochgradigen Spasmus. Am 30. 9. zeigte eine Durchleuchtung vor dem Röntgenschirm mit Breipassage eine große divertikelartige Verbreiterung des Ösophagus oberhalb des Sternums.

Auf mein Anraten wird die Patientin am 17. 10. auf die Nerven-Abteilung zurückverlegt. Jetzt hochgradig ängstlich, wie verschüchtert, „klammert sie sich fast an die Ärzte“ und lechzt geradezu nach einer Hypnose. Diese wird sofort erneut vorgenommen und führt, wie schon das erste Mal, — nunmehr gestützt durch verständnisvollere Umweltshaltungen —, wieder zu einer schnell einsetzenden stetigen Besserung. Die Nahrungsaufnahme gelingt bald wieder ohne Würgen und Erbrechen. Bereits nach kurzer Zeit kann die Patientin wieder gelegentlich Stadturlaub zum Besuch von Bekannten erhalten. Jedoch kehrt sie von diesen Wegen in der Regel irgendwie seelisch irritiert zurück. Und wenn sie nicht besonders liebevoll aufgenommen wurde, reagiert sie im Seelischen mit einer depressiv gefärbten Enttäuschung, korrelativ dazu im Somatischen mit vermehrten Schluckstörungen und jedesmal an der Fiebertabelle ablesbaren leichten Temperaturzacken! Auch auf der Station ist sie in ihrem Befinden wieder stärker davon abhängig, ob Ärzte und Schwestern freundlich zu ihr sind und sich genügend liebevoll um sie bemühen. Dabei bringt sie besonders ausgesprochen die Sehnsucht nach einer seelischen-hypnotischen Behandlung zum Ausdruck, so daß man fast von einer Hypnosesucht sprechen konnte, und man den Eindruck gewann, die Symptomverstärkung werde nun unbewußt in den Dienst dieses Wunschzieles gestellt.

Diese Beobachtung und Überlegung gab den Anlaß, die anfänglich nur oberflächlich erhobene Psychoanamnese zu ergänzen und zu vertiefen. Dabei erfuhren wir nun u. a. folgende Daten aus der Kindheit der Patientin: von früh auf habe sie eine ganz starke Bindung an die Eltern gehabt, von denen sie sehr verwöhnt worden sei. — Insbesondere habe sie aufs Stärkste an dem Vater gehangen, dessen Liebling sie war. Wenn er nicht zu Hause war, habe sie mit lebhaften Angstzuständen reagiert, so daß dieser aus Rücksicht auf sein Kind so gut wie alle Besuche, die ihn von Hause fortführten, absagte. — Schon von klein auf sei sie eine schlechte Esserin gewesen. Auch diesbezüglich wurde weitgehend auf sie Rücksicht genommen. So wurden Speisen für sie extra bereitet. Schließlich sei aus dieser Erinnerungsreihe noch folgende Angabe hervorgehoben: Der Vater habe auf jede Kartoffel, die sie herunterschluckte, einen Preis von 5 Pfennig an sie gezahlt!

Also wurde offenbar die Hypnose in Analogie zu diesen Bemühungen des Vaters um ihr Essen in der Kindheit als Liebeszuwendung erlebt, die gegenwärtige Schluck- und Eßstörung regressiv in den Dienst eines solchen infantilen Liebesstrebens gestellt. Damit aber drohte bei Fortführung der hypnotischen Behandlung — trotz aller erfreulichen augenblicklichen „Erfolge“ — eine der weiteren und echten Genesung abträgliche Fixierung und Vertiefung dieser Vater-Übertragung auf den Arzt, die sich übrigens bereits durch einige Träume als in der Entwicklung begriffen angedeutet hatte. Aus diesen Erwägungen heraus wurde von einer weiteren Hypnotherapie Abstand genommen, nachdem die Patientin über die Gründe hierzu unterrichtet worden war. Eine statt dessen angesetzte suggestiv geleitete Elektrotherapie vermittelte nicht die geringste Hilfe. Der Allgemeinzustand der Patientin verschlechterte sich zusehends. Sie litt sehr unter nächtlichem Reizhusten, Würgen und damit verbundenen Angstzuständen. Immer von neuem drängte sie auf Hypnose. Jedoch reagierte sie auf jede etwas eingehendere Aussprache stets mit einer eindeutigen Besserung ihrer Schluckstörungen.

Unter dem Gesichtspunkt, daß doch über kurz oder lang eine Rückkehr in das Leben und eine „Entwöhnung" von ihren kindhaften Haltungen nicht zu umgehen sei, wird vorsichtig mit der Patientin erneut eine Entlassung ins Auge gefaßt mit der Zielsetzung einer ambulanten Weiterführung einer analytischen Psychotherapie. Am 25. 12. 46 erhält sie auf eigenen Wunsch wieder einmal Stadturlaub. Bei der Rückkehr von diesem wiederum Temperaturanstieg auf 38°. Von einem abermaligen Stadturlaub am 27. 12. kehrt die Patientin nach Bericht der diensthabenden Schwester am Abend ganz heiter zurück. In der gleichen Nacht kommt es jedoch in einem neuerlichen Husten- und Würgeanfall plötzlich zum Exitus letalis. Die Obduktion förderte folgenden Befund zutage:

Käsige, doppelseitige tuberkulöse Salpingitis, verkäsende Tuberkulose beider Ovarien. Tuberkulöse Pelveoperitonitis, Verwachsung der Darmschlingen, Verkäsung der inguinalen Lymphknoten.

Eingedickter alter periösophagealer Abszeß mit Kompression der Speiseröhre. Stauungserweiterung oberhalb mit Speiseresten. Schwielige Ummauerung der Trachäa und der Brustaorta. Aspiration von Speiseresten bis in die kleinen Bronchien. Aspirations-Bronchopneumonien beider Unterlappen. Flächenhafte Pleuraadhäsionen, akute Lungenblähung.

Abgelaufene Pericholezystitis und Perihepatitis adhaesiva. Allgemeiner Marasmus. Osteoporose mit Thoraxdeformierung. Braune Atrophie der Organe. Fettpolsterschwund.

Histologisch: In den Schnitten von der Speiseröhre und dem eingedickten Abszeß finden sich ausgedehnte Nekrosen und alte eingedickte Abszeßmassen mit geringer unspezifischer entzündlicher Reaktion, kein Anhalt für Tuberkulose.

In den untersuchten Schnitten von der Tube ausgedehnte verkäsende Tuberkulose mit vielen Riesenzellen (Prof. KOCH).

Abschließend sei an dieser Stelle noch einmal hervorgehoben, daß die Temperaturkurve der Patientin, abgesehen von flüchtigen subfebrilen Tagesschwankungen, deren Abhängigkeit von emotionalen Vorgängen immer wieder auffiel, bis in die letzte Zeit hinein keine wesentlichen Auffälligkeiten aufwies.

Versuchen wir im folgenden eine psychosomatische Erhellung auch dieses Persönlichkeits- und Krankheitsbildes: Der sowohl im Augusta-Viktoria-Krankenhaus als auch bei uns röntgenologisch nachgewiesene „Kardiospasmus" war anfänglich kein Spasmus, sondern eine schon seit unbestimmter Zeit symptomlos bestehende Stenose. Als Ursache dieser konnte durch Obduktion ein alter verkäster periösophagealer Abszeß nachgewiesen werden, dessen Herkunft allerdings autoptisch nicht zu klären war.

Auf der anderen Seite fanden wir, wie bei unserer ersten Patientin, einen von Kind auf durch Verwöhnung und kindhafte Fixierung an die Eltern in seiner seelischen Entwicklung schwer gestörten Menschen mit einem offenbar hochgradig labilen vegetativen Nervensystem. Wir erinnern noch einmal an die bereits in der Kindheit bestehenden neurotischen Eß-Störungen, an das „nervöse Magenleiden" nach dem Tode des einzigen Bruders, an die insbesondere mit jeglicher Trennung vom Vater verkoppelte angstneurotische Symptomatik.

Auf diese seelisch völlig ungeschützte und für das Leben in keiner Weise vorbereitete Persönlichkeit hämmerten nun mit einem Male die schwersten Schicksalsschläge ein. Kein Wunder, wenn elementarste Lebens-Angstreflexe die Antwort darauf waren. Wir verweisen auf den Suicidversuch im Jahre 1945. Die monatelangen Durchfälle während des Danziger Aufenthaltes, die schlagartig mit ihrer Überführung nach Berlin schwanden, ließen sich unter Umständen als anderer psychosomatischer Ausdruck des erschütterten seelischen Gleichgewichtes deuten. Auch während des Aufenthaltes im Krankenhaus Westend stellten sich ja im Zusammenhang mit affektiven Störungen flüchtige Durchfälle ein. — Im weiteren aber wurde offenbar die durch die Obduktion gefundene Stenose zum Locus minoris resistentiae und körperlichen Haftepunkt aller Ängste, zentral bestimmt durch die Angst vor dem Liebesverlust und die Bedrohtheit vom Leben her. Dies konnte um so eher geschehen, da ja auch von der seelischen Entwicklungsseite dieser Persönlichkeit aus eine ausgesprochene orale Fixierung bestand und das Organsystem der Nahrungsaufnahme erheblich vorbelastet war. So, gewissermaßen von zwei Seiten her, an dieser Stelle verwundbar, kam es zu der lauten Symptomatik des Kardiospasmus. Er stellte sich erstmalig ein, als die Patientin im Augusta-Viktoria-Krankenhaus langsam begann sich zu erholen und damit eine Entlassung in die angstbesetzte Welt in greifbare Nähe rückte! — Möglicherweise empfand sie sich auch dort nicht ausreichend verständnis- und liebevoll behandelt ?

Jedenfalls waren diese, den körperlichen Schaden von Kind auf latent unterbauenden seelischen Grundlagenstörungen und die weiterhin unter dem Übermaß seelischer Belastungen von hier aufbrechenden psychischen Leidensanteile noch eine Zeitlang begrenzt durch psychotherapeutische Maßnahmen angreifbar. Jedoch nur so lange, bis der organische Schaden am Ösophagus ein Ausmaß angenommen hatte, daß er den weiteren Krankheitsverlauf und Ausgang führend bestimmte, psychotherapeutisch nicht mehr beeinflußbar.

Auch diesen Fall mag eine meditierende Reflektion abschließen! Schon einmal hatte unsere Patientin versucht, durch Suicid ihrem Leben ein Ende zu machen, als sie sich, von allen Angehörigen abgeschnitten, plötzlich mutterseelenallein in der grausamen Welt fand. Dementsprechend scheint mir der Gedanke nicht so fern zu liegen, daß die neuerlich der Patientin drohende Trennung von der muttersetzenden Geborgenheit im Krankenhaus und dem Arzt-Vater in den unbewußten Tiefen wiederum einen vitalen Angststurm auslöste und damit einen letzten psychischen Anstoß zum „Heimgang" und zum Verlassen dieses Daseins bedeutete.

Für den Psychotherapeuten wird an unserer Kranken eindrucksvoll sichtbar, wie weit ein einwandfrei organisches Grundleiden aus dem vorgefundenen Potential seelischer Entwicklungsstörungen unter dem Bilde einer „reinen Psycho- bzw. Organneurose" gehen kann. Zum anderen erlebten wir überraschend das Ausmaß psychotherapeutischer Einflußmöglichkeiten selbst bei schweren körperlich bedingten Leidenszuständen — allerdings auch deren Grenzen.

Vor allem aber kann auch dieses Schicksalsbild ein Beitrag sein zu unserem Thema: Änderung der körperlichen Reaktionslage unter der Einwirkung seelischer Faktoren und ihr Einfluß auf den Krankheitsverlauf. Ist doch bei ihm die Annahme mit noch größerer Sicherheit zu vertreten, daß hier die seelische Katastrophe auch die körperliche Katastrophe einleitete, und in ihrem weiteren Verlauf entscheidend mitbestimmte.

Den Beschluß unserer Reihe von Kardiospasmusfällen mag die kurze, gleichwohl nicht weniger dramatische Krankheitsgeschichte einer dritten Patientin bilden.

Die 50jährige Frau wurde, wie die anderen, im September 1946 auf der inneren Abteilung ebenfalls des Krankenhauses Westend aufgenommen. Hier lautete die Einweisungsdiagnose: Gelenkrheumatismus. Aus der Familienanamnese der Patientin sei erwähnt, daß ein Bruder 17jährig, und eine Schwester 15jährig an Lungentuberkulose verstarben. Im übrigen werden in dem Krankenblatt von früheren eigenen Krankheiten der Patientin außer Masern in der Kindheit, 1934 eine Gallenerkrankung mit Koliken und Ikterus und 1940 eine Otitis media purulenta erwähnt. — Menopause seit 6 Jahren. — Die ersten Erscheinungen eines Gelenkrheumatismus machten sich 1944 bemerkbar. Sie forderten in den folgenden Jahren verschiedene Spezialkuren. Seit einigen Monaten vor der Einweisung in das Krankenhaus Westend verstärkten sich die Beschwerden derartig, daß eine klinische Behandlung ratsam erschien.

Bei der Aufnahme befand sich die Patientin in einem ausreichenden Ernährungszustand. Beim Bewegen des Kopfes klagte sie über Schmerzen vorwiegend an der rechten Halsseite. Dort äußerte sie auch Druckschmerz. Die Mittelfingergelenke beider Hände, desgleichen die Fuß- und Kniegelenke waren geschwollen, fühlten sich heiß an und zeigten sich bei geringstem Druck als äußerst schmerzhaft. Hand- und Ellenbogengelenke waren weniger befallen. Die inneren Organe boten keinen wesentlich krankhaften Befund. Kurz, es lag das klassische Bild einer rheumatischen Arthritis vor. Die klinische Behandlung mittels Reizkörpertherapie und Fangopackungen führte nach Sanierung vorhandener Foci bald zu einer deutlichen Besserung der ursprünglichen rheumatischen Symptome.

Unter dem 5. 11. finden wir erstmals im Krankenblatt die Eintragung: „Patientin klagt über Schluckbeschwerden; Erbrechen unverdauter Speisen nach den Mahlzeiten". Eine am gleichen Tage vorgenommene Röntgenaufnahme des Ösophagus zeigt eine glatte Passage der Röntgen-Kontrastpaste durch alle Abschnitte des Ösophagus und durch die Kardia. Am nächsten Tage sind die Schluckstörungen bereits wieder verschwunden. Sie stellen sich jedoch erneut am 12. 11., von jetzt ab hartnäckig zunehmend, ein. Die Patientin klagt über Hustenreiz, ohne daß zunächst über der Lunge ein krankhafter Befund erhoben wird (19. 11.). Durch eine dauernde Absonderung von Schleim aus dem Pharynx wird die Nahrungsaufnahme bald so erschwert, daß die Patientin stetig an Gewicht abnimmt (25. 11.). Am 2. 12. machen sich die ersten Anzeichen einer beginnenden Pneumonie bemerkbar. — Würgen und Brechen behindern allmählich die Ernährung so stark, daß die Patientin mit der Sonde gefüttert werden muß (3. 12.). Am 5. 12. 46 findet erneut eine Untersuchung des Schluckaktes mittels Kontrastbrei statt. Die geschluckte Kontrastmahlzeit stockt in Höhe der Valleculae glosso-epiglotticae und Sinus piriformes. Bei längerer Beobachtung ist eine Aspiration des Konrastbreis mit Füllung des rechten unteren Bronchus zu erkennen. Nur wenig Brei geht den physiologischen Weg durch den Ösophagus. Die Aufnahmen zeigen eine geringe Einengung der Trachaea im oberen Bereich. Eine Röntgen-Kontrollaufnahme des Halses nach Legung einer Ernährungssonde am 8. 12. bot folgenden Befund: Von der Kontrastmahlzeit am Tage zuvor befindet sich noch Brei im rechten Sinus piriformis. Die Sonde liegt in Höhe des Kehlkopfes auf der rechten Seite und deckt sich mit dem Sinus piriformis. Keine Verbreiterung des prävertebralen Weichteilschattens.

Am 20. 12. werde ich als Konsilarius zu der Patientin gebeten. Obwohl sie äußerst elend und sowohl durch Pneumoniebeschwerden als auch durch ihr dauerndes Würgen erheblich gequält ist, wage ich auch hier ein Hypnose mit dem Ergebnis, daß sich die Patientin sofort hinterher wesentlich wohler fühlt. Eintragung im Krankenblatt: „Das Herauswürgen von Schleim ist so gut wie völlig verschwunden".

Am folgenden Tage suche ich die Patientin wieder auf. Da sie sich weiter ausgesprochen freier fühlt, gelingt es mir, wenige Daten aus ihrem früheren Leben bis zum Auftreten ihrer Schluckstörungen zu erhalten, die schlaglichtartig die gesamte psychosomatische Genese auch dieses Krankheitsbildes erhellen. Die hochgradige Schwäche unserer Kranken verbot es mir leider, sie mit weiteren, noch mehr ins einzelne gehenden anamnestischen Explorationen zu ermüden. So erfuhr ich nur folgendes: auch sie war hochgradig verwöhnt aufgewachsen mit starker, bis zuletzt nicht richtig gelöster Bindung an die Eltern, besonders an die Mutter. — Als isolierte Kindheitserinnerung berichtet sie spontan, daß sie schon von klein auf nicht mit ansehen konnte, wenn ein Mensch in ihrer Gegenwart ausspuckte, ohne daß es bei ihr zum Würgen, häufig sogar zum Erbrechen gekommen wäre. — Ihre Ehe war ausgesprochen unglücklich. Sie ersehnte sich von ihrem Manne aufs intensivste väterliche Wärme und Geborgenheit. Selbst kindhaft empfindsam und empfänglich für die Welt aller ästhetischen, geistigen, sittlichen und religiösen Werte, war der Ehemann ein nüchterner Geschäftsmann, der unsere Patientin offenbar in jeder Beziehung völlig allein ließ. Wochen- und monatelang fragte er kaum nach ihr, sei es, daß er auf Reisen war, sei es, daß er in Berlin bei irgend einer Freundin weilte. Selbst im Krankenhaus besuchte er seine schwer darniederliegende Frau nur ganz vereinzelte Male. Oft habe sie schon ihre Ehe verwünscht, tiefe Haßregungen ihrem Manne gegenüber verspürt oder für sich selbst den baldigen Tod herbeigesehnt. Als gute Katholikin empfand sie jedoch nach solchen Gedanken stets schwerste Schuldgefühle.

Das Würgen und Brechen, daß sie jetzt seit Wochen so quäle, hätte sich zum ersten Male eingestellt, nachdem eine der voraufgehend beschriebenen Patientinnen eines Tages mit ihrem Speiglas in der Hand zum Besuch in das Zimmer unserer Kranken getreten sei. Heftigster Ekel sei ihr dabei aufgestiegen, begleitet von dem Gedanken: „Wie kann dieser widerliche Mensch nur so schamlos und rücksichtslos sein!" Sogleich aber sei sie auch wieder von Mitleid mit dieser armen Leidenden ergriffen worden. Schuldgefühle über die eigene Schlechtigkeit folgten und weckten in ihr die bange Vorstellung: „Wenn Du nun anstelle dieser Kranken von der gleichen Krankheit ergriffen würdest?" — So sei es denn auch tatsächlich gekommen! Straferwartung bewirkte also hier nach dem Gesetz des Talion den Kardiospasmus! Übrigens erlebte unsere Patientin ihr neues qualvolles Leidenssymptom gleichzeitig auch als Sühne für ihre mannigfachen bösen Wunschregungen. — Damit lag also die psychogene Komponente dieses Kardiospasmus eindeutig zutage, wobei allerdings auch bei ihm psychosomatische Bahnungen die Symptomwahl von Kind auf mit bestimmten.

Der fortschreitende pneumonische Prozeß, bei dem es sich fraglos um eine Aspirationspneumonie handelte, gestattete keine weitere psychotherapeutische Beschäftigung mit der Patientin. Sie kam am 3. 1. 47 zum Exitus letalis. Ein Traum, den sie mir noch im Verlauf unserer einzigen etwas ausführlicheren Unterredung berichtete, verrät, wie stark bei diesem Ausgang außerdem noch tiefste lebensflüchtige seelische Strebungen mitgewirkt haben müssen. Sie träumte: sie kniee am Grabhügel ihrer Mutter, nur durch einen Drahtzaun von diesem getrennt. Die Stimme der Mutter rief ihr aus dem Grabe zu, die Patientin solle sich nur ein wenig zusammenzwängen, um durch den Zaun zur Mutter zu gelangen. — Also reichten die kindhaften Bindungen bis in das Grab hinein. So sehen wir auch in diesem Fall — hier nur ganz eindeutig — die Ausstrahlungen und Auswirkungen seelischer Faktoren auf die körperliche Reaktionslage und den Verlauf einer Krankheit.

Zwar konnten wir im Voraufgehenden das Gewicht psychosomatischer Zusammenhänge nur an Hand dreier Lebensläufe andeuten. Sicherlich aber haben sie eine ganz allgemein gültige Bedeutung. Es ist vorerst die Aufgabe der noch jungen psychosomatischen Medizin, zur Objektivierung dieser Behauptung, weitere Bausteine in Gestalt biographischer Anamnesen zusammenzutragen.

Wir fanden bei unseren drei Kranken als wesentliche seelische Lebenszerstörer: Angst- und Schuldgefühle, die übrigens auch andere somatische Krankheitsverläufe fast spezifisch mitzubestimmen scheinen. Manche zeit- und geistesgeschichtlichen

Gründe sprechen dafür, daß gerade diese seelischen Mächte vorerst die Menschen zunehmend belasten werden. Daher sei die Anregung erlaubt, insbesondere sie beim Studium der Änderung der Verlaufsform aller Krankheitsbilder aufs ernsteste mit zu berücksichtigen.

Auch in der gesamten körpermedizinischen Therapie müßte gerade ihnen ein besonderes Augenmerk geschenkt werden. Ihre Verhinderung bzw. Behebung sollte möglichst frühzeitig, gewissermaßen prophylaktisch, am besten bereits in der Kindheit einsetzen. Tiefenpsychologische Erkenntnisse und Psychotherapie könnten hierbei wertvollste Hilfe leisten. Die höchste bleibende diesbezügliche Sicherung und Hilfe kann jedoch zweifellos dem Menschen nur von einer klaren, ordnenden Weltanschauung werden, die ihm in allem chaotischen Geschehen der Zeit das tiefe Gefühl und Bewußtsein einer letzten Geborgenheit zu vermitteln vermag.

Die besondere Bedeutung der pathologischen Anatomie bei der Feststellung latenter Gaumen- und Rachenmandel-Tuberkulose*)

von WERNER KINDLER

Aus der Universitäts-Hals-Nasen-Ohren-Klinik der Freien Universität Berlin

Die Schlüsselstellung der pathologischen Anatomie als Grundlage für das Verständnis der klinischen Vorgänge ist offenkundig und bedarf keiner besonderen Erörterung. Ohne ihre Kenntnis bleiben dem Arzt als Untersucher und Helfer die wahren Krankheitszusammenhänge oft verborgen und damit seine diagnostischen Erwägungen meist nur oberflächlich und Stückwerk. Zugleich gerät er damit in Gefahr, nur einzelne Symptome zu bekämpfen und dabei das Wesentliche zu übersehen, nämlich: das alle Krankheitszeichen erklärende und beherrschende Grundleiden. Erst das ihm durch das Studium der pathologischen Anatomie vermittelte Wissen setzt ihn instand, mit Erfolg Ganzheitsbetrachtungen vorzunehmen und die einzelnen Krankheitssymptome seines Patienten als ein zusammenhängendes, anatomisch-pathologisch festumrissenes Krankheitsbild zu werten.

Nicht viel anders verhält es sich mit der feingeweblichen Untersuchung. Ohne ihre Vornahme ist in manchen Krankheitsfällen eine ätiologische Behandlung gar nicht durchführbar. Auch hier spricht der pathologische Anatom das entscheidende Wort auf Grund seiner mikroskopischen Diagnostik und macht erst dadurch für den Kliniker die Aufstellung eines rationellen Heilplanes möglich.

Eine besondere und ausschlaggebende Rolle aber spielt die pathologische Anatomie auf einem wenn auch kleinen Teilgebiet der Tuberkulose, nämlich in der Erkennung der latent verlaufenden Gaumen- und Rachenmandel-Tuberkulose, sowohl des Kindesalters als des Erwachsenen. Diese latente Form der Mandel-Tuberkulose kann in der Regel auch bei sorgfältigem Fahnden danach durch klinische Untersuchungen und Betrachtungen weder makroskopisch noch empirisch vermutet oder festgestellt werden. Es liegt meist auch gar keine Veranlassung vor, an diese spezifische Mandelerkrankung zu denken, weil, wenn überhaupt Beschwerden ausgelöst werden, diese unter dem Bild einer gewöhnlichen Mandelwucherung oder chronischen Tonsillitis oder eines peritonsillären Abszesses verlaufen und sich durch nichts von dem Symptomen-Bild und der Klinik der gemeinentzündlichen Mandelerkrankungen unterscheiden. Hier ist das Bemerkenswerte, daß die Diagnose auf spezifische Mandelerkrankung — wenn überhaupt — erst hinterher, d. h. nach der aus gewöhnlicher Anzeige heraus vorgenommenen Entfernung der Mandeln, nur histologisch durch den pathologischen Anatom festgestellt wird. Und jeder Laryngologe, der es sich zur Pflicht macht. jede entfernte Mandel histologisch untersuchen zu lassen wird von Zeit zu Zeit unter seinem Krankengut auf solche Überraschungsfälle stoßen. Trotz des Wissens um diese

*) Herrn Professor Dr. WALTER KOCH zum 70. Geburtstag.

Tatsache wird es für ihn jedesmal zu einem fatalen, weil unvorhergesehenen Ereignis, wenn die histologische Kontrolle der eingesandten Gaumen- oder Rachenmandel Tuberkulose ergeben hat und dabei eine verkäsende, proliferierende oder miliare Form gefunden wurde, die nur in Teilen der Mandel nachgewiesen wurde, oder die das ganze Mandelgewebe spezifisch umgewandelt hatte. Dabei kann es vorkommen, daß neben dem tuberkulösen Anteil noch Zeichen einer chronischen unspezifischen Entzündung einhergehen und auch bakteriologisch im histologischen Schnitt Zeichen einer Mischinfektion gefunden werden. Das Bemerkenswerte bei solchen Fällen von histologisch verifizierter Mandeltuberkulose ist nun, daß sonst weder klinisch noch durch die Vorgeschichte noch durch irgendeinen anderen Hinweis der Anhalt für das Vorhandensein einer tuberkulösen Disposition gegeben ist. Auch sonstige Organ-Tuberkulosen können in der Regel durch angeschlossene Allgemein-Untersuchung vom Pädiater bzw. Internisten, von vereinzelten Ausnahmen abgesehen, ausgeschlossen werden. Und doch muß öfter, als vielfach angenommen wird, mit dem Vorkommen solcher versteckter tuberkulöser Mandelerkrankungen gerechnet werden, so daß die Frage der Erkennung der latenten Gaumen- und Rachenmandel-Tuberkulose über ihre theoretische Bedeutung hinaus auch besonderes klinisches Interesse erfordert und die Zusammenarbeit vom Pathologen einerseits sowie vom Pädiater, Internisten und Laryngologen andererseits erforderlich macht. Darüber hinaus muß auch die Tuberkulose-Fürsorge sich mit dem Problem befassen.

Krebs, der kürzlich das Material von 104 an Tuberkulose Verstorbener hinsichtlich der Mitbeteiligung ihrer Gaumenmandeln untersuchte, kam zu dem Ergebnis, daß in 54% spezifische Veränderungen in den Mandeln sich feststellen ließen, von denen aber nur ein ganz geringer Teil schon makroskopisch den Verdacht auf Tuberkulose erweckte. Von solchen Fällen, die der Krebsschen Statistik zugrunde liegen, wo es sich um eine Durchseuchung des ganzen Organismus mit Tuberkulose handelt, und wo auch dem Kliniker mitunter eine meist geschwürige Form der Mandel-Tuberkulose zu Gesicht kommt, soll aber hier nicht die Rede sein. Es handelt sich vielmehr hier nur um solche Fälle, wo von einer manifesten klinischen Tuberkulose der Lunge oder anderer Organe nichts bekannt ist, und wo trotzdem wider Erwarten tuberkulöse Veränderungen der Tonsillen gefunden werden.

Ich selbst konnte vor kurzem an Hand von 800 Fällen histologisch untersuchtem Mandelmaterials an anderer Stelle zu diesem Fragenkomplex Stellung nehmen. Und zwar wurden 500 männliche und 300 weibliche Patienten im Alter von 3—60 Jahren an ihren Mandeln operiert, davon in 120 Fällen gleichzeitig die Entfernung der Gaumen- und Rachenmandel vorgenommen. Aus diesem Operationsmaterial wurde insgesamt 12mal, d. h. in 1,5%, hinterher Tuberkulose histologisch ermittelt.

Im allgemeinen schwankt die Prozentzahl der latenten Gaumen- und Rachenmandel-Tuberkulose zwischen 1—3%, vereinzelte Untersucher mit geringerem Untersuchungsmaterial liegen z. T. noch über dieser Zahl.

Wegelin zitiert in seiner vor kurzem erschienenen Arbeit über die Entstehung der Tonsillen-Tuberkulose die Wellersche Statistik. Dieser Autor fand bei 8697 Fällen 204mal — also in 2,35% — histologisch eine Tuberkulose.

In meinen 12 Fällen mit Mandel-Tuberkulose waren die Gaumenmandeln doppelseitig 5mal, einseitig 4mal, nur die Rachenmandel einmal und Rachen- und Gaumenmandel 2mal betroffen.

In allen 12 Fällen wurde bis auf einen — mit tuberkulöser Iritis behafteten — Fall die Diagnose auf Tuberkulose-Erkrankung der Mandeln erst nachträglich, d. h. nach der Operation, durch die angeschlossene histologische Untersuchung, ermittelt. Einige Male wurden histologisch vereinzelte tuberkulöse Herde gefunden, in anderen

Fällen war die ganze Mandel mit tuberkulösem, meist verkäsendem Granulationsgewebe durchsetzt. In einem Fall ergab die histologische Untersuchung bei einem 49 jährigen Mann, der mit alter geschlossener Lungen-Tuberkulose wegen rückfälliger Mandelentzündung mit häufigen Abszessen operiert wurde, in der einen Mandel eine chronische Tonsillitis und Peritonsillitis, in der anderen einen Abszeß mit starkem Schwielengewebe, sowie in ihr zugleich an einer Stelle ein epitheloides Granulom mit einer Riesenzelle. Es ergab sich also in diesem Fall ein Nebeneinander von unspezifischer chronischer Entzündung und tuberkulösem Granulationsgewebe. Ein ähnlicher histologischer Befund wurde noch zweimal erhoben. Es lag also in diesen Fällen das Bild einer Mischinfektion von allgemeinentzündlichen und tuberkulösen Gewebsveränderungen zugrunde.

Die Operationsanzeige in den Fällen mit Rachenmandeln war dadurch gegeben, daß die Betroffenen an behinderter Nasenatmung litten, bzw. häufig Mittelohr-Katarrhe aufwiesen. Der Anlaß zur Gaumenmandel-Entfernung waren entweder hypertrophische, den Schlingakt behindernde Tonsillen oder häufige Mandelentzündungen, zum Teil mit rheumatischer Streuung. In drei Fällen bestanden einseitige peritonsilläre Abszesse, die trotz ausgiebiger Inzision nicht recht abheilen wollten, und wo deshalb die Abszeß-Tonsillektomie ausgeführt wurde. Bemerkenswert ist gerade in diesen Fällen von vorausgegangenen peritonsillären Abszessen, daß sie wegen ihres glatten Heilverlaufes auch hinterher nicht an Tuberkulose denken ließen, obgleich die inzwischen bekannt gewordene histologische Untersuchung eine solche festgestellt hatte. Vereinzelt ergab sich aus der Vorgeschichte, aber erst nach vollzogener Operation und histologisch festgestellter Mandeltuberkulose, ein Mit-Vorliegen latenter tuberkulöser Manifestation des befallenen Organismus. Von dem meist in der Lunge gefundenen, unbedeutenden Primär-Komplex abgesehen, wurde nur zweimal — nämlich bei einem 20jährigen Mädchen ein vernarbtes, älteres Frühinfiltrat, bei einem 48jährigen Manne ein alter, ausgedehnter, tuberkulöser, vernarbter Herd mit Schwartenbildung der einen Lunge festgestellt, der 20 Jahre vorher durch Anlegen eines Pneumothorax erfolgreich behandelt worden war.

In allen Fällen war die Operationsverträglichkeit recht gut und unterschied sich in nichts von den Fällen, bei denen hinterher keine Tuberkulose festgestellt wurde. Auch Nach- oder Spät-Reaktionen, bzw. Auftreten anderer spezifischer Herde, ließen sich — auch bei z. T. jahrelangen Nachbeobachtungen — nicht feststellen. Trotzdem erscheint es uns in solchen Fällen dringend geboten, mit dem Pädiater bzw. Internisten zusammen zu arbeiten, und ihnen die Mit-Beurteilung der Fälle von latenter Mandeltuberkulose zu überlassen.

Bei festgestellter, sonst latenter Mandeltuberkulose erscheint es notwendig, die Entstehungsweise der Tonsillentuberkulose aufzuklären. Dabei gilt es, in erster Linie zu entscheiden, ob eine primäre oder sekundäre Erkrankung im Spiele ist. Im letzteren Fall müßte noch unterschieden werden, ob eine lymphogene, hämatogene Entstehung, exogene Superinfektion oder eine sputogene Infektion in Frage kommt. Da aber in unseren Fällen in der Regel ein inaktiver Lungenbefund zugrundeliegt, kann wohl die sputogene Entstehung in allen Fällen ausgeschlossen werden. Hingegen kann die Frage, ob es sich im Mandelgebiet um einen Primär- oder Sekundär-Infekt handelt, meist nicht immer eindeutig beantwortet werden. Vor allem ist es schon deshalb nicht möglich, weil diese Fälle von latenter Mandeltuberkulose glücklicherweise recht selten zur Autopsie kommen, und dadurch eine exakte Beweiskraft, ob Primär- oder Sekundär-Infektion, von vornherein nicht gegeben ist. So gibt HÜBSCHMANN an, daß er innerhalb von 10 Jahren nur einen sicheren Fall primärer Mandel-Tbc. gesehen habe, und auch GHON hat in seinem

Material von 790 Kindersektionen nur einen Fall von primärer Tonsillen-Tuberkulose gefunden. In meinem Material konnte nur ein Fall als wahrscheinlicher Primär-Infekt der Rachentonsille angesprochen werden. Es kann auch keineswegs die Annahme einer Primärtuberkulose dann als gesichert gelten, wenn Lungen-Erscheinungen fehlen und auch der Primär-Komplex im Röntgenbild nicht gefunden wird, dafür aber Tuberkulose-Gewebsveränderungen in den regionären Halsdrüsen sich feststellen lassen. Es muß m.E. hier vielmehr an die Möglichkeit gedacht werden, daß diese tuberkulösen Veränderungen in den Gaumenmandeln und den Halsdrüsen gleichzeitige tuberkulöse Aussaaten darstellen können, die von einem verborgenen primären Lungenherd herrühren. Es muß auch mit Aussaaten verschiedenen Alters eines gemeinsamen Ausgangsherdes gerechnet werden. So können z. B. neben alten, narbigen und verkalkten tuberkulösen Herden in den Drüsen frische tuberkulöse Aussaaten im zugehörigen Mandelgewebe gefunden werden. Auf diese Möglichkeiten wurde u. a. auch von ZÖLLNER hingewiesen. Geschwollene Halsdrüsen bei bestätigter Mandeltuberkulose besagen nicht ohne weiteres auch, daß die Drüsen tuberkulös verändert sein müßten. Es kann hier zu einer zusätzlichen Streptokokkeneinwanderung in die Halsdrüsen von den Mandeln her gekommen und dadurch die Drüsenschwellung entstanden sein, die sich also als Folge der Mischinfektion in der Mandel herausgebildet hat. Für diese Annahme sprechen offenbar auch gewisse histologische Befunde, wo in den schwer veränderten Gaumenmandeln neben Abszessen und unspezifischen Entzündungserscheinungen sowohl Kokkenkolonien als auch tuberkulöses Granulationsgewebe gefunden wurde.

In den meisten Fällen ist m. E. für latente Tuberkulose der Tonsillen eine hämatogene Entstehung anzunehmen. Im gleichen Sinne äußern sich OTTO, RÖSSNER, WEGELIN, ZINK und ZÖLLNER, während OPPIKOFER und SCHLITTLER in viel höherem Maße eine primäre Tonsillentuberkulose annehmen. SCHLITTLER vornehmlich tritt dafür ein, daß bei subakuter und chronischer Schwellung der Halslymphknoten relativ häufig die Tonsillen Sitz einer primären Tuberkulose seien — ein Standpunkt, der m. E. auf Grund der obigen Darlegungen nicht aufrecht erhalten werden kann.

Zur Unterscheidung einer hämatogenen (sekundären) von einer primären Entstehung der Tonsillentuberkulose ist der histologische Befund herangezogen worden, wobei namentlich die experimentellen Ergebnisse von KRAUSPE Beachtung verdienen. Dieser fand beim Kaninchen nach Bepinselung der Tonsillen mit bovinen Tuberkelbazillen subepithelial ein zunächst unspezifisches, nachher aber ein tuberkulöses Granulationsgewebe, während nach Injektion der Bazillen in die Karotis typische Tuberkulose im lymphatischen Grundgewebe auftrat. Aber dieser Unterschied in der Lage der Tuberkel gilt nur für kurze Zeit, später ist wegen der Ausbreitung des Prozesses eine Unterscheidung zwischen resorptiver und hämatogener Tuberkulose nicht mehr möglich. WELLER meint, daß die hämatogene Form hauptsächlich die Keimzentren der Lymphfollikel betrifft, was aber mit den Befunden von KRAUSPE nicht übereinstimmt.

Wie aus all dem hervorgeht, läßt das Problem der Entstehung und Ausbreitung der Tuberkulose im Gaumen- und Rachenmandelgebiet noch manche Frage offen, die erst aus der Zusammenarbeit von Pathologie und Klinik im Laufe der Zeit ihre weitere Klärung finden wird.

Aus der Mitteilung aber wird deutlich sichtbar, welche besondere Rolle der pathologischen Anatomie in der Frage der Erkennung einer latenten Gaumen- oder Rachenmandeltuberkulose zukommt, und wie es gerade dieser Disziplin vorbehalten bleibt, für den Kliniker die Überraschungsdiagnose auf Tbc. zu stellen. Denn bei makroskopischer Betrachtung ist es — wie oben dargelegt — vorläufig in der Regel nicht möglich, die Diagnose auf spezifische Tonsillenerkrankung zu stellen. Da — wie große Statistiken ergeben — 1 bis 3% aller entfernten Gaumenmandeln tuberkulöse Herde aufweisen, ist nachdrücklich die Forderung zu erheben, daß grundsätzlich alle entfernten Tonsillen zur histologischen Überprüfung den pathologischen Anatomen vorgelegt werden.

Literatur

Hübschmann, P., Pathol. Anatomie der Fbc. 1928. Kindler, W., D. med. Wschr. **73**, 1948 (Lit. Übersicht). Krauspe, C., Verhdlg. Deutsch. pathol. Ges. **26**, 1931. Krebs, A., Virchow's Archiv. **316**, 1949. Schlittler, E., Schweiz. Med. Wschr. 1938, 42/43. Zbl. Hals.- usw. Hk. **30** (1938), 10. Wegelin, C., Schweiz. Z. f. Pathologie u. Bakteriologie, **10**, 1947. (Lit. Übersicht). Zöllner, F., Sonderdruck aus Erg. Fbk.forsch. **9** (1939).

Die Störungen des Bewußtseins

Von Albrecht Tietze

Aus der II. Inneren Abteilung des Westend-Krankenhauses, Berlin
(Chefarzt: Dr. Albrecht Tietze)

Die Probleme der Diagnostik und Therapie der Bewußtseinsstörungen sind ein Beispiel besonderer Art dafür, daß das ärztliche Denken und Handeln beim Individuum beginnt und an ihm haftet. Für den Arzt existiert der Begriff „Masse" als Ausdruck einer bestimmten Wesensart der Menschen nicht; sondern für ihn ist die Masse der Menschen nur eine Vielzahl einzelner Individuen mit stets verschiedenen, selbst bei eineigen Zwillingen niemals kongruenten Konditionen und Konstellationen von Körper, Seele, Schicksal.

Religionswissenschaft, Jurisprudenz, Philosophie und Medizin definieren den Begriff des Bewußtseins mit verschiedenen Methoden. Als gemeinsames Ergebnis dieser verschiedenen Betrachtungsarten und Forschungen ist die Erkenntnis zu nennen, daß das Bewußtsein des Menschen eine nur ihm und keinem anderen Wesen entsprechende Fähigkeit ist. „Ob Tiere Bewußtsein haben, kann auf keine Weise geprüft werden und bleibt deswegen grundsätzlich unbeantwortet" (H.W. Gruhle). Sein Bewußtsein ist eine Funktion seines Intellektes — nicht zuletzt abhängig von der Intaktheit der Großhirnrinde (vgl. Schoppenhauer Parerga und Paralipomena, Reclamausgabe S. 282).

Mit dieser Funktion ist der Mensch (und kein anderes Wesen) befähigt, Subjektives und Objektives, Innenwelt und Außenwelt gegenüberzustellen sowie sein Verhalten nach den Ergebnissen und Schlüssen dieser Gegenüberstellung einzurichten, um hieraus sein Dasein zu garantieren. Die Fähigkeit, Sinneseindrücke zu empfangen, sein Verhalten diesen Eindrücken anzupassen, um das für das Dasein Zweckmäßige auszuführen, finden wir bei allem Lebendigen. Die Entwicklungsgeschichte zeigt von primitivsten Mechanismen sensitiv-motorischer Reflexe einzelliger Wesen angefangen bis hinauf zu den höchst entwickelten Tieren alle Stufen der Vervollkommnung. Dem Menschen aber vorbehalten ist neben dem Reichtum der einzelnen Bewußtseinsformen die Innerlichkeit des Erlebens, das Wissen von etwas — die Selbstreflexion — also die Seele.

Unter den vielen verschiedenen Möglichkeiten, die die Unversehrtheit dieser spezifisch menschlichen Eigenschaft beeinträchtigen können, interessieren den Arzt ausschließlich jene, die durch Krankheit bedingt sind. Denn schon die Fragen nach dem Ursprung der Seele und ihrer Existenz nach dem Tode, also die Fragen nach der Bewußtseinsentstehung und endgültigen Löschung des Bewußtseins sind nicht mit den Arbeitsmethoden des Arztes zu beantworten.

Bedrohungen und Erschütterungen der Existenz durch organische Funktionsstörungen sind Krankheit (vgl. Lubarsch, Aschoff, Grothe usw.). Betrachtet man Bewußtseinsstörungen mit ärztlicher Methodik, dann wird man immer nach Funktionsstörungen des Körpers fahnden müssen, deshalb sind es vor allem Psychiatrie, innere und gerichtliche Medizin, die sich mit Ursachen und Folgen der krankhaften Bewußtseinsstörungen befassen. Keine dieser Fachrichtungen wird für sich allein die anfallenden Probleme lösen können, denn die Funktion der Großhirnrinde und des Nervensystems hängt von der Intaktheit des Kreislaufes und des Stoffwechsels ab; Funktionstüchtigkeit des Kreislaufes und des Stoffwechsels oder überhaupt der inneren Organe bedingt andererseits nicht ohne weiteres die Unversehrtheit des Bewußtseins.

In der Inneren Klinik werden sich vor allem jene Formen der Bewußtseinsstörungen sammeln, die sich durch exogene und endogene Intoxikationen, Desorganisation des Stoffwechsels, durch Kreislaufstörungen, durch mechanische, neoplastische, degenerative Prozesse der Organe einstellen. Ein Verständnis für die verschiedenen Formen der Bewußtseinsstörungen und die Beherrschung gewisser hierfür erforderlicher Untersuchungsmethoden sind für den inneren Kliniker und den praktischen Arzt aus diagnostischen, therapeutischen und nicht zuletzt aus forensischen Gründen unerläßlich.

Die nahezu unbegrenzte Problematik, die den Bewußtseinsstörungen anhaftet, soll im folgenden begrenzt werden, indem nur jene betrachtet werden sollen, die durch krankhafte Zellfunktionsstörungen zustande kommen und nicht jene Formen, die auf Störungen des seelischen Gefüges beruhen. So soll eine Überschneidung mit psychiatrischen Problemen nach Möglichkeit vermieden werden, da die psychiatrische Arbeitsmethodik eine andere als die der inneren Klinik ist. Diese Begrenzung trennt nicht die unlösliche Einheit von Körper und Seele, die jedem einzelnen Vorgang des menschlichen Lebens zugrunde liegt, sondern ist eine bewußte und nötige Bescheidung, die nicht zu umgehen ist, wenn man sich der Grenzen der inneren Klinik bewußt bleibt.

Die babylonische Verwirrung der psychologischen und psychiatrischen Begriffe, die durch die Vielzahl der Arbeitsrichtungen und Dogmen entstanden ist, macht es dem philosophisch, psychologisch und psychiatrisch nicht besonders vorgebildeten Arzt schwer, Definitionen und Terminologie des Bewußtseins zu kennen und zu verstehen.

Bewußtsein, Bewußtheit, Unterbewußtsein, Außerbewußtsein, Bewußtseinstiefen, Bewußtseinsschwankungen, Bewußtseinstrübungen, Bewußtseinssteigerungen, Besinnung usw. sind nur der kleinste Teil der Schattierungen, um die es sich hierbei handelt. Wenn es auch eine genaue und erschöpfende Definition des Phänomens „Bewußtsein" nicht gibt, so könnte man doch unter Berücksichtigung der eben abgesteckten Grenzen folgende Thesen aufstellen:

1. Das Bewußtsein ist eine Funktion der menschlichen Seele.
2. Das Bewußtsein ist abhängig von der Intaktheit der Großhirnrinde*).
3. Das Bewußtsein ist verknüpft mit dem Intellekt.
4. Das Bewußtsein ist Innerlichkeit des Erlebens (Jaspers).
5. Das Bewußtsein umschließt die Fähigkeit, die Umwelt zu erkennen.
6. Das Bewußtsein ist die Fähigkeit, aus dem Äußerlichen und dem Innerlichen Schlüsse zu ziehen die die Erhaltung des Daseins garantieren.

Begnügt man sich mit diesen sechs Definitionen, dann nimmt man nicht zu der Frage Stellung, ob Seele und Bewußtsein unlösbar mit dem Körperlichen verbunden sind.

Man wird einwenden können, daß diese Determination eine willkürliche Einengung des so komplexen Begriffes ist. Die Störungen des Bewußtseins durch krankhafte Zellvorgänge bedingen jedoch nur Veränderungen im Sinne jener sechs Thesen.

*) Vgl. Freeman, Watts, Hunt übers. v. Braunmühl, Psychochirurgie S. 229.

Störungen des Bewußtseins durch psychopathologische Vorgänge in tieferen Schichten im Unbewußten, im „Unterbewußtsein", oder hervorgerufen durch Fehlleistungen der Assoziationen und des Denkens, durch Wahnideen bei Schizophrenie, Affektpsychosen, Psychopathien, bei krankhaften seelischen Reaktionen sollen absichtlich hier ausgenommen werden, weil sie in die Obhut des Psychiaters gehören.

Hieraus ergeben sich für die innere Medizin diagnostisch-methodische Konsequenzen. Es gibt für die experimentelle Forschung der Bewußtseinsstörungen kein tierisches Testobjekt, immer sind Untersuchungen am Menschen durch klinische, neurologische und röntgenologische Methoden erforderlich. Man muß sich einen Einblick in die Innenwelt des Patienten verschaffen und dessen Reflexionen auf Umwelteindrücke betrachten, um aus seinem Verhalten zu entnehmen, zu welchen kritischen Leistungen er fähig ist, und welche Handlungen er zur Erhaltung seines Daseins aus sich selbst heraus ergreift.

Die Klarheit des Bewußtseins kann aus psychologischen und aus somatischen Gründen beeinträchtigt sein. Schon normalerweise gibt es Helligkeitsstufen des Bewußtseins. Durch Willenszuwendung können wir uns den in uns ruhenden Beständen unseres Bewußtseins zukehren. Von der Umwelt auf uns eindringende Reize können das Bewußtsein stärker aufleuchten lassen (darunter auch pharmakologische Reize). Umgekehrt kommen physiologische Verdunkelungen vor, indem uns Einzelheiten aus dem aktuellen Bewußtsein in tiefere Hintergründe entgleiten, aus denen sie nur mit bestimmten psychischen Mechanismen hervorgeholt werden können. Krankhafte Vorgänge der bereits genannten Arten sind ebenfalls imstande, das Bewußtsein graduell zu verdunkeln. Hieraus ergibt sich für die Praxis am Krankenbett eine sehr summarische Stufeneinteilung, die man gemeinhin mit Koma, Sopor, Somnolenz bezeichnete. Daß diese heute durchaus noch angewandte Unterteilung sehr primitiv sein muß, wird keiner bestreiten. Sie hätte in der inneren Medizin eine gewisse Berechtigung, wenn man, wie bisher, nur somatische Funktionsstörungen betrachten wollte und sich auch gleichzeitig jedes Urteiles über seelische Zustände enthalten würde. Die innere Medizin ist von dieser Betrachtungsweise jedoch besonders in dem letzten Jahrzehnt abgewichen, zudem hat sie gelernt, daß sie aus dem stärkeren Einbeziehen seelischer und geistiger Leistungen des Kranken auch für die Diagnostik gewinnen kann.

Sie wird deshalb die Bewußtseinsgrade entsprechend subtiler zu erforschen suchen, indem sie auf die Gesamtpersönlichkeit des Kranken seine Erlebniswelt, seine Erkenntnisfähigkeit, sein Verhalten, seine Urteilsfähigkeit näher eingeht.

In welche sehr erheblichen Schwierigkeiten gerade der innere Kliniker bei Außerachtlassung dieser Voraussetzungen gelangen kann, erläutert folgender Fall:

Pol.-Major K., der die Polizeieinheit einer Provinzhauptstadt zu leiten hatte, war dadurch aufgefallen, daß er bei sonst guter Amtsführung plötzlich einer ihm bekannten Familie schikanös nachstellte. In voller Uniform versteckte er sich in dunklen Treppenhäusern, um das Tun und Lassen der Familienmitglieder auszuspionieren, und sie mit Strafbefehlen zu drangsalieren.

Die somatische Untersuchung ergab bei dem 50jährigen Manne keine Besonderheiten. Zeichen einer Lues waren serologisch und klinisch nicht zu erheben. In seinem Verhalten schien K. völlig unauffällig zu sein. Seine intellektuellen Leistungen bei der psychologischen Prüfung durch einen Psychiater wurden als durchschnittlich gut bezeichnet. Schon wollte man K. als völlig gesund und voll verantwortlich bezeichnen, als bekannt wurde, daß er früher an Lues gelitten hatte. Einige Jahre nach der unzulänglich behandelten luetischen Infektion suchte er wegen Nachlassens seines Gedächtnisses und wegen Erregungszuständen eine Klinik auf, in der er mit einer kombinierten Kur und Malaria behandelt worden war. Durch diese Kur wurde er soweit geheilt, daß die Ausfälle des Gedächtnisses und die Affektstörungen abklangen. Der anfangs pathologisch veränderte

Liquor und das Blut wurden serologisch saniert. Weitere Nachforschungen ergaben, daß intimeren Bekannten K.s dessen taktloses Verhalten in der Zwischenzeit immer wieder aufgefallen war. Es handelte sich also um eine „geheilte" Paralyse, bei der eine Abstumpfung des Bewußtseins für feinere ethische Vorgänge zurückgeblieben war.

Dieses Beispiel lehrt, wie vorsichtig der Arzt, der den Problemen der Psychologie und Psychiatrie etwas ferner steht, bei der Beurkundung normaler seelischer Funktionen oder eines „klaren" Bewußtseins sein muß.

Da die Art und der Grad der Bewußtseinsstörung für die Diagnose und Therapie von hervorragender Bedeutung sind, ist neben der ätiologischen eine phänomenologische Klassifizierung für die innere Klinik zweckmäßig.

Man kann unterscheiden:

a) plötzlich einsetzende,
b) langsam beginnende,
c) periodische Bewußtseinsstörungen,

als deren Untergruppen die kurzdauernden und die langanhaltenden zu nennen wären. Nach ätiologischen Gesichtspunkten geordnet gruppieren sich die Bewußtseinsstörungen nach folgendem Schema:

1. Schädigung des Hirns, des Rückenmarkes und der umgebenden Hüllen,
2. Kreislaufstörungen,
3. endogene Intoxikationen bei Funktionsstörungen innerer Organe,
4. exogene Intoxikationen,
5. Infektionskrankheiten.

Bei der Untersuchung der Kranken gilt es nicht nur, einen Aufschluß über die Funktion einzelner Organe zu erhalten, sondern auch einen Einblick in den Bewußtseinszustand des Kranken zu erlangen, d. h. einen Überblick über Bewußtseinsinhalte und Bewußtseinstätigkeit. Beide setzen sich aus zahlreichen Einzelheiten zusammen, die zu analysieren über die Kompetenzen eines Nichtpsychologen hinausgeht. Man braucht am Krankenbett praktische Methoden, um sich über den Bewußtseinszustand des Kranken zu orientieren. Stellt man Fragen über Ort, Zeit und Person, dann erfährt man nur, ob der Kranke um sich selbst weiß (Selbstbewußtsein). Man weiß aber noch nichts von der Innerlichkeit der Erlebnisse des anderen. Man muß wissen, was der Kranke zu denken vermag, was er weiß, was er will, welche Beziehungen ihn mit seinem Erleben an die Innen- und die Außenwelt binden, und welche Rolle die alles zusammenhaltende Erinnerung spielt. Durch die Prüfung der willkürlichen und unwillkürlichen Aufmerksamkeit d. h. der absichtlichen Hinlenkung auf einen Gegenstand des Gefesseltwerdens durch einen außerhalb des Ichs liegenden Vorgang, wird man von der Klarheit und Deutlichkeit seines Patienten unterrichtet. Durch die Unterhaltung mit ihm muß man sich diese Einblicke in sein Bewußtsein zu verschaffen suchen, um zu sehen, ob Einengungen nachweisbar sind. Alle Abweichungen vom Zustand der Klarheit sind bereits Bewußtseinsveränderungen. Schlaf, Traum und Hypnose können als physiologische Veränderungen des Bewußtseins bezeichnet werden.

I.
Grundsätze der Diagnostik

Neben der Anamnese spielt der Aspekt des Kranken und seiner Umgebung für die Diagnostik der Bewußtseinsstörungen eine so wichtige Rolle, daß er eine besondere Beachtung verdient.

Als Arzt muß man die Umstände, unter denen man einen Bewußtlosen antrifft, mit einem Blick erfassen. Wenn man sich auch zunächst mit dem Kranken selbst zu beschäftigen hat und dabei gezwungen ist, Tatbestandsmerkmale (im kriminalistischen Sinne) im Interesse des gefährdeten Lebens zu beseitigen, so sollte man doch nach der primären Versorgung des Kranken, wenn die Diagnose nicht eindeutig ist, nicht versäumen, den Fundort zu inspizieren. Die Untersuchung soll sich darauf erstrecken, ob Hinweise auf das Vorliegen eines Verbrechens gegeben sind, selbst dann, wenn man von der Umgebung des Kranken Schilderungen über das Auftreten der Bewußtlosigkeit hört, die eine Mitwirkung eines Menschen auszuschließen scheinen. Man soll sich einprägen, wie die Lage des Bewußtlosen im Raum war, ob Ordnung oder Unordnung im Zimmer herrschte, ob irgendwelche Instrumente herumlagen und in welchem Raum der Wohnung man den Bewußtlosen auffand. Man soll nach Medikamenten- und Speiseresten fahnden und diese sicherstellen lassen.

Gerade bei den akuten Bewußtseinsstörungen muß man in Rechnung stellen, daß es „typische Fundsituationen", wie sie die gerichtliche Medizin und die Kriminalistik kennen, gibt, die der herbeigerufene Arzt als erster sieht und aus denen er diagnostische Schlüsse ziehen kann.

Da findet man „vom Schlage getroffen" den Apoplektiker vor seinem Bett liegen oder bei der Arbeit zusammengebrochen. Die Frau, die bei Abtreibungsversuchen eine Luftembolie erleidet, liegt z. B. im Badezimmer, der Lebensmüde, der Schlafmittel in größerer Menge eingenommen hat, schläft in seinem Bett. Er hat alles vorher geordnet, die Abschiedsbriefe liegen auf dem Tisch. Bei einem Unglücksfall durch ausströmende Kohlenoxydgase befindet man sich vielleicht in dem engen Raum einer Flüchtlingsfamilie, ein kleiner Ziegelofen ist an ein Ofenrohr angeschlossen, das aus Konservenbüchsen zusammengesetzt ist; oder ein Stromsünder liegt neben der eben angebohrten Steigeleitung. Auf dem Tisch eines alten Junggesellen, der tief komatös neben seinem Sessel gefunden wurde, steht die Flasche Schnaps vom schwarzen Markt, die den giftigen Fusel enthält.

Man muß mit einem Blick alles erfassen können, denn so häufig wird sich erst nach der ersten Hilfeleistung die Frage erheben, ob bei dem Zustandekommen der Bewußtseinsstörung ein Unfall vorlag, oder ob ein Selbstmord oder ein Mord beabsichtigt war.

Man muß unter Umständen daran denken, ob gerade besondere klimatische Eigentümlichkeiten bestehen, die den Ausbruch von Krämpfen befördern oder auf die Stimmung der Menschen drücken. Man muß sich erkundigen, wo zum Beispiel bewußtlose Kinder tagsüber gespielt haben, denn in den Ruinen der zerstörten deutschen Städte lauert der Tod und die Krankheit in mannigfaltiger Art und Weise (Meldekraut, alte Bleiplatten, Medizinflaschen usw.).

In gleicher Weise wird man beim Betrachten des Kranken nach Spuren exogener oder endogener Ursachen der Bewußtseinstrübung wie Verletzungen und Blutungen suchen müssen. Vor allem wird die Gewinnung des Blaseninhaltes mit Katheter sich immer als ein lohnender Soforteingriff erweisen, außerdem muß Magen- und Darminhalt zur Untersuchung sichergestellt werden.

Mimik und Haltung des Bewußtlosen können ebenfalls von diagnostischem Wert sein. Versteht man unter körperlicher „Haltung" eines Menschen die Korrelation von Kopf, Rumpf und Gliedmaßen zueinander, dann wird man bei tief Bewußtlosen keine typischen Haltungen erwarten. Sie liegen der Schwerkraft und dem Zufall entsprechend da, „so, wie sie zusammengebrochen sind". Infolge des veränderten Dehnungswiderstandes der Muskulatur (Tonusverlust) nehmen sie jeweils die Haltung ein, in die man sie durch passive Bewegungen hineinbringt. Handelt es sich dagegen um Bewußtseinsstörungen, die noch nicht zum völligen Koma geführt haben, dann kann man zwei Formen feststellen: Zwangshaltungen durch Angriffe auf Teile der motorischen oder sensiblen Bahnen oder Apparate des Z.N.S. und Haltungen, die durch Reste des an sich getrübten Sensoriums vorgeschrieben werden, also von partiellen Bewußtseinsinhalten stammen.

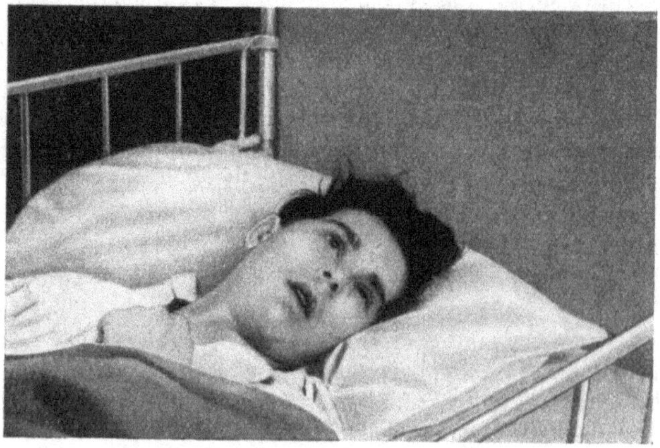

Abb. 1. Zwangshaltung bei Halbseitenlähmung.

Zwei Beispiele (Abbildungen) verdeutlichen diesen Unterschied. In Abb. 1 handelt es sich um einen Hirnabszeß, bei der die spastische Halbseitenlähmung zur typischen Kontrakturhaltung geführt hat.

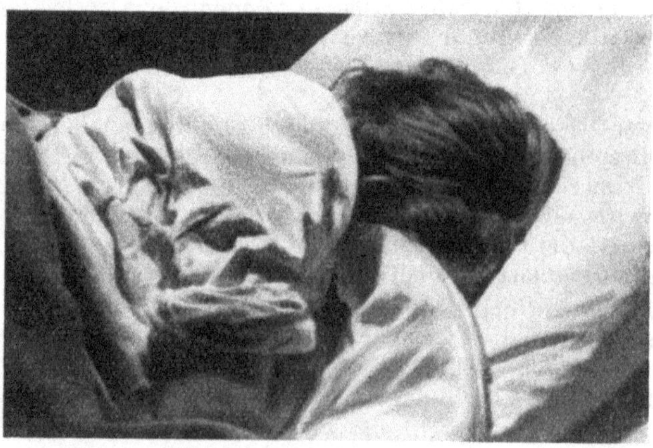

Abb. 2. Schlafstellung bei Schlafmittelvergiftung.

Abb. 2 stellt eine bewußtlose Frau dar (Schlafmittelvergiftung), die sich trotz Bewußtlosigkeit im Bett in Schlafstellung zusammenrollt und die Decke über den Kopf zieht. Hierher gehört auch die „Deutungshaltung“ (Abb. 3). Es handelt sich um eine Bewußtlose, die trotz der Bewußtlosigkeit noch Schmerzen empfindet und deshalb nach der schmerzenden Stelle greift. In diesem Zusammenhang sei an die „Zwangshaltungen“ der Katatoniker erinnert, die in dieser Arbeit nicht besprochen werden sollen, ferner an den Meningismus, an den Starrkrampf, an die Tonusdifferenzen und an die eigentümlichen suchenden Bewegungen der Somnolenten und Sterbenden (Flockenlesen Zupfen, Deuten).

Die Schriftzüge, die Schicksal und Bewußtseinsinhalt in das Antlitz des Menschen zeichnen, können für die Art der vorliegenden Störung in manchen Fällen etwas aussagen, noch mehr dagegen jene mimischen Veränderungen, die der Krankheitsprozeß selbst bedingt, indem er Schmerz, Beruhigung, Erregung hervorruft oder die Mimik lähmt. Schädelform und Mimik formen neben Farbe, Haarwuchs das Gesicht des Menschen. Seitdem der Mensch gelernt hat, mit seiner Hand einen Griffel zu führen, hat er versucht, das Antlitz seiner Mitmenschen bildnerisch nachzuahmen, um dessen Geist und seine Gefühle festzuhalten. Die Mimik, hervorgerufen durch das Spiel von 16 Muskelpaaren, die zueinander in wechselvollste Beziehungen treten können (rechnerisch sind es mindestens 65596 auf einer Gesichtshälfte) hat bei allen

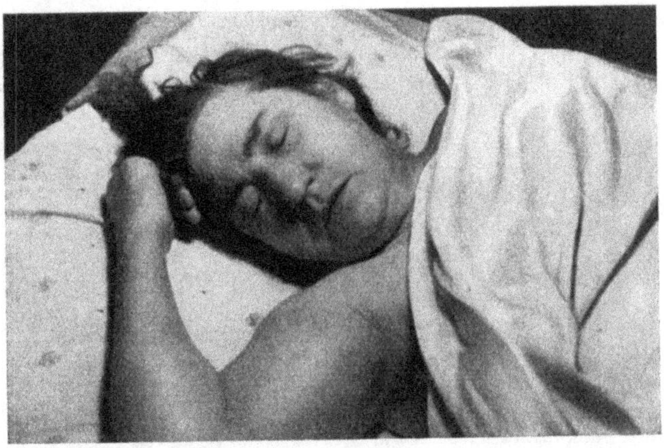

Abb. 3. Deutungshaltung. Schmerz durch rechtsseitige Hirnhautreizung.

Völkern und Rassen einige gemeinschaftliche Merkmale. Lebensgewohnheiten, Schicksal, Bewußtseinsinhalt drücken sich in der Mimik aus. Bewußtseinsstörungen müssen infolgedessen das Antlitz des Kranken ebenfalls verändern.

M. Kilian, de Crinis, Picard, Hellpach u. a. haben die Veränderungen des Gesichtes unter der Einwirkung der Krankheit einer wissenschaftlichen Analyse unterzogen. Der Tiefengrad des Bewußtseinverlustes entscheidet darüber, ob wir überhaupt noch ein Minenspiel wahrnehmen können. Im tiefen Koma sind die Gesichtszüge vollkommen erschlafft (Abb. 4).

Trotz tiefster Bewußtlosigkeit können aber vom Atemzentrum aus Impulse in die mimische Muskulatur vermittelt werden, wie man aus den schnappenden Bewegungen der auxilliaren Atmer oder aus der Nasenflügelatmung erkennen kann. Selbst bei poliomyelitischen Zerstörungen des Atemzentrums werden noch einzelne Fasern der mimischen und zugleich aber auxillären Muskulatur in Erregung versetzt. Nur wenn das Atemzentrum sehr akut und total außer Tätigkeit gesetzt wird, kommt diese Pseudomimik der Mund- und Nasenmuskel usw. nicht mehr zustande.

Bei einer 19jährigen Frau G. K. 9449/49, die unter der Angst litt, wie Großmutter, Mutter und ihre Freundin an einer Hirngeschwulst zu erkranken, traten Kopfschmerzen über den Augen und Erbrechen auf, so daß eine klinische Untersuchung erforderlich schien. Nachdem man weder an den inneren Organen noch am Zentralnervensystem

Auffälligkeiten festgestellt hatte — der Fundus oculi war mehrfach geprüft und für unauffällig gehalten worden — trat ganz plötzlich ein Kollaps auf, bei dem die Atmung sofort stockte, während der Puls noch schlug. Die Patientin wurde blau und kam sofort in die Eiserne Lunge. Die tief bewußtlose Patientin zeigte nicht das geringste Grimassieren, wie man es sonst bei Atemnot beobachtet, weder Luftschnappen noch Nasenflügelatmen, noch Kontraktion des Platysmas oder der äußeren Kehlkopfmuskulatur. Das Herz schlug weiter, die Atmung wurde maschinell betätigt. Aber auch wenn man die Eiserne Lunge für eine kurze Zeit abstellte und man am Lividerwerden der Schleimhäute oder nur in der Gasanalyse den O_2-Mangel wahrnehmen konnte, war eine Anregung des Atemzentrums oder der Hilfsatmer aus dem Bereiche der mimischen Muskulatur nicht zu erzielen.

Die Obduktion (Dr. Brandenburg) ergab folgenden Befund:

Gefäßmißbildung im Plexus choriodeus — Akute intraventrikuläre Blutung. Allgemeiner Hirndruck. Zentrale Atemlähmung, sowie Herz- und Kreislauflähmung.

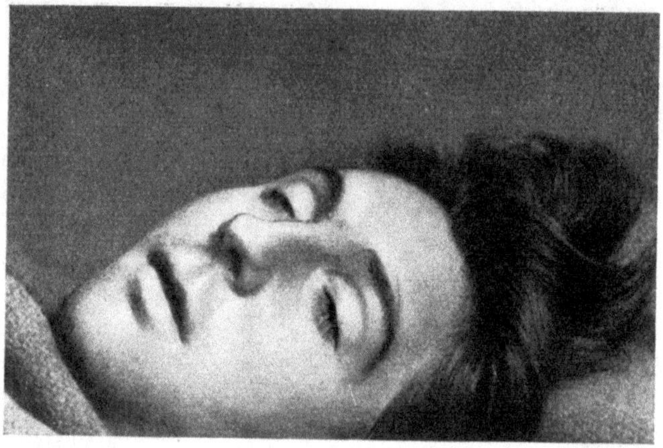

Abb. 4. Erschlafftes Gesicht im tiefen Koma.

Histolog: Mikr. wurden die Blutkoagula des dritten Ventrikels sowie ihre Membran und die anliegenden Hirnabschnitte untersucht. Es fanden sich in den ausgedehnten Blutmassen reichlich Hämosiderinablagerungen als Zeichen älterer Blutungsprozesse. Im Kapsel(Ependym-)gebiet der Blutung fallen besonders dichte und weite Gefäßhohlräume auf, die nicht nur als reaktive Hyperämie anzusprechen sind, sondern ihre Ursache in einer Gefäßmißbildung im Sinne eines Rankenaneurysmas oder arteriovenösen Aneurysmas des Plexus chorioideus finden könnten. Durch die massive Blutung sind die topographischen Verhältnisse weitgehend gestört. Im umgebenden Hirngewebe finden sich perivaskuläre Rundzelleninfiltrate. Die genannten dichten Gefäße sind strotzend mit Blut gefüllt und haben meistens venöse Wandungen, es entstehen teilweise variköse Bilder, die die Annahme eines geplatzten Plexusvarixknotens noch unterstützen.

Tiefe Narkose schafft Amimik; sie kann durch Reflexvorgänge des Atemzentrums dann unterbrochen werden, wenn das Atemzentrum nicht durch die Narkose gelähmt ist. Aus dieser Überlegung läßt sich folgern, daß man aus der reflektorischen Atemmimik Bewußtloser schließen kann, ob eine Blutung, ein Hirnödem oder sonst eine akute Raumbeengung die Medulla oblongata komprimiert oder nicht.

Schwere Schmerzzustände können die Mimik Bewußtloser beeinflussen. Der M. corrugator supercilii spannt die obere Stirnnasenfalte, der M. orbicularis oculi gerät in Spannung, bewirkt ein Herabziehen der lateralen Augenbraue. Der M. orbicularis oris dagegen erschlafft, der M. quadratus superior rollt die Oberlippe auf, der Mund öffnet sich. Beim Bewußtlosen (Abb. 5) kann die Mimik dieselbe Sprache wie beim Bewußtseinsklaren von tiefem körperlichen und seelischem Weh sprechen. Dem Erlebnisinhalt kann man aber mit keiner Methode nahekommen, weil die Engramme in der Bewußtlosigkeit nicht haften können.

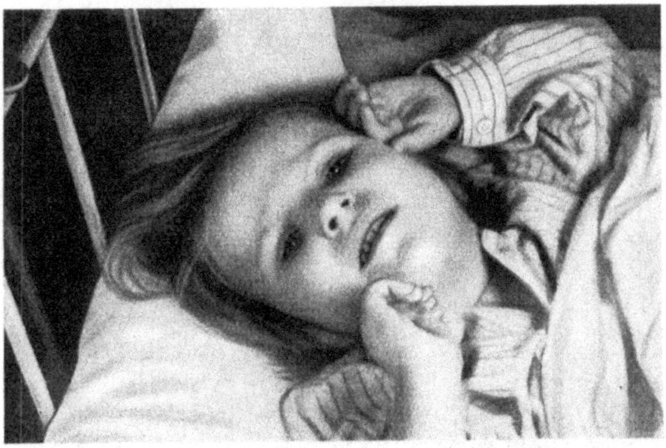

Abb. 5. Schmerzmimik bei Hirnhauttuberkulose.

Es sind vor allem die **entzündlichen** Prozesse des Hirns, des Rückenmarks und des Peritoneums, die trotz gestörtem Bewußtsein noch das Mienenspiel beherrschen, ferner leichtere oder erwachende Schlafmittelvergiftungen, degenerative Vorgänge des Hirns bei Arteriosklerose und im negativen Sinne raumbeengende Schädelprozesse.

Bei Suicidfällen, die auf Grund permanenter Schmerzen und seelischer Kümmernisse begangen werden, kann man nicht selten körperlichen und seelischen Schmerz aus dem Gesicht des Bewußtlosen erkennen (Abb. 6). Dem Ausdruck des seelischen Schmerzes mischt sich noch die Unzufriedenheit bei, die man aus geschlossenen Lippen (Quadratus, Mentalis), Runzelung der Stirnfalte (Corrugator und Depressor), Fehlen der ,,Leid"falte am äußeren Augenbrauenrand, Vertiefung der Nasolabialfalte (Triangularis), schließen kann. Hirnblutungen verändern naturgemäß die Mimik sehr stark und einseitig. Auch auf die mimischen Folgen zentraler oder peripherer Fazialislähmung bei Meningitis, Enzephalitis muß hingewiesen werden, ferner auf die Veränderungen der Mimik durch Stauungen im Mediastinum (Stockescher Kragen —

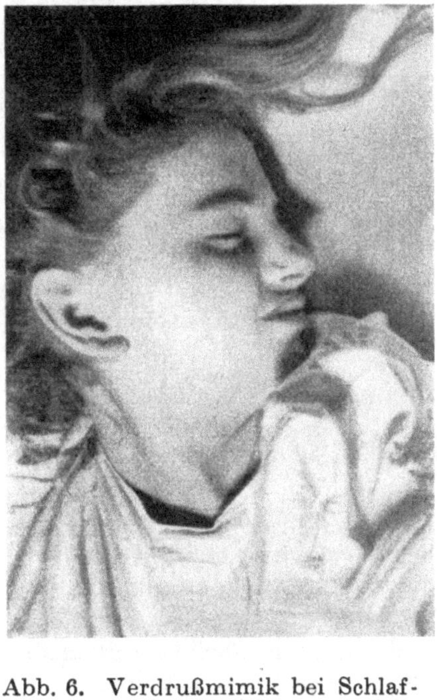

Abb. 6. Verdrußmimik bei Schlafmittelselbstmordversuch.

Froschgesicht), durch BASEDOWsche Krankheit, durch Gesichtsödeme, bei Nierenkrankheiten und Quinckeschem Ödem.

Aus den Extremitäten- und Rumpfbewegungen der Bewußtlosen kann man diagnostische Hinweise erhalten. Die Bewußtlosen fassen nach den schmerzhaften Partien (Abb. 3: Pachymengitis haemorrh. rechts) oder sie versuchen, den opistho-

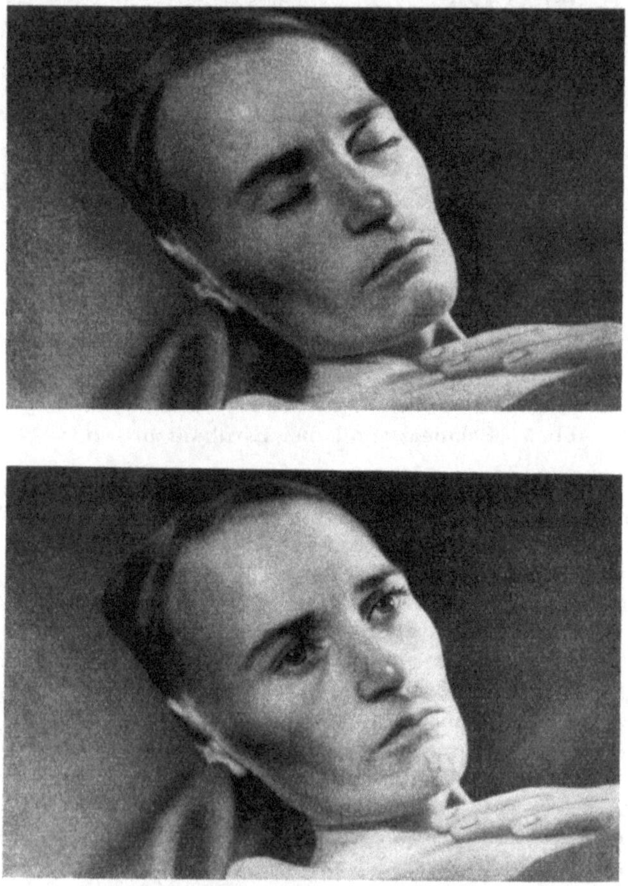

Abb. 7 u. Abb. 8.

Adynamische Mimik bei Nebennierentuberkulose.

tonischen Kopf zu halten. Bei Halsmarkläsionen beobachtet man gebeugte oder über der Brust gekreutzte Arme. An den Bauch gezogene Beine findet man bei Meningitis und Peritonitis. Asymmetrien sonst symmetrisch arbeitender Muskelgruppen kommen bei Lungenembolien, bei Poliomyelitis und Halbseitenlähmungen vor.

Bei Lungenembolien werden infolge des pleuralen Reizes die Atembewegungen durch einen algogenen Reflex auf der Herdseite oberflächlicher; bei Poliomyelitis, die durch den gleichzeitigen Befall von Medulla und Cerebrum mitunter auch eine rasch einsetzende Bewußtseinstrübung hervorruft, werden unwillkürliche Bewegungen der Extremitäten-, Rumpf- und Gesichtsmuskulatur unter Umständen vermißt, wenn typische Vorderhornlähmungen entstanden sind.

Auch Hyperkinesen Bewußtloser sind diagnostisch wertvoll. Die Hyperkinesen sind z. T. durch organische Läsionen des extrapyramidal-motorischen Systems bedingt. (Putamen, n. lentiformis., caudatus, pallidum, corpus Luysi, subst. nigra, n. ruber, dentatus, Thalamus, oliva inferior sowie deren Verbindungswege.) Sie interessieren hier nur insofern, als sie mit Bewußtseinsverlust oder -beeinträchtigung einhergehen. Sie können einseitig oder doppelseitig auftreten. Die Bewegungen sind ungeordnet (choreatisch) und unstetig. Es besteht ein „falsches Zusammenarbeiten der Antagonisten" bei einem Zustand erhöhter Reizbarkeit des motorischen Systems und zugleich einem herabgesetzten Tonus des Bewegungsapparates (F. H. Levy).

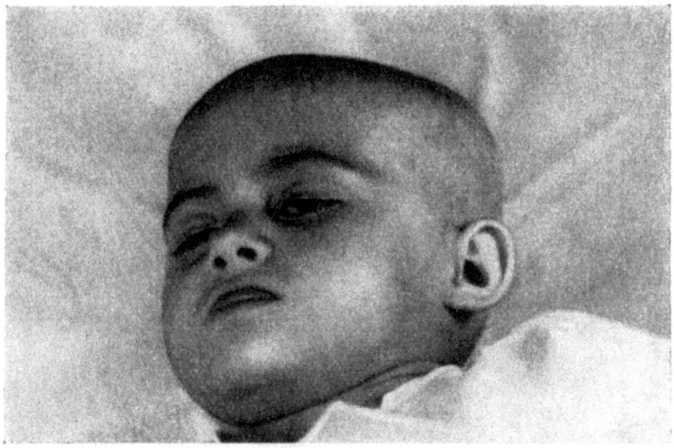

Abb. 9. Amimie bei Enzephalitis (Thalliumvergiftung).

Daneben kommen auch athetotische, myorhythmische und myoklonische Formen vor. Die Kombination jener Hyperkinesen mit Bewußtseinsstörungen (bei Läsionen der Stammganglien) beruhen meistens auf arteriosklerotischen Durchblutungsstörungen oder sind Folgen von Blutungen und enzephalitischen Prozessen.

In diesen Formenkreis gehört auch das hypokinetisch-hypertonische Syndrom der pallidären und nigrären Schädigungen (O. Foerster), das neben einer Beeinträchtigung der Bewußtseinsvorgänge Veränderungen des passiven Dehnungswiderstandes der Muskulatur, Verlangsamung des Bewegungsablaufes hervorruft.

Zu den weiteren Feststellungen, die der Arzt schon zu Beginn der Behandlungen treffen muß, gehört, wie bei jeder Untersuchung, die Betrachtung der Haut sowie die Prüfung der Exhalationsluft. Er muß sich daran erinnern, daß Gifte der verschiedensten Art schwere Schädigungen der Hautgefäße und dadurch Blutungen, Petechien, lokalisierte Gefäßdilatationen, Ekzeme hervorrufen, und daß bei einem toxisch geschädigten Kapillarsystem der Haut weitere Schädigungen, die sonst latent verlaufen würden, Veränderungen an der Haut erzeugen.

Aus der nachstehenden Tabelle ist ersichtlich, welche Hauterscheinungen bei exogenen und endogenen Noxen zu erwarten sind.

Die für die Diagnose wichtigsten Hauterscheinungen bei Bewußtlosen

	Kreislauf	Nerven	Andere Organe	Infektion	Intoxikation	Trauma	Klima
Rötungen, Maculae	Pseudourämie	Neurovegetative Kollapse	Hypoglykämie (Gesicht)	Typhus, Masern, Scharlach	Leuchtgas, Schlafmittel, Atropin	Elektrizität	Hitzschlag
Blutungen, Extravasate, Petechien	Embolien	Epilepsie, Zungenbiß	Urämie, Leukämie	Exanthematicus, Purpur. septic. sept. akut. Infektionskrankh. (Masern, Scharlach, Malaria)	Leuchtgas	Strangulation, stumpfe Gewalt, Elektrizität	
Infiltrate und Papeln			Leukämie, miliare Tbc.	Sepsis	Fremdkörperembolie	Stumpfe Gewalt	Erfrierungen
Bullae, Pusteln		Herpes bei Meningitis	Urämie	Variola, Sepsis	Barbitale	Verbrennung., Verätzungen, Elektrizität	Erfrierungen
Ödeme	Pseudourämie, Dekompensation	Quincke, Apoplexie	Urämie, Eklampsie	Sepsis, Amyloid		Elektrizität	Erfrierungen
Pigmente		Pellagra, Wilson	Addison, Thesaurosen, akute gelbe Leberatrophie	Malaria	Arsen, Wismuth	Blutpigmente nach Traumen	Erfrierungen

Die Ausatmungsluft der Bewußtlosen kann nach endogenen und exogenen Giften riechen.

Sehr feine Beurteiler können Methylalkoholgeruch von dem anderer Alkohole unterscheiden. Bei Leuchtgasvergiftungen pflegen neben der Atemluft auch die Kleider einen typischen Geruch anzunehmen, ebenso wird der Geruch eines Rauchvergifteten im wesentlichen von den Kleidern ausströmen; bei CO-Vergiftungen in Garagen durch Auspuffgase mengt sich dem Mundgeruch der Arbeitsdunst nach Benzin, Öl, Petroleum bei. Blausäurevergiftungen riechen mitunter nach Bittermandelöl. Diabetiker, Verhungerte riechen aromatisch nach Azeton. Manchmal ist bei ihnen der Geruch so stark, daß man schon beim Betreten des Zimmers die richtige Diagnose stellen kann. Ebenso intensiv ist der Geruch der Urämiker, bei denen auch die Haut und der Schweiß nach Urin riechen. Bei schweren Parenchymschäden der Leber kann man einen eigentümlichen aromatischen Geruch wahrnehmen (Foetor hepaticus). Der Mundgeruch der Diphtherie ist faulig und ist nicht nur bei ausgedehnten tonsillären Belegen vorhanden, was bei stridorösem Atmen Bewußtloser von entscheidendem Wert sein kann.

Bei säuerlichem Mundgeruch muß man allerdings auch den evtl. erbrochenen Mageninhalt anschuldigen, der überdies aus natürlichen Gründen, ohne daß ihm ein besonderes Gift beigemischt zu sein braucht, Verätzungen an Schleimhaut und Haut von Mund und Lippen erzeugen kann.

Die Körpersäfte spielen eine besonders wichtige Rolle bei der Diagnostik der Bewußtseinsstörungen. Harn, Blut und Liquor müssen stets sofort und wiederholt von ärztlicher Hand und nicht nur von technischen Assistenten untersucht werden.

Es könnte zu einer bedauerlichen Lücke in der Ausbildung ärztlichen Nachwuchses führen, wenn man ihn nicht von Grund auf mit der Praxis morphologischer, chemischer und physikalischer Untersuchungsmethoden so bekannt machte, daß er vollkommen sicher jene Analysen kennen und beherrschen lernt, die für die dringliche Diagnostik (M. BAUR) erforderlich sind.

Jeder Arzt muß fähig sein, durch selbständige Handlungen lebensbedrohende Krankheitszustände jederzeit zu erkennen. Deshalb muß man auch bei der Diagnostik der Bewußtseinsstörungen von ihm die Beherrschung der altbewährten Untersuchungsmethoden verlangen und eine stete Fortbildung auf diesem Gebiete fordern.

Da die Untersuchung des Urins Aufschluß geben soll, ob die Nieren funktionieren und ob krankhafte Stoffe ausgeschieden werden, wird es immer zweckmäßig sein, Bewußtlose sofort zu katheterisieren, zumal häufig prall gefüllte Blasen gefunden werden. Desgleichen geben Untersuchungen des Blutes, des Liquors und der Atemluft darüber Auskunft, welche Stoffe in den Körper eingeschleppt oder von ihm gebildet wurden. Mageninhalt und alle Stuhlabgänge werden für die Untersuchung sichergestellt.

Die wichtigsten Harnanalysen:

1. Azeton: LEGALsche Probe: 8—10 ccm Harn versetzt man mit 3—5 Tr. einer frisch bereiteten gesättigten Nitroprusidnatr. Lsg. Alkalisieren mit Natronlauge. Übersättigung mit Essigsäure — die rote Farbe wird intensiver; wenn kein Azeton vorhanden, verschwindet die rote Farbe.

2. Azetessigsäure: GERHARDTsche Probe: 10 ccm Harn 10% Eisenchloridlösung, tropfenweise: bordeauxrote Farbe. Ist auch positiv bei Salizylsäure Antipyrin, Phenazetin; daher Kontrolle, indem man den Harn vorher 3—5 Min. kocht. War Azetessigsäure im Harn, gibt die GERHARDTsche Probe nachher keinen positiven Ausfall mehr.

3. Albumen: Kochprobe mit Essigzusatz, 20% Sulfosalizylsäure weißer Niederschlag.

4. Alkaloide: 250 ccm Urin — 10 ccm Natronlauge (bei M-Verdacht mit 10% Ammoniaklsg. und Natr. bicarb.) leicht erwärmen. Chloroformzusatz, entwässern mit Natriumsulfat, filtrieren, Rückstand mit 5 ccm 2% Weinsäure aufnehmen — DRAGENDORF-Reagenz (Kalium-Wismut-Jodid) tropfenweise zusetzen. Tritt keine Fällung ein, sind Alkaloide nicht in großer Menge vorhanden.

5. Barbitale: 20 ccm Harn mit 0,2 Tierkohle aufkochen und heiß abzentrifugieren. Abgießen der wäßrigen Schicht. Austrocknen des Zentrifugierglases mit Filtrierpapier. Ausspülen der Kohle mit 4,0 alkohol. absol. in ein Reagenzglas. 7,0 ccm Chloroform hinzusetzen, erwärmen, filtrieren, 2 ccm des Filtrates mit einigen Tropfen alkohol. absol. versetzen — 20 Tr. 2% alkohol. absol. Kobaltnitratlösg. und einige Tropfen 1% alkohol. absol. Kaliumhydroxydlsg. — Bei tiefblauer Verfärbung Barbitale +. Sulfonal, Trional, Tetronal werden durch den Nachweis von Uroporphyrin im Harn in größeren Mengen als Vergiftungsursachen wahrscheinlich. 100 ccm Harn werden mit 20 ccm 10% Natronlauge versetzt. Abfiltrieren des Niederschlages, Waschen mit Wasser und 95% Alkohol. Ausziehen des Farbstoffes mit 2,0 2% Salzsäure alkohol. Spektroskopisch zwei Absorptionsstreifen vor D und einen breiteren vor D und E.

6. Arsen: 1 ccm Urin wird mit 4 ccm verdünnter Schwefelsäure versetzt und ein Stückchen arsenfreies Zink in die Lösung gelegt. Verschließen des Kölbchens mit einem Wattebausch und Bedecken mit feuchtem Silbernitratfilter, der nach 15° gelb, später schwarz wird.

7. Brom: 10 ccm Harn, 10 Tr. konzentr. gelbe Salpetersäure, 2 ccm Chloroform, Schütteln: Chloroform färbt sich gelb.

8. Bilirubin: Überschichten mit Jodtinktur, grüner Ring.

9. Chloride: MOHRsche Probe. 1,0 ccm Harn, 10 ccm H_2O und 2 Tr. Kaliumchromat. Zutropfen von Silberlösg. bis rote Farbe nicht mehr verschwindet (Argent. nitr. 29,042 : 1000 dest. Wasser). 1 ccm dieser Lösg. entspricht 0,01 NaCl.

10. Diazo:

Diazo I		Diazo II	
Natrii nitros.	0,5	Acid. sulfanilici	5,0
Aquae destill.	100,0	Acid. hydrochlor.	50,0
		Aquae dest. ad	1000,0

8 ccm Harn, 10 ccm Diazo II, einige Tropfen Diazo I, 1 ccm Ammoniak. Beim Schütteln Schaum und Urin rot.

11. Indikan: 5 ccm Harn, 5 ccm konzentrierte Salzsäure, 15 Tropfen Chloroform, 2—3 Tr. 2% Kalipermang.; zukorken und gut durchschütteln.

12. Leuzin: Harn, 96% Alkohol aa, einige Tropfen Eisessig. Nach 2 Stunden Niederschlag mikroskopieren.

13. Urobilin: (SCHLESINGER) 10% Zinkazetat, im Filtrat grüne Opaleszenz.

14. Urobilinogen: EHRLICHsche Reagenz (2% Dimethylparamidobenzaldehyd in 20% NaCl).

II.

Klinik der Bewußtseinsstörungen

1. Erkrankungen des Hirns und Rückenmarks

Daß Krankheiten, die das Hirn und seine Hüllen treffen, alle Formen der Bewußtseinsstörungen hervorrufen können, ist aus den engen Bindungen zwischen Bewußtsein und Hirnfunktion ohne weiteres verständlich. Letzten Endes muß jeder Bewußtseinsverlust, jede Form der Bewußtseinsstörung das Großhirn tangieren. In dem Bestreben der topographischen Hirnpathologie hat es gelegen, immer wieder nach dem Sitz des Bewußtseins zu fahnden. Die zentralistische Betrachtungsweise ist methodisch falsch, weil das Bewußtsein nicht ein einheitliches Phänomen ist, sondern so außerordentlich komplexer und vielseitiger Art, daß es nicht räumlich organisch erfaßt werden kann. Es wäre ebenso absurd, nach dem Sitz der Seele zu fahnden.

Die Anhäufung von Kernmassen an bestimmten Stellen des Hirns, als Schaltstellen der Motorik, Sensibilität, der vegetativen Steuerung, verführen ärztliches Denken leicht zu Vorstellungen dieser Art, zumal schwere Schädigungen umschriebener Art wie Tumoren, Blutungen, Erweichungen, Entzündungen von einer Beeinträchtigung des Bewußtseins begleitet sein können. Aber selbst bei einer topographischen Betrachtungsweise muß man sich bewußt bleiben, daß es niemals eine „isolierte" Hirnschädigung durch Ausfall irgend eines Hirnanteiles gibt, sondern daß auch bei scheinbar unbedeutenden Angriffen auf die Intaktheit eines umschriebenen Feldes der Hirnsubstanz stets eine Änderung der Gesamtheit der Hirnfunktion erfolgt (Goldstein).

Am lehrreichsten dürften die Erfahrungen gewesen sein, die man an Hirnverletzten gesammelt hat. Betrachtet man die Lebensschicksale dieser Menschen, die durch behördliche Stellen, Kliniken, Gerichtsentscheide besonders häufig und durch Jahrzehnte hindurch untersucht und beurteilt wurden, dann wird man erkennen, daß alle Versuche einer topischen Betrachtung des Seelischen und damit des Bewußtseins fehlgeschlagen sind. Es sind auch bei lokal umgrenzten Prozessen des Hirns niemals Teilvorgänge allein zu erwarten, sondern immer nur Ganzheitsvorgänge. Damit soll nicht geleugnet werden, daß auch im übrigen Organismus auftauchende Einzelerscheinungen Projektionen auf die Gesamtheit, also auch auf Bewußtseinsinhalte, haben können.

Bei der Beurteilung der Hirnerkrankungen vermengen sich die Kompetenzen verschiedener Fachrichtungen, so daß von der einen oder anderen Disziplin Befunde nur zu leicht übersehen werden, insbesondere solche auf psychischem Gebiet. Es kommen dadurch Beurteilungsfehler zustande, die von schwerwiegender Bedeutung sein können, vor allem, wenn sie sich dann noch mit rechtlichen Fragen wie Berentung, Geschäftsfähigkeit und Zurechnungsfähigkeit (s. später) verknüpfen (Müller-Hess, Gruhle, Staehelin, Riebeling u. a.).

Der innere Mediziner muß sich daher bei dieser Gruppe von Erkrankungen in diagnostischer, gutachtlicher und forensischer Hinsicht besonders vorsichtig verhalten. Es verlocken ihn mitunter eigener Affekt, Neigung zu Spekulationen, einseitig betrachtete experimentelle Ergebnisse zu verhängnisvollen Fehlschlüssen oder aber er läßt sich einseitig von der Umwelt des Kranken beeinflussen, besonders wenn Erbstreitigkeiten entbrennen.

Die Erkrankungen der Hirngefäße kann man in ihren Auswirkungen auf das Bewußtsein zusammenfassen, da ihnen insofern ein Gemeinsames anhaftet, als schließlich bei allen Entstehungsursachen Funktionsausfälle einzelner Hirn-„provinzen" (W. Koch) oder kleinerer und kleinster Ortschaften entstehen. Ätiologische Differenzierungen sind therapeutisch nur dann bedeutsam, wenn es sich um syphilitische und mykotische Genesen handelt, oder wenn es gilt Toxikosen auszuschalten, ganz abgesehen von den seltenen Fällen operativ zugänglicher Aneurysmen und operabler Mißbildungen.

Es ist immer wieder erstaunlich, eine wie geringe Sorgfalt im allgemeinen auf die Symptomatik der Hirnarteriosklerose gelegt wird, obwohl die Anzahl der Hirnsklerotiker gerade in den inneren Kliniken erheblich ist (Staehelin). Unter meinen klinischen Fällen beträgt der Anteil bis 45%. Ins einzelne gehende Prüfungen der Hirnfunktionen sind zwar nicht Aufgabe des Internisten, wie im Rahmen dieser Arbeit immer wieder betont wird, jedoch darf man auf sie nicht ganz verzichten. Dazu gehörte allerdings, daß der Internist sich etwas mehr mit den Dingen der Psychiatrie befaßt und daß die Psychiater sich einer etwas faßlicheren Dialektik befleißigen müßten (W. Gruhle).

Mit der Behinderung der Blutstrombahnen kommt es zur Herabsetzung und Verminderung zerebraler Leistungen; hierbei fällt das gleiche auf, was man bei hirntraumatischer Leistungsschwäche feststellen kann: Die Einbuße schneller oder gleichzeitiger Reaktionen, die sich durch einfache Untersuchungen feststellen lassen. Bei den gefäßbedingten Leistungsschwächen fehlen nach meinen Erfahrungen die Kompensationsmechanismen, die man im Verhalten der Hirntraumatiker, die ihrer Aufgabe gerecht werden wollen, fast ausnahmslos beobachten kann. Wahrscheinlich spielt hierbei Ausmaß und Tempo der Gefäßalterationen eine besondere Rolle, denn am geringsten sind diese Ausgleichtendenzen bei den atrophisierenden oder degenerativen Prozessen des Hirns, wie ALZHEIMERsche und PICKsche Krankheit oder bei der progressiven Paralyse anzutreffen. Daneben machen sich Beeinträchtigungen der Merkfähigkeit, der Konzentrationsfähigkeit, der Aufmerksamkeit, Abstumpfungen und Labilität der Affekte bemerkbar, während die Erinnerungen an lang zurückliegende Ereignisse noch erhalten bleiben. Ganz interessant ist auch die immer wieder gemachte Erfahrung, daß die Kenntnis hinzugelernter Sprachen, selbst wenn sie schon in jungen Jahren erlernt wurden, nachläßt. Gerade an den Hirnsklerotikern läßt sich die Vielseitigkeit der Bewußtseinsfunktionen durch das langsame Erlöschen der einzelnen Lichter studieren.

Bei den Hirnatrophien der ALZHEIMERschen und PICKschen Krankheit sehen wir im großen und ganzen gleichartige Bilder. Die sprachlichen Eigenarten (Logoklonie) und schneller einsetzende Stumpfheit kennzeichnen jene, die Antriebsstörung, das längere Erhaltensein einfacher geistiger Fähigkeiten diese Form der progredienten Hirnleistungsschwäche mit langsamer Zerstörung der spezifisch menschlichen Fähigkeiten bis zur gänzlichen Verblödung.

Bei der luetischen Endarteriitis obliterans kommt es ebenfalls zur zunehmenden Einbuße der Hirnleistungen. Die Lues ist als Ursache von Hirngefäßveränderungen und damit von Bewußtseinsstörungen trotz der so großen Verbreitung der Syphilis und trotz der Häufigkeit viszeraler Formen ausgesprochen selten (W. KOCH, HERXHEIMER u. a.). Selbst die progressive Paralyse gehört heute zu den selteneren Erkrankungen.

Paralytische Bewußtseinsstörungen sind diagnostisch durch die niemals fehlenden serologischen Befunde und die typische Pupillenstarre (meistens absolute Starre bei mittlerer Weite) nicht zu verkennen. Die Paralyse wird eigentlich nie übersehen, auch nicht in jenen kurzdauernden Anfällen, die von einer vorübergehenden geistigen Aufhellung gefolgt sind.

Schwieriger liegen die Dinge ganz im Beginn paralytischen Abbaus, wenn die intellektuellen Kompensationsmechanismen noch so ausreichend sind, daß kürzere Untersuchungen in der Sprechstunde nichts auffälliges aufdecken (Reflexanomalien also noch nicht eingetreten sind), oder daß die Umgebung des Kranken keine seelischen Veränderungen gemerkt hat. Die Parenchymschädigung des Hirns kann bekanntlich jahrelang übersehen werden. Irgend ein kleineres Symptom wird vom Arzt sogar für harmlos gehalten. So stellte ich einmal bei einer versorgungsärztlichen Nachuntersuchung eine Paralyse bei einem Mann fest, der zwei Jahre von einem namhaften Psychotherapeuten wegen „Schreibkrampfes" mit Suggestivmaßnahmen behandelt worden war. Gegen die Irrtümer dieser Art hilft nur die Gründlichkeit des oft so verpönten „schulmedizinischen" Denkens.

Die Apoplexien erscheinen als akute tiefe Bewußtlosigkeiten oder als kurze Verdunkelungen, Absenzen, nach denen dann der Arzt in der Anamnese besonders fahnden muß, weil die Kranken teils aus psychologischen Gründen, teils auf Grund krankheitsbedingter Aufmerksamkeitsschwäche nicht spontan von diesen kurzen

Trübungen des Sensoriums sprechen. Dem Arzt geben diese kurzen Attacken und kleineren Insulte wichtige Hinweise für den Stand der Gefäßalteration.

Handelt es sich um massive Blutungen, dann kommt der Patient akut in einen tiefkomatösen Zustand. Beim Hinfallen können sich die Patienten noch erheblich verletzen, was u. U. zu forensischen Konsequenzen führen kann.

E. W. 8467/45, 3345/46, 5567/49, 58 Jahre, Gelegenheitsarbeiterin. Eltern an Altersschwäche, Mann mit 43 Jahren an Pneumonie gestorben. Röteln, mit 15 Jahren Rheuma, mit 25 Jahren Ruhr, mit 37 Jahren Bauchhöhlenschwangerschaft. Mit 49 Jahren erstmalig Magenbeschwerden, mit 54 Jahren Gastritis, mit 57 Jahren Operation wegen präpylor. Ulkus, Braunsche Anastomose. Damals erstmalig Hypertonie. Am 6. 5. 49 ohnmächtig auf der Straße zusammengebrochen. Bewußtlos eingeliefert, wacht aber schon nach kurzer Zeit auf, weiß nur, daß sie einkaufen gehen wollte, ist wieder über Ort, Zeit, Person orientiert, klagt über Kopfschmerzen, erbricht mehrfach. Befund: Hautabschürfung über dem linken Os zygomaticum. Hämatom über dem linken Os parietale, Hypertonie von 220/110 mm Hg RR, enge Augenfundusarterien, Nieren o. B., Herz nach links verbreitert, ASR, PSR rechts lebhafter als links. Frakturen der 7., 8., 9. Rippen links. An den Frakturstellen rundliche Aufhellungen. Fissurlinie vom linken Scheitelbein kaudalwärts bis in die linke Okzipitalregion.

Dieser Fall ist trotz seiner Banalität von einer gewissen grundsätzlichen Bedeutung. Er zeigt, daß eine Frau, die schon längere Zeit an einer sogenannten essentiellen (benignen) fixierten Hypertonie leidet, infolge einer zerebralen Durchblutungsstörung plötzlich auf der Straße zusammenbricht und dabei so heftig auf dem Straßenpflaster aufschlägt, daß sie sich das linke Scheitelbein und drei Rippen bricht. Da an den Bruchstellen der Rippen rundliche Aufhellungen zu erkennen sind, ist an eine Entkalkung zu denken, die die Fraktur durch Sturz begünstigte. Der Schädel ist nicht kalkarm. Eine größere Blutung ins Schädelinnere erfolgte nicht, die kommotionellen und vasomotorischen Folgen klingen sehr schnell ab. Soweit das Banale. Der Fall beweist außerdem, daß ein Sturz infolge einer plötzlichen, für den fixierten benignen Hochdruck so charakteristischen Ohnmacht mit solcher Wucht erfolgen kann, daß es zur Schädel- und Rippenfraktur (bei einer osteoporotischen Prädisposition) kommen kann.

In einem zweiten Fall ergaben sich aus diesem Beispiel forensische Konsequenzen.

Aktenz. Falk ... (500) 19 KS — 54/47 (72/47). Bei einem Wortwechsel zwischen einem 65jährigen Werkzeugausgeber H. und dem 25 Jahre jüngeren F. stürzte der H. nach hinten über, schlug gegen eine eiserne Kiste und dann auf den Zementfußboden. Dort blieb er besinnungslos liegen. Man brachte ihn in ein Krankenhaus, in dem er nach 8 Tagen verstarb. Eine nähere klinische Untersuchung wurde nicht mehr vorgenommen, jedoch wurde eine Hypertonie von 240 RR festgestellt. Die Sektion ergab einen Schädelbruch, ein subdurales Hämatom rechts und einen Kontusionsherd im rechten Stirnhirn, Arteriosklerose der Hirnarterien. F. wurde von der Staatsanwaltschaft wegen Körperverletzung mit Todesfolge gem. § 226 StGB angeklagt, weil dem Sturz des H. eine Auseinandersetzung mit F. vorangegangen war und F. zugegeben hatte, dem H. die Hand auf die linke Schulter gelegt zu haben. H. sei bei dem Streit plötzlich blaß geworden und zusammengebrochen. Bei der ersten Gerichtsverhandlung bestritt der ärztliche Gutachter die Möglichkeit eines Ablaufes ohne fremde Gewalteinwirkung. Auf Antrag der Verteidigung wurden zwei andere ärztliche Gutachter hinzugezogen. Aus dem Gutachten: Daß H. an einer Gefäßerkrankung litt, bei der es zu plötzlichen Ohnmachten gelegentlich, besonders bei Gemütserregungen, kommt, ist mit an Sicherheit grenzender Wahrscheinlichkeit anzunehmen. Die plötzliche Blässe des Gesichtes, die F. gesehen haben will, spricht für eine solche plötzliche Durchblutungskrise. Wahrscheinlich verlor H. plötzlich seinen Halt und stürzte zusammen. Beim Fallen schlug er gegen die Eisenkiste und zog sich den Schädelbruch und die Hirnkontusion zu, die die Todesursache waren. Deshalb erscheinen die Angaben des Angeklagten F. glaubhaft. Das Gericht schloß sich den Ausführungen der Sachverständigen an.

Halbseitenlähmungen, Déviation conjuguée der Augen und des Kopfes, Pulsverlangsamung, primäre Areflexie, folgende Spastizität der gelähmten Seite, BABINSKI usw. sind die allgemein bekannten Folgen der Apoplexie. Kleinere Blutungen in die Capsula interna führen zu kürzerem Bewußtseinsverlust, sind aber neben den totalen oder monoplegischen Halbseitenlähmungen stets von recht erheblichen intellektuellen Veränderungen begleitet. Für einen apoplektischen Insult sprechen u.a. auch die halbseitigen, vasomotorischen Eigentümlichkeiten: Zyanose, Ödem, Herabsetzung der Hauttemperatur auf der Seite der Zyanose.

Bei tieferem Sitz der Blutungen kombinieren sich transitorische Bewußtseinsstörungen mit Halbseitenlähmungen und Hirnnervensymptomen, wenn nicht auch hier die Blutung so massenhaft ist, daß der Patient sofort in ein tiefes Koma gerät.

Die kleinen Kugelblutungen, wie sie u. a. EICKE beschrieben hat, und lokale Gefäßspasmen (PAL) pflegen mehr jene schon erwähnten kurzen geistigen „Verdunkelungen" auszulösen, wenn es auch gelegentlich zu tieferen Ohnmachten kommen kann.

Liquorveränderungen sind bei all diesen Fällen nur dann zu erwarten, wenn die Blutung in das Ventrikelsystem Eingang gefunden hat oder langsam dorthin durchsickert.

Die Therapie bei den Gefäßerkrankungen des Hirns ist für die syphilitischen und mykotischen heute wohl zweifelsohne das Penicillin, das man deswegen intramuskulär und nicht intrathekal zu geben hat, weil es mit dem Blutstrom an die erkrankten Gefäße und mit ihnen an das erkrankte Parenchym gelangen kann, ganz im Gegensatz zu den bakteriellen Erkrankungen der Meningen, bei denen nur eine intrathekale Therapie sinnvoll ist.

Die arteriosklerotischen und degenerativen Hirnerkrankungen und Bewußtseinsstörungen sind einer ätiologischen Therapie nicht zugänglich. Die symptomatische Therapie der Apoplexie soll ein rasches Absinkenlassen des Blutdruckes vermeiden (DE SEZE), deshalb sind auch die Aderlässe bei Apoplexie als unzweckmäßig abzulehnen.

Hirntumoren können durch Blutungen und durch plötzliche Verschlüsse des Liquorsystems akute und schwer bedrohliche Bewußtseinsstörungen erzeugen. Reizsymptome einerseits, Ausfallserscheinungen andererseits, Stauungspapille, Röntgenbild, Enzephalo- oder Ventrikulographie sind die bekannten Wege der Diagnostik. Es muß an dieser Stelle darauf hingewiesen werden, daß keine diagnostische Lumbal- oder Okzipitalpunktion statthaft ist, wenn eine Stauungspapille gesichtet wird, d.h. mit anderen Worten: Keine Punktion, ehe nicht der Fundus oculi betrachtet ist! (Es erübrigt sich, ein Wort darüber zu sagen, daß jeder Arzt die Technik des Augenspiegelns im direkten Bilde [elektrisches Ophthalmoskop] beherrschen muß.)

Langsam einsetzende Trübungen der Luzidität sind bei den allmählich heranwachsenden Neoplasien zu erwarten. Das leere, ausdruckslose Tumorgesicht ist jedem geläufig. Unter dem klinischen Bilde des Pseudotumors bergen sich akutere Formen des Hirnödems und der Hirnschwellung, wie sie bei pseudourämischen Zuständen und serösen Entzündungen des Hirns vorkommen. Nach H. EPPINGER kann es grundsätzlich in jedem Organ zu lokalen serösen Entzündung kommen, die er als „Albuminurie" in die Gewebe bezeichnete. So hält er es auch für möglich, daß es durch alimentäre Intoxikationen zu akuten Bewußtseinstrübungen nur durch Hirnschwellung kommen kann.

Für diese Fälle schlägt er eine sehr energische Dehydrierung vor, die auch bei echten Hirntumoren (im Gegensatz zum „Pseudo"tumor) für den inneren Kliniker empfohlen werden muß, bis er den Kranken dem Neurochirurgen übergeben kann.

Aus eigenen Erfahrungen möchte ich dem Internisten abraten, sich mit der speziellen Hirntumordiagnostik befassen zu wollen. Jeder diagnostische Eingriff, wie Enzephalo-, Ventrikulo- und Arteriographie sind nur für den Arzt statthaft, der in der Lage ist, evtl. sofort einen neurochirurgischen Eingriff der Diagnostik folgen zu lassen. ·

Die postvakzinale Enzephalitis tritt meist sehr akut und mit hohem Fieber 9—12 Tage nach der Impfung auf und erzeugt ein charakteristisches Krankheitsbild; bei dem in der überwiegenden Zahl der Fälle die verschiedensten Grade der Bewußtseinsstörungen und epileptische Anfälle auftreten. Der Liquorbefund zeigt meistens alle Zeichen einer meningealen Reizung (s. Kurve). Eine ätiologische Therapie gibt es nicht, jedoch dürfte nach den Ergebnissen der Fiebertherapie bei Poliomyelitis (Munck, Tietze) auch bei der Impfenzephalitis Pyrifer angezeigt sein.

Die akute disseminierte Enzephalomyelitis, die Pette als erster als eine klinisch und anatomisch besondere Krankheit beschrieb, führt in ihrem sehr mannigfaltigen Verlauf durch die zerebral-meningealen Entzündungsvorgänge auch zu Bewußtseinstrübungen, epileptischen Anfällen, u. U. sogar zum tiefen Koma. Es besteht meist hohes Fieber, Meningismus, der Liquor zeigt Globulin- und Zellvermehrung. Es bestehen Hirnnervenlähmungen, flüchtige oder bleibende Paresen, Parästhesien, Blasenlähmungen, Halbseitenlähmungen, je nachdem wo sich der Prozeß im Rückenmarksquerschnitt oder im Hirn ausbreitet.

Auch bei dieser Erkrankung des Nervensystems kann man bislang nur eine symptomatische Therapie beginnen.

Zu dieser Krankheitsgruppe gehören noch die para- und postinfektiösen Enzephalomyelitiden, wie man sie nach Masern, Varizellen, Rubeolen, Pocken, Tetanus, Diphtherie, Typhus, Scharlach und Pneumonie sieht, besonders, wenn gleichzeitig mehrere Schädigungen das Nervensystem gleichzeitig treffen, wie es im folgenden Fall war.

F. M., 57jähriger Mann (W.-S.), der mit Ausnahme einer Gonorrhoe und einer harmlosen Kriegsverletzung bis Oktober 1949 immer gesund gewesen war, fing aus exogen depressiven Gründen (Wiederverheiratung mit einer Frau, die ihn vom ersten Tage der Ehe an schlecht behandelte) an, in großen Mengen Schnaps zu trinken. Dadurch kam er mehrfach schwer betrunken nach Hause und schlief dort, ohne sich ordentlich zuzudecken, in einem kalten Zimmer ein. Er erkrankte Anfang Januar 1950 hochfieberhaft. Es ließ sich röntgenologisch ein pneumonischer Herd in linken Mittelgeschoß nachweisen, der unter Sulfonamid- und Penicillintherapie abklang, ohne daß aber das Fieber nachließ. Der Patient veränderte sich psychisch, war unleidlich, bekam Erregungszustände und gleichzeitig heftigste Schmerzen in beiden Beinen und Händen. Die Schmerzen steigerten sich krisenartig. Im Liquor fanden sich keine Veränderungen. Die neurologische Untersuchung ergab eine Polyneuritis mit schlaffen Lähmungen der Füße, Hände, Paraparesen der Schlund- und Kehlkopfmuskulatur und des linken Fazialis.

Die Economosche Krankheit oder epidemische Enzephalitis, Encephalitis lethargica, ist als eine besondere Krankheitsform unter den verschiedenen Enzephalitiden herauszuheben. Sie ist den akuten Infektionskrankheiten zuzurechnen, deren Erreger noch nicht gesichert ist. Sie läßt sich klinisch dahin charakterisieren, daß sie akut fieberhaft mit katharrhalischen Erscheinungen beginnt, die zunächst noch nicht den Verdacht auf eine Hirnerkrankung zu lenken brauchen. Gewöhnlich erst nach einigen Tagen, mitunter auch erst in der zweiten bis dritten Woche, treten dann Symptome hinzu, die die Mitbeteiligung des Nervensystems anzeigen; die Kranken werden schlafsüchtig, verwirrt, es kommt zu Augenmuskellähmungen, Fazialislähmungen. In manchen Fällen treten die für die späten Stadien typischen Hyperkinesen schon sehr früh auf und sind dann gelegentlich von psychotischen Auffälligkeiten begleitet.

Die Krankheit hat die Neigung, in ein chronisches Stadium überzugehen, in welchem dann Parkinsonismus, Charakterveränderungen, Blickkrämpfe, tonische Schluckkrämpfe usw. auftreten.

Der Liquor zeigt im Anfangsstadium alle Zeichen einer akuten Entzündung, späterhin wird er trotz Weiterschleichens der Veränderungen als normal befunden (siehe S. 94).

Für die Probleme der Bewußtseinsveränderungen ist besonders darauf hinzuweisen, daß im chronischen Stadium der Krankheit erhebliche Persönlichkeitsveränderungen zustandekommen können, so daß Konflikte mit dem Strafgesetzbuch heraufbeschworen werden. So berichtet STERTZ von einem Fall, bei dem ein Enzephalitiker in einer postalkoholischen „Bewußtlosigkeit" einen Sexualmord beging.

Die multiple Sklerose macht niemals akute oder langanhaltende Bewußtseinsstörungen, wenn auch nach O. MARBURG gelegentlich epileptische Anfälle vorkommen. Ich habe bei einem reichen Material an multipler Sklerose sowohl in der FOERSTERschen Klinik, wie später an der Nervenabteilung des Staatskrankenhauses niemals epileptische Anfälle mit nachfolgender Bewußtlosigkeit bei multipler Sklerose gesehen. Andererseits sind Veränderungen der Persönlichkeit bei der multiplen Sklerose recht häufig. Entsprechend der Natur dieses schweren Leidens entwickeln sie sich nicht immer schnell, sondern so langsam, daß sie der Umgebung des Kranken eher als dem Arzte auffallen. Niemals jedoch kommen sie zustande, wenn nicht schon erhebliche Veränderungen des Rückenmarks oder an den Hirnnerven in Erscheinung getreten sind und somit die Diagnose sichern.

Die Pachymeningitis haemorrhagica als Ursache von akuten oder langsam einsetzenden Bewußtseinsstörungen nimmt insofern eine besondere Stellung ein, als sie sowohl als selbständiges Krankheitsbild und auch als Begleitsymptom bei anderen Erkrankungen auftreten kann, bei denen der Kliniker nicht ohne weiteres an die Möglichkeit eines gleichzeitig an den Gefäßen und dem Bindegewebe der dura mater sich abspielenden Vorganges denkt. Der Verlauf der Pachymeningitis haemorrh. hat zudem sehr viel Gemeinsames mit den traumatischen sub- und intraduralen Blutungen; mitunter bestehen Zusammenhänge mit einem Trauma, das jahrelang zurückliegen kann. Außerdem ist die P. h. ein gar nicht so seltenes Vorkommnis. K. H. LINK sah unter 18000 Sektionen 941 Fälle von Blutungen in oder unter die harte Hirnhaut, hiervon entfielen allein 668 auf eine P. h. Von diesen 668 Fällen traten 480 Fälle bei Erkrankungen des Herzens, der Lungen, des Brustfelles, der Nieren- und Harnwege, der Leber- und Gallenwege, des Magens und Darmes auf.

Unter meinem klinischen Material sah ich 7 Fälle von Pachymeningitis haemorrhagica unter 11588 Aufnahmen der letzten vier Jahre. Die Diagnose konnte stets gestellt werden.

Die Blutungen breiten sich in der inneren Schicht der Dura aus und können dort als ein abgeschlossener Sack hirnverdrängend wirken oder aber Blutungen nach dem subduralen Raum oder in die Hirnfurchen dringen lassen. Nicht jede pachymening. Blutung (es handelt sich nach LINK nicht um eine entzündliche, sondern um eine progrediente Erkrankung der fibrösen Innenschicht der Dura mit hyperplastischen Vorgängen in den kleinen Duragefäßen) muß das Bewußtsein zum Erlöschen bringen, sondern nur jene, die das Hirn komprimieren. Die Kranken klagten entweder schon vor den eigentlichen Blutungen über starke und zunehmende Kopfschmerzen oder gaben einen plötzlichen sehr heftigen Schmerz an. Dieser Schmerz kann so stark sein, daß die Patienten zunächst kollabieren, aber nicht bewußtlos bleiben. Er beruht auf direkter Reizung der Rezeptoren der Hirnhaut, die bei den Menschen sehr verschieden stark ausgebildet sind (O. FOERSTER) oder auf einer Reizung der hinteren Wurzeln des Rückenmarkes durch das in die subduralen Räume sickernde Blut.

Es besteht Nackensteifigkeit, Fieber bis 40° (zentrale Hyperthermie). Kommen die intra- oder subduralen Blutungen bei P. h. nicht zum spontanen Versiegen, dann verliert der Kranke rasch sein Bewußtsein. Sind die Blutungen einseitig, dann kann durch Kompression der Hirnrinde eine Apoplexie vorgetäuscht werden, da eine spastische Lähmung der kontralateralen Seite die Folge ist. Die unaufhaltsame Blutung führt schließlich zum Tode, wenn es nicht gelingt, rechtzeitig die richtige Diagnose zu stellen und durch neurochirurgische Eingriffe eine Entlastung herbeizuführen (Punktion des Hämatoms).

Auf die richtige Fährte hilft neben der zunehmenden Somnolenz die Stauungspapille, der sehr häufig progrediente Meningismus und das gleichzeitige Vorliegen innerer Krankheiten, die am häufigsten bei P. h. anzutreffen sind (Sepsis, Endokarditis, Hepatitis). Der Liquor ist immer xantochrom oder frisch blutig und xantochrom. Es empfiehlt sich daher, blutigen Liquor zu zentrifugieren, um die Xantochromie herauszuschälen.

Man wird es als Internist mitunter schwer haben, einen Neurochirurgen davon zu überzeugen, daß in diesen Fällen der zunehmenden Bewußtlosigkeiten ein chirurgischer Eingriff die Ultima ratio ist, denn die Neurochirurgen operieren nicht gern bewußtseinsgetrübte oder -geschädigte Hirnkranke. Liegt ein Trauma in der Anamnese vor, dann sind sie noch am ehesten von der Indikation einer dringlichen Operation zu überzeugen. (LINK beobachtete 40 Jahre nach einem Schädeltrauma eine P. h.)

GUTTMANN empfiehlt in Zweifelsfällen die Enzephalographie, die Verdrängungen des Hirns und der Hirnhohlräume ergibt. GLASER und SJAARDEMA konnten elektroenzephalographisch den Sitz des Hämatoms bestimmen. Daß die traumatischen Hirnblutungen, sei es als Pachymeningitis haemorrhagica, sei es als Spätblutungen, sei es sogar als rezente Unfallfolgen zunächst der inneren Klinik vorgeführt werden, liegt immer im Bereiche des Möglichen. Es wurde schon darauf hingewiesen, daß bei der P. h. der Unfall weiter zurückliegen kann und deshalb als bedeutungslos in der Anamnese nicht erwähnt wird.

In der FOERSTERschen Klinik operierte ich einen 9jährigen Knaben, der zwei Wochen nach einem Trauma dösig und langsam bewußtlos geworden war. Er war mit einem harten Lineal, das man in Schlesien „Kantel" nennt, wegen irgend einer jugendlichen Missetat von seinem Vater mehrfach auf den Kopf geschlagen worden. Da wegen linksseitiger spastischer Reflexe eine rechtsseitige traumatische Spätblutung angenommen wurde, eröffnete ich die Schädelkapsel über der rechten A. meningea media, die aber intakt war. Nach Erweiterung der Trepanationsöffnung schimmerte ein subdurales Hämatom hindurch, unter dem ein etwa walnußgroßer Erweichungsherd an der Grenze zwischen Stirn- und Temporalhirn lag, der zu einer Arrosion eines größeren Gefäßes geführt hat; dadurch kam es zu einer größeren Nachblutung.

Bemerkenswert ist bei diesem Fall, daß zwischen Trauma und Operation keine epileptischen Krämpfe auftraten, wie sie SPERANSKY bei seinen Epilepsieversuchen bei Hirnunterkühlung am Hundehirn sah. Seine Versuche harren durchaus noch einer exakten Überprüfung.

Ein zweiter Fall kennzeichnet ebenfalls die Breite der inneren Differentialdiagnose:

K. St., Maler, 61 Jhr. Nr. 7665/47, wurde in bewußtlosem Zustande um 13,30 Uhr von einem Unfallwagen eingeliefert. Der begleitende Sanitäter gab an, daß St. 0,45 Uhr in die Rettungsstelle von einigen Bahnbeamten geschafft worden sei, weil St. von der Bahnsteigkante auf die Schienen gefallen wäre. Er hätte auf alle Beteiligten den Eindruck eines Betrunkenen gemacht, deswegen habe man ihn in der Rettungswache bis zum Morgen liegen lassen. Erst gegen 11 Uhr sei eine Ärztin erschienen, die den Patienten wegen intrakranieller Blutung einwies. Die Haushälterin des St., die man unterdessen benachrichtigt hatte, gab an, daß St. abends vorher zu einer Festlichkeit gefahren sei.

Die aufnehmende chirg. Abt. verlegte den Kranken wegen Apoplexie auf die Innere Abt., nachdem man einige kleinere Hautabschürfungen versorgt hatte.

Status pr.: Hautabschürfung am linken Unterschenkel, Hämatom über dem Hinterhaupt. Tiefe Bewußtlosigkeit, röchelnde Atmung. Der Kopf ist nach rechts gedreht und kehrt in diese Lage auch nach passiver Linksdrehung wieder zurück. Babinski links, sonst normale Reflexe, Fazialisschwäche links, Blasenlähmung. Druckpuls um 50. Im Urin Zucker positiv, Aceton negativ. Liquor blutig und xanthochrom. Man nimmt zunächst eine Apoplexie bei einem Diabetiker an. Um 16,45 Uhr tritt der Tod ein. Sektionsergebnis (O. A. Dr. Brandenburg) Schädeldachfraktur. Bruchspaltbeginn vorn im Bereich des rechten Sinus frontalis. Spaltende im Bereiche der linken Hinterhauptschuppe. Ausgedehntes schweres epi- und subdurales Hämatom über der rechten Hemisphäre. Durariß über dem rechten Frontal- und Parietallappen. Flache lentikuläre Blutungen und Erweichungen der Hirnrinde beider Stirnpole und -basen, der Stirnlappen sowie an beiden Unterflächen der Temporallappen. Kleine Kontusionsblutungen im hinteren Balkenteil. Größere Blutung in das Höhlengrau im mittleren Teil des III. Ventrikels und um den Aquaeductus Sylvii herum mit Zerreißung des Ependyms. Ausgedehnte intrameningeale Blutungen über der re. Hemisphäre, fleckförmige über der linken.

Deformierende chronische Tracheobronchitis, Pleuraverwachsungen über dem linken Lungenoberlappen. Kräftiges besonders rechts hypertrophes Herz. Chronisches Emphysem der Lungen. Blutreichtum von Leber und Nieren. Allgemeine Adipositas. Fettleber. Adipositas cordis.

Illchmann-Christ hat an Hand einiger überaus interessanter Fälle darauf hingewiesen, daß bei Kindern subdurale Hämatome nicht so selten sind. In erster Reihe stehen die Geburtstraumen, dann aber spielt die Zartheit der kindlichen Gewebe bei Traumen, die den Schädel treffen, eine besondere Rolle. Er führt Beispiele dafür an, daß nach Kindesmißhandlungen sich diese Hämatome entwickeln können und dann zu plötzlichen ungeklärten Bewußtseinstrübungen und Tod führen können.

Zusammenfassend kann man sagen, daß die Pachymeningitis haemorrhagica und das subdurale Hämatom als Traumafolge als eine idiopathische Erkrankung und schließlich als Begleiterkrankung bei einer ganzen Reihe von inneren Erkrankungen vorkommen, die zu einer erhöhten Durchlässigkeit der Gefäße führen. Hierzu gehören auch die physiologischen Schwankungen der Kapillardurchlässigkeit bei den Gestationsvorgängen.

Die erhöhte Durchlässigkeit der Kapillaren kurz vor der Periode ist so banal, daß sie von Ärzten und Laien kaum noch registriert wird. Man findet „blaue" und „gelbe" Flecken an den verschiedensten Körperstellen, ohne daß die Patientinnen sich gestoßen haben. Manchmal können die Kranken angeben, daß plötzlich in der Tiefe ein Schmerz entstanden sei und daß sie aus Erfahrung wüßten, daß an der gleichen Stelle nach einigen Tagen ein verfärbter etwa 3—5 cm ⊖ Fleck entstehen wird. Ich habe bei in dieser Weise stigmatisierten Frauen zweimal Blutungen ins Hirn auftreten sehen. Bei der einen wiederholten sich die Hirnblutungen in zyklischen Schüben und es kam zu einer schwersten Chorea, offenbar durch Blutung in den N. caudatus. Bei einem dritten Fall trat eine Pachymeningitis haem. im 8. Schwangerschaftsmonat auf. S. Lerer beschreibt einen ähnlichen Fall im 5. Schwangerschaftsmonat. Die Blutungsbereitschaft bleibt bestehen, solange die Schwangerschaft vorliegt. Deshalb wird die Schnittentbindung anzuraten sein.

Aus diesen Feststellungen sind einige Konsequenzen zu ziehen. Bei jeder Bewußtseinstrübung und bei jedem Bewußtseinsverlust, bei denen ein Unfall nicht ausgeschlossen werden kann, muß eine sehr genaue Röntgendiagnostik des knöchernen Schädels erfolgen. Man begnüge sich niemals mit einer Aufnahme in nur einer Ebene. Von dem Grundsatz, Bewußtlose ohne Anamnese oder mit Unfallanamnese zu röntgen, darf nicht abgewichen werden, auch wenn andere Ursachen der Bewußtlosigkeit möglich sind. Schädeltraumen können zu zentralen Reizglykosurien führen, die einen Diabetes mellitus vortäuschen können.

Besonders bei bewußtlosen Kindern ist an ein Schädeltrauma und intrakranielle Blutungen zu denken.

Intrakranielle Blutungen kommen traumatisch und durch idiopathische oder konkomittierende Gefäßschäden zustande.

Ähnliches gilt für die Epilepsie. Wenn es auch auffällig ist, wie selten man bei Epileptikern schwerere Verletzungen, insbesondere schwerere Frakturen des Schädels sieht, so liegen sie doch durchaus im Rahmen des Möglichen, so daß sich zwei und mehr Ursachen der Bewußtlosigkeit überschneiden können (z. B. Alkoholabusus, Status epilepticus bei einem Epileptiker, Schädelbruch und Blutung der A. meningea media).

Por., Lehrer, (Pr. Kl. Neurode) 56 J., seit Jugend seltene epileptische Anfälle in Intervallen von Monaten und Jahren. In den letzten Jahren zunehmend dem Alkohol verfallen. Beim Nachhausegehen vom „Dämmer"schoppen epileptischer Anfall, bei dem P. gegen einen Türpfosten stürzt. Bewußtlosigkeit von kurzer Dauer. Es treten kurze epileptische Krämpfe mit Bewußtseinsverlust auf, zwischen denen P. etwas klarer, aber verworren ist. Am besten gelingt in dieser Zeit eine Verständigung in lateinischer Sprache! Schließlich wird P. zunehmend somnolent und bekommt eine linksseitige Fazialisparese. Trepanation über der rechten A. meningea media. Ausräumung eines epiduralen Hämatoms. Unterbindung der A. meningea. Schon auf dem Operationstisch wird der Patient wach. Heilung.

In den Monaten nach der Operation ergab sich, daß Patient erhebliche Wesensveränderungen im Sinne des chronischen Alkoholismus und der Epilepsie aufwies.

Symptomatische und genuine Epilepsie können zu partiellem oder totalem Bewußtseinsverlust führen. Der plötzlich oder mit Aura einsetzende Anfall ist von klonischen oder tonischen Konvulsionen begleitet und wird auch von Laien nie verkannt, die epileptischen Absenzen werden schon leichter übersehen. Nächtliche epileptische Anfälle können vollkommen unbemerkt verlaufen.

Die epileptischen Dämmerzustände stellen partielle postepileptische Bewußtseinsstörungen dar, die in jeder Hinsicht sehr ernst zu nehmen sind, da die Kranken für sich selbst und ihre Umgebung eine ständige Gefahr bedeuten. Man halte sich mit der Diagnostik solcher Kranken in einer offenen Station nicht auf, denn sie gehören auf eine geschlossene Spezialabteilung. Für den inneren Kliniker gilt es bei diesen Kranken zu klären, ob sich unter diesen Dämmerzuständen nicht Pseudo-Urämie, Urämie, Hypoglykämie oder eine symptomatische Epilepsie durch Verwurmung verbirgt.

Kinner Wilson beschreibt „visceral variants" der Epilepsie, die gelegentlich in der inneren Klinik auftauchen und dort verkannt werden. In Intervallen kommt es zu Anfällen von unregelmäßiger Dauer, bei denen Herz„stoßen", Schwindelgefühl, Zittern, Atembeschleunigung, Unfähigkeit zu sprechen, den Kranken quälen. Diese Anfälle können von psychischen Ausnahmezuständen begleitet sein. Wahrscheinlich handelt es sich bei diesen epileptischen Äquivalenten, bei denen also Attacken von visceralen Sensationen und nachfolgenden Bewußtseinsstörungen das klinische Bild beherrschen, um Schädigungen der vegetativen Zentren des 3. und 4. Ventrikel und des Paleothalamus.

Hinsichtlich der symptomatischen Therapie des Status epilepticus und der Dämmerzustände sind einige Richtlinien zu beachten, die sich aus den klinischen Erfahrungen gewinnen lassen (vgl. Kap. Therapie): Nach eingehender Untersuchung, bei der insbesondere die Röntgenaufnahme des Schädels in mehreren Ebenen, der Augen- und Ohrenspiegelbefund nicht fehlen darf, um rasch progrediente, zur Epilepsie führende Schädigungen auszuschalten, gebe man von vornherein eine genügende Dosis krampfstillender Mittel. Jeder schüchterne Versuch, mit kleinen Dosen Luminal auszukommen, ist zwecklos und schädlich. Ist der Kreislauf leistungsfähig und kann der Kranke zwischen den Anfällen schlucken, dann gebe man Chloralhydrat 1—2 g per oral, oder als Klysma 3—4 g, oder Scophedal Stärke I i.m. Evipannarkose hilft nur für einen kurzen Augenblick und ist abzulehnen.

Unter Narkolepsie versteht man Anfälle von Zwangsschlaf, der alle Charakteristika des normalen Schlafes, also auch Erweckbarkeit, aufweist, und die plötzliche Erschlaffung der gesamten Skelettmuskulatur bei vorwiegend affektiven Anlässen herbeiführt.

Während beim Zwangsschlafen das Bewußtsein erlischt, bleibt beim affektiven Tonusverlust (Redlich) das Bewußtsein voll erhalten. Der neurologische Befund ist in der Regel völlig normal, es sei denn, daß es sich um Folgezustände der Economoschen Krankheit handelt; Fettstoffwechselstörungen sind nach Redlich, Wilder, Wilson, Thiele und Bernhardt relativ häufige Begleiterscheinungen der Narkolepsie.

Die echte Migräne als Folge einseitiger diffuser oder zirkumskripter, sympathisch bedingter Gefäßkrisen (du Bois-Reymond) kann nicht nur Ausfälle auf optischem, akustischem, sensorischem, motorischem Gebiete erzeugen, sondern auch zu erheblichen akuten Bewußtseinsschädigungen Veranlassung geben. Es ist nicht der heftige Schmerz, der die Kranken „benommen" macht, sondern echte Einengung der verschiedensten Bewußtseinsqualitäten; sei es, daß die Wahrnehmungen beeinflußt werden, sei es, daß Halluzinationen, gemütliche Verstimmungen, Erregungszustände u. ä. m. anfallsweise die Kranken behindern. Daß diese Alterationen als echte Äquivalente der Migräne anzusehen sind, geht nicht nur daraus hervor, daß sie ebenso rasch, wie sie gekommen waren, abklingen, sondern auch aus der guten therapeutischen Beeinflussung mittels Novokaininjektion in den Halssympathikus.

Unter „Affektkrämpfen" und „Wegbleiben der Kinder" (Ibrahim, Oxenius, Oppenheim, Ziehm, Bratz) versteht man Anfälle von Bewußtlosigkeit, die durch forcierte oder falsche Atmung beim Schreien das Kind befallen. Sie haben nichts mit der echten Epilepsie zu tun, gehören auch nicht in das Gebiet der Spasmophilie. Sie erschrecken die Eltern der Kinder immer außerordentlich, zumal sie gerade in seelisch labiler Familienumgebung nicht selten sind. Die Kinder erholen sich stets sehr schnell, Todesfälle kommen nicht vor. Man darf sie jedoch nicht mit spasmophilen tetanischen Krämpfen verwechseln, die durch die objektiven und sicheren Zeichen der erhöhten galvanischen und mechanischen Muskelerregbarkeit und den Stridor gekennzeichnet sind.

M. N. Pai beschrieb unlängst hypersomnische Symptome, die mit abnormem Appetit einhergehen. Er bezieht sich auf ältere Arbeiten von Kleine, Lewis, Levin u. a. m. Er ordnet diese Schlafdrangzustände nicht der Narkolepsie zu, sondern bezeichnet sie als eine hysterische Verhaltensweise.

Meningitische Bewußtseinsstörungen pflegen der Diagnose keine Schwierigkeiten zu bereiten: Fieber, Meningismus, Liquorveränderungen fehlen nie. Unter sehr marantischen verhungerten Flüchtlingen nach dem Zusammenbruch unseres Landes, fand ich einmal eine eitrige Meningitis ohne initiales Fieber, wie man es unter derselben Menschengruppe auch bei anderen Infektionskrankheiten beobachten konnte. Offenbar brachten die Unglücklichen infolge ihrer somatischen Verelendung nicht mehr die Fähigkeit auf, rechtzeitig Abwehrkräfte zu mobilisieren. Hierfür spricht auch, daß unter Besserung des körperlichen Allgemeinzustandes bei Weiterbestehen des Infektes Fieber nachträglich zustande kommt.

Die Typendiagnose der Meningitiserreger ist für die Therapie und damit für die Beseitigung der Bewußtseinsstörung mit größter Beschleunigung vorzunehmen, weil von ihr der zu wählende therapeutische Weg abhängt.

Jeder Liquor, der entnommen wird, muß grundsätzlich sofort von sachkundiger Hand verarbeitet werden. Zellzählung, -differenzierung, Liquorzucker, PANDY, NONNE-APELT, Zucker- und Kochsalzbestimmung, bakteriologische Verarbeitung dürfen nicht auf sich warten lassen. Die Zellzahl des Liquors vermindert sich beim Stehenlassen nicht nur durch Sedimentbildung, sondern auch durch Autolyse (FISCHER, KAFKA). Schwierigkeiten ergeben sich hauptsächlich dann, wenn der Erregernachweis nicht gelingt. Es erhebt sich dann die bange Frage: Tbc.-Meningitis, Virusmeningitis, seröse Meningitis, Poliomyelitis, Leptospirose?

Aus der Übersichtstabelle sind die differential-diagnostisch wichtigen Hinweise zu entnehmen. Die größten Schwierigkeiten bietet nach unseren Erfahrungen die Einordnung jener meningealen Reizformen, die man gehäuft während der Poliomyelitisepidemien, aber auch in den Zwischenzeiten zu sehen bekommt (vgl. ANDERS, KOCH, TIETZE — Aktuelle Probleme der inneren Medizin — Bd. I, 1, S. 138—141).

Eines wird von allen Untersuchern betont: Tief komatöse, rein meningeale Poliomyelitisformen ohne gleichzeitige schlaffe Lähmungen gibt es nicht. Die rein meningitischen Formen der Poliomyelitis ohne Paralysen pflegen das Bewußtsein nicht zu beeinträchtigen.

Besteht eine erheblichere leukozytäre, mäßige lymphozytäre Zellvermehrung, erhebliche Vermehrung der Eiweißkörper, normaler oder erhöhter Liquorzucker (Vergleichsuntersuchung mit dem Blutzucker nicht zu vergessen!), und bildet sich kein Gerinnsel, dann ist eine bakterielle Meningitis mit penicillinempfindlichen Erregern wahrscheinlich. In diesen Fällen ist eine sofortige intrathekale Penicillintherapie vor dem Erregernachweis gerechtfertigt. Von dieser Frühbehandlung hängt viel ab, denn sie verbessert die Prognose.

Umgekehrt aber darf man beim Verdacht auf tuberkulöse Meningitis selbst bei Bewußtlosigkeit die Streptomycintherapie nicht eher beginnen, bevor der Nachweis der KOCHschen Erreger gelungen ist, denn das Streptomycin ist ein zu differentes Mittel bei intrathekaler Anwendung, so daß das Risiko ohne Grund nicht übernommen werden darf (JOPPICH).

Eine Schädigung durch Penicillin bei intrathekaler oder intralumbaler Anwendung haben wir unter den gesamten Fällen Berlins niemals zu Gesicht bekommen (B. OGROWSKI). Man darf allerdings nicht postmeningitische, herdförmige Ausfälle als Penicillinschäden deklarieren (Ä. Wo 1949) und darf nie über 10000 O. E. intrathekal gehen. ZELLWEGER sah bei Kleinkindern schon bei 10000 O.E. Schäden, die in Form von abakteriellem Meningitisödem verliefen. Auch WALKER berichtete unlängst über P-Schäden bei Dosen, die über 20000 O. E. lagen. Die Rückkehr aus den schweren komatösen Bewußtseinsstörungen zur völligen Aufhellung bei Meningitis sind von besonderem psychologischen Interesse, weil die Erlebnisinhalte der Krankheit sehr verschiedene Färbung aufweisen. Es sind keineswegs in erster Linie die Schmerzempfindungen, die haften bleiben, sondern häufig Töne („ich hörte immer ein Dröhnen, wie im Schwimmbade") und Farben („es waren viele weiße und rote Flecke"). Selbst Eingriffe wie die Punktion bleiben nicht immer als erste Aufhellungsstation im Erinnerungsbild haften, obwohl die Kranken in der Somnolenz, bei der Vorbereitung zu dem ihnen unangenehmen Eingriff, zu jammern anfangen. Sie bringen dabei der Umwelt bereits die erste kritische Aufmerksamkeit entgegen, müssen demnach sich dabei an ein in ihrer Bewußtlosigkeit erlebtes Ereignis erinnern, schalten dies aber später vollkommen aus. Natürlich gibt es auch Fälle, die in ihrem rückschauenden Bewußtsein den Schmerz an erster Stelle haben. Analogien hierzu bestehen bei anderen vorübergehenden Bewußtseinstrübungen, wie bei den Schlafmittelvergiftungen und Rauschzuständen.

Liquorbefunde

	Farbe	Lympho	Neutroph.	Pandy	Nonne	Album. Teilstr.	Globuline Teilstr.	Sachar.	Trypto	NaCl
Normal	wasser-hell	0—8/3	0—8/3	(+) (⊖)	⊖	0,7—1,0 Teilstr.	0,1—0,2 Teilstr.	45—75 mg %	⊖	680—720 mg %
Meningeale Reize (lediglich durch wiederholte Punktion)	wasser-hell	+ bis insgesamt 20/3	+ insgesamt bis 20/3	(+)	⊖	1,0	0,2	45—75 mg %	⊖	680—720 mg %
Paralyse . . .	wasser-hell	bis 100/3	entsprechend bis 100/3	╫	╫	1,0	2,0	45—75 mg %	+	680—720 mg %
Tabes.	wasser-hell	20—50/3	entsprechend bis 100/3	╫	╫	0,9	0,3	45—75 mg %	+	680—720 mg %
Lues cerebri .	wasser-hell	100/3	entsprechend bis 100/3	╫	╫	2,0	1,0	45—75 mg %	+	680—720 mg %
Encephalitis Economo . .	wasser-hell	normal oder bis 50—60/3	normal oder geringe Vermehrung	(+)	⊖	1,0	0,2	45—75 mg %	+	< 720 mg % selten erniedrigt
Multiple Sklerose	wasser-hell	normal selten bis 30/3 sehr selten	normal bis 15/3	(+)	⊖	1,1	> 0,4	45—75 mg %	+	680—720 mg %
Poliomyelitis .	wasser-hell bis trüb	normal langsam ansteigend bis >100/3	bis > 100/3	+ — +++	+ — +++	1,0 — 2,9	0,2 — 0,3	0,45 bis 1,20	⊖	680—720 mg %
Meningitis tbc.	bis trüb	bis 100/3	weniger als Ly. aber vermehrt	+	+	> 1,0		unter 60 mg %	+	> 680 mg %
Meningitis. . . Staphylokokken	trüb	hohe Werte entspr. dem Grad d. Vereiterung	+++ bis über 1000/3	++	++	bis 44 Teilstr.	unter 44	0—45 mg %	(+)	meist erniedrigt
Streptokokken	trüb			++	++	bis 44 Teilstr.	unter 44			
Pneumokokken										
Meningokokken	trüb					bis 44 Teilstr.	unter 44	0—45 mg %		meist erniedrigt

	Farbe	Lympho	Neutroph.	Pandy	Nonne	Album. Teilstr.	Globuline Teilstr.	Sachar.	Trypto	NaCl
Virusmeningitis	hell	bis 1000/3	++	+	+	> 1,0	> 0,2	< 45%	⊖	erniedr.
Hirnabszeß . .	leicht trüb	20—50/3	bis zum eitrigen Liquor	(+)	⊖					normal
SterileMeningitis	hell			(+)	⊖					
Neuritis . . .	hell	normal bis 30/3		+	(+)					
Herpes	hell	normal bis 30/3	30—50/3	+	(+)					
Diphtherie . .	hell	normal bis 30/3		+	(+)	mitunter geringe Vermehrung	Vermehrung	normal	normal	häufig vermindert
Scharlach . . .	hell	normal bis 30/3		+	+					
Epilepsie . . .	hell			(+)	⊖					
Typhus	hell			(+)	⊖					
Mumps	hell	30/3	geringe Grade bis 30/3	(+)	⊖					
Grippe	hell			(+)	⊖					
Pneumonie . .	hell			+	⊖					
Fleckfieber . .	hell			+	(+)					
Leptospirosen .	hell	vermehrt	vermehrt	+	⊖	normal	vermehrt	normal	⊖	normal
Trichinose . . Echinococcus	hell	+	+ auch Eosinoph.	+	+	normal	normal	normal	⊖	normal
Tumor	hell	++ eventuell	++ Tumorzellen	++	++	vermehrt	vermehrt	leicht erhöht	+	normal
Hirnblutung .	blutig xantochrom hell	etwa bis 20 leicht vermehrt	20—30 vermehrt	+	++	vermehrt	vermehrt	leicht erhöht	+	normal
Pachymening. haemorrhag.	blutig	++	++	++	+	vermehrt	vermehrt	normal	⊖	normal

2. Kreislauf-, Nieren-, Leber-, Stoffwechselkrankheiten

Mit dem Versagen einer normalen Herzrhythmik ist die unabhängige Versorgung aller Organsysteme mit der zur jeweiligen Funktion nötigen Blutmenge in Frage gestellt. Hierdurch können mehr oder minder kurze Bewußtlosigkeit und Bewußtseinstrübungen aller Stärkegrade auftreten, sei es, daß durch Anoxämie des Hirns ein direkter Angriff auf die Großhirnrinde erfolgt, sei es, daß durch Funktionsänderungen der Niere, der Leber, der Lungen usw. Stoffwechselstörungen beginnen, in deren Verlauf es zu Autointoxikationen mit narkotischem Charakter kommt. Durch Rhythmusstörungen und Thrombenbildung im dilatierten Herzen können auch mechanische Insulte des Hirns (Embolien) Bewußtseinstrübungen hervorrufen. Schließlich können elektrische Stromeinwirkungen den Herzrhythmus plötzlich verändern und dadurch zu zerebralen, das Bewußtsein trübenden Insulten führen.

Bei allen Fällen hat man typische Vorgeschichten: Längeres Herzsiechtum, Anfälle von Angina pectoris oder Infektionskrankheiten, die das spezifische Reizleitungssystem angreifen können, wie Typhus, Diphtherie, Scharlach usw. Das EKG erhärtet den klinischen Verdacht, indem man Verzögerungen der Reizleitung, partiellen Block, WENCKEBACHsche Perioden, 2 : 1 Block und kompletten Block findet. Nicht immer müssen diese Herzschädigungen ein Versagen der geistigen Klarheit provozieren, aber sie werden auch von den Kranken und selbst von ihrer Umgebung oft genug übersehen. Die Kranken schlafen während der Unterhaltung ein, machen ein „kurzes Nickerchen“, ohne ihre Haltung und Mimik zu ändern, ohne den Faden des Gespräches zu verlieren. Selbst bei Infarkten kann man solch ein blitzartiges Gehen und Kommen des Bewußtseins beobachten.

Andererseits kommt es mitunter auch beim Einsetzen der Arrhythmia absoluta wie bei anderen Leitungsstörungen (Schenkelblock, totaler Block, paroxysmale Tachykardie) zu mehr oder minder kurzdauernden Kollapsen, Absenzen, ADAM-STOCKEschen Anfällen und Ohnmachten, die durch Gefäßreflexe und dadurch bedingte Hirnanämien entstehen.

Manche Kranken gewöhnen sich andererseits offensichtlich schnell an die veränderten Kreislaufverhältnisse. Man findet dann oft zufällig die schwersten Leitungsstörungen. Dies pflegt besonders dann der Fall zu sein, wenn die Krankheit nur sehr langsam fortschreitet und die Lebensgewohnheiten der Kranken keine besonderen körperlichen oder seelischen Belastungen mit sich bringen. Anders jedoch, wenn die Schädigung ein an sich gesundes Herz überfallen hat, wie bei den Infektionskrankheiten. Erschüttern die genannten Noxen den gesamten Kreislauf nachhaltiger durch Störungen der Blutverteilung im Sinne des kardial ausgelösten Bezold-Jarischen Effektes, durch Absinken der peripheren Widerstände mit akuter Blutdruckerniedrigung, dann treten alle Grade der Bewußtseinstrübungen auf. Man sieht neben kurzem bewußtlosem Zusammensacken, ohne Änderung der Haltung und mit nur geringem Erstarren der Mimik oder des Blickes, länger anhaltende Ohmachten, mitunter sogar epileptische Krämpfe.

Diese Anfälle haben eine nicht unerhebliche Ähnlichkeit mit einer besonderen Gruppe, die W. SCHULTE als synkopale vasomotorische Anfälle abgegrenzt hat, die nichts mit einem dekompensativen Versagen des Herzens zu tun haben, sondern außerhalb des Bereiches der Ohnmachten, außerhalb von Schock- und Kollapszuständen bei sonst gesunden Menschen „autochthon oder unter exogenen Bedingungen“ auftreten. Im Vordergrund dieser vasomotorischen, kurzdauernden Bewußtseinstrübungen stehen vegetative Auffälligkeiten der Gesamtpersönlichkeit mit einer erheblichen psychosomatischen Labilität. Diese kurzdauernden Anfälle von Ohnmacht oder Trübung des Sensoriums sind von einer Affektlabilität gefolgt.

Setzt bei Herzkranken mit Klappenfehlern und Arrhythmien Bewußtlosigkeit langsam progredient ein, dann kann neben der permanenten Anoxämie des Hirns auch eine Schädigung der Nierenfunktion mit Retention harnpflichtiger Substanzen vorliegen, also eine kreislaufbedingte Pseudourämie.

Die Anamnesen sind sehr typisch, sofern man sie von den Angehörigen erhalten kann: Zunehmende körperliche Leistungsschwäche, pektanginöse Anfälle, meist schon längere Zeit in ärztlicher Behandlung. Der Puls ist ungleichmäßig, unregelmäßig. Zeichen des länger bestehenden Kreislaufversagens fehlen meistens nicht: Blausucht, Ödeme, Leberschwellung, der Blutdruck kann hoch und tief sein (Dekompensationshochdruck, Dilatationsunterdruck).

Handelt es sich bei einer solchen Anamnese um akute, schlagartig einsetzende Bewußtseinsstörungen, können Embolien hieran schuld sein. Wofür auch aufgetretene Lähmungen sprechen würden.

Lungenembolien, wenn sie nicht sofort tödlich verlaufen, machen sich durch blutiges Sputum, schwere Atemnot und Kollaps bemerkbar. Sie können akut einsetzende tiefe Bewußtlosigkeit erzeugen und den Kliniker vor die Alternative stellen, eine TRENDELENBURGsche Operation vorzunehmen.

Ich hatte zweimal Gelegenheit, A. W. MEYER diese Operation ausführen zu sehen. In beiden Fällen gelang die Operation. In wenigen Sekunden hatte A. W. MEYER das Herz freigelegt, den Embolus extrahiert. Noch waren die Patienten in tiefer Bewußtlosigkeit (ohne Narkose!). Durch manuelle Kompression des Herzens, Traubenzuckerinjektionen und Cardiazol in die linke Kammer kam der Herzmuskel zu effektvoller Arbeit und damit kehrte das Bewußtsein in einigen Minuten zurück. Es bestand keine erhebliche retrograde Amnesie.

Sind bei einer Herzanamnese die Bewußtlosen sehr blaß, dann handelt es sich entweder um ein Versacken des Blutes in der Peripherie (Puls sehr dünn, Schweiß, in den abhängigen Partien und den Akra Lividität) oder um Rupturen großer Gefäße durch luetische oder mykotische Prozesse (geplatztes oder platzendes Aneurysma).

Sehr selten sind Querrisse der Aorta und der großen Gefäße (F. HELLNER), die zwar meistens zu einem schnellen Tode führen, aber andererseits einige Stunden, ja sogar Tage überstehen können.

Da die Zyanose der wegen Herzdekompensation Benommenen oder Bewußtlosen an jene bei Methhämoglobinbildung erinnert, muß man auch bei ihnen die Möglichkeit einer Intoxikation (z. B. Sulfonamide!) in Erwägung ziehen und an eine dadurch bedingte zentral nervöse Schädigung denken. Durch spektroskopische Untersuchung ist eine ebenso schnelle wie einfache Entscheidung zu treffen.

Bei traumatischen Schädigungen des Herzens bewirkt der Schock meistens Kollapse, die das Bewußtsein auslöschen können. Aber mitunter bleibt trotz einer schweren traumatischen Myokardschädigung das Bewußtsein vollkommen klar.

Die Bewußtseinstrübungen bei Herz- und Kreislauferkrankungen kann man mit Hirnanoxämie, mit Anhäufung toxischer Stoffwechselschlacken oder mit embolischen Prozessen in Zusammenhang bringen. Absinken des Blutdruckes, Versacken des Blutes in der Peripherie, mangelnde Herzleistung durch Dilatation des Herzmuskels, dadurch behinderter Gasaustausch in der Lunge und in den Geweben, mangelhafte Durchströmung des Hirns, Schädigung des renalen und hepatischen Systems beeinträchtigen die Funktion der Großhirnrinde und alterieren dadurch das Bewußtsein des Kranken.

Alle toxischen Folgezustände, die nur bei Niereninsuffizienz, also nicht auch bei anderen Organdysfunktionen auftauchen, bezeichnet man nach VOLHARD als Urämie. Es handelt sich stets um komplexe Giftwirkungen, Harnschlacken und Darmfäulnisprodukte (BECHER) stehen dabei im Vordergrunde. Unter Pseudourämie versteht man Autointoxikationen, die bei Nierenerkrankungen häufig sind, aber die auch ohne Niereninsuffizienz als akute eklamptische und chronisch-eklamptische Formen vorkommen, die durch Hirnvolumenvermehrung und Verschiebung der Reaktionslage des Hirngewebes zum sauren Bereich zu Krämpfen führen können (SELBACH). Urämie und Pseudourämie sind vielleicht die häufigsten Ursachen akuter Bewußtseinsveränderungen in der Inneren Klinik. Sie sind sowohl in der Diagnostik als auch in der Therapie Domäne des inneren Klinikers, dem sie Prüfstein ärztlicher Kenntnisse und Fähigkeiten sind.

„Das Bild der Urämie ist derart charakteristisch, daß Verwechselungen eigentlich nicht vorkommen sollten (NAEGELI)."

Beim Betreten des Krankenzimmers schon schlägt dem Arzt der charakteristische azotämisch-urinöse Geruch entgegen. Der blasse, nicht fiebernde Patient hat eine vertiefte Atmung. Alles an ihm: Atemluft, Hautausdünstung, Schweiß riecht urinös. Er ist matt, dösig, aber ansprechbar, sofern er nicht schon tief bewußtlos ist. Unruhige kurze Bewegungen künden die muskuläre Übererregbarkeit an, Singultus — oft unstillbar — und Brechneigung, Inappetenz, Veränderungen der Haut (Ekzeme, Blutungen, Ödem) runden das Bild ab, das schon prima vista an Urämie denken läßt. Die Blutdruckwerte sind nicht immer hoch, es besteht hydrämische und toxische Anämie, Rest-N, Indikan, Xantoprotein, Harnsäure sind im Serum abnorm hoch, der Blut-NaCl-Gehalt kann, besonders bei abundantem Erbrechen, abgesunken sein.

Im Urin findet man für gewöhnlich Eiweiß, im Sediment Erythrozyten, hyaline und granulierte Zylinder. Das spezifische Gewicht des Harns schwankt um 1010, die Urinmengen sind spärlich.

Die Grade und Verlaufsarten der Bewußtseinsstörungen bei Urämien sind sehr verschieden. Sie setzen nicht plötzlich ein, sondern haben ihre Vorboten insbesondere durch die sehr erheblichen, nie fehlenden Kopfschmerzen; dann verlieren die Kranken ihre Aktivität schon bevor sie dösig oder somnolent werden. Sie nehmen an den Ereignissen ihrer unmittelbaren Umwelt keinen Anteil mehr und verlieren das Zeitbewußtsein, bleiben aber ansprechbar und können sogar in ihrer intellektuellen Leistungsfähigkeit zunächst noch ungebrochen sein. Fixiert man die Aufmerksamkeit der urämisch werdenden Kranken, dann stehen sie Rede und Antwort, um aber sofort, wenn man sie in Ruhe läßt, wieder dahinzudämmern oder zu schlafen. Die Merkfähigkeit ist oft noch gut erhalten, was in einem gewissen Gegensatz zu der nachlassenden Aufmerksamkeit zu stehen scheint. Jedoch das Schicksal schreitet gewöhnlich unerbittlich weiter und verdunkelt von Tag zu Tag, von Stunde zu Stunde das Bewußtsein, und langsam erlöschen alle Lichter des menschlichen Geistes. In diesem geistigen Dahingehen können auch schwere Delirien, halluzinatorische Verwirrtheiten und Erregungszustände sich jäh einschalten oder auch als Bruchstücke erscheinen, indem die Kranken irgendwelche Anschuldigungen oder absonderlichen Behauptungen aufstellen, die sie ihren Angehörigen erzählen, die wiederum hieraus, aus Unkenntnis der Lage, unter Umständen völlig unberechtigte Schlüsse ziehen.

Niemals haben die Trugwahrnehmungen euphorischen Charakter und niemals äußern die Urämiker Größenideen. Gerade weil sich die Urämie aus der progredienten Niereninsuffizienz heraus langsam aufbaut und weil sie fast ausnahmslos der letzte Akt der Tragödie eines langen Siechtums ist, werden an den Hausarzt von dem Angehörigen praktische Fragen mit juristischer Konsequenz gestellt werden können. Wie lange ist der Kranke mit chronischer Urämie noch in der Lage, als juristische Person zu fungieren?

Man kann diese Frage mit einer absoluten Zahl etwa mit der Höhe des Rest N's im Blut o. ä. etwa wie bei der Bestimmung der alkoholischen Beeinflussung nach Widmark nicht beantworten, weil es sich bei der Urämie nicht um eine monotoxische, sondern polytoxische Schädigung handelt, und weil die individuelle Verträglichkeit noch größeren Schwankungen unterworfen ist als beim Alkohol. Andererseits kann nicht bezweifelt werden, daß die Beeinflussung des Handelns nach freiem Willen allein schon durch die sedative Wirkung der Harnstoffretention von Bedeutung sein kann. Man kann sich als Internist oder praktischer Arzt damit jedenfalls nicht begnügen, daß der Kranke an diesem oder jenem Tage über Ort, Zeit und Person orientiert und deshalb geistig auf voller Höhe war (vergl. S. 104ff.).

Bei der akuten Pseudo-Urämie handelt es sich nach Volhard und Becher um die Folgen eines intra- und extrazellulären Gehirnödems und die dadurch bedingten intrakraniellen Drucksteigerungen. Das Hirnödem wird durch eine Zunahme des NaCl-Gehaltes des Hirns und Liquors gegenüber dem NaCl-Gehalt des Serums und durch Hirngefäßspasmen erzeugt.

Es ist deshalb durch NaCl und H_2O-Zufuhr zu provozieren und umgekehrt durch raschen Wasser- und Kochsalzentzug therapeutisch günstig zu beeinflussen (s. unten).

Die nahen Beziehungen der akuten Pseudo-Urämie zu akuten Niereninsuffizienzen, als eine „Kann"-Ursache, geht aus diesen akuten Schwankungen des Wasserhaushaltes und der damit zusammenhängenden Ödembereitschaft am deutlichsten hervor. Kommt es bei einer akuten diffusen Glomerulonephritis zu einer erheblichen Wasserretention in den Geweben, damit auch im Hirn, dann sind die Bedingungen für das Entstehen einer Eklampsie günstige.

Die Entwicklung einer akuten eklamptischen Pseudourämie geht viel schneller vor sich als die der Urämie, mitunter kommt es ganz unvermittelt zu den Krämpfen, die ihrer Verlaufsform nach als epileptische Entladungen auf Grund der Raumbeengung im Kranium aufzufassen sind. Die neurologische Symptomatologie gleicht vollkommen der einer tumorösen Raumbeengung (O. Foerster: Pseudotumor). Mit oder ohne Aura verlieren die Kranken akut und vollkommen ihr Bewußtsein, die Pupillen werden weit, die Atmung stockt; das häufig schon ödematöse Gesicht wird zyanotisch, es kommt zum Blickkrampf, zur tonischen, später klonischen Entladung der Extremitäten erst einer, dann beider Seiten und des Rumpfes. Die Dauer des Anfalles schwankt zwischen einigen Sekunden und vielen Minuten. Ja schon im ersten Anfall können die Kranken an einer akuten Atemlähmung durch Kompression der Medulla oblongata zugrunde gehen!

Die Anfälle können einseitig auftreten, sie können von Lähmungen aller Art (Hemiplegien, Monoplegien, Aphasien, Taubheit und Blindheit) gefolgt sein.

Am alarmierendsten sind naturgemäß die Amaurosen, bei denen man beim Augenspiegeln zunächst nicht die allergeringsten Veränderungen zu sehen braucht, weil es sich um ein retrobulbäres Ödem des N. opticus handelt. Jedoch ist in diesem Falle die konsensuelle Lichtreaktion immer erloschen, und man ist in der Lage, diese Fälle von den Krämpfen, Lähmungen, Aphasien, Amaurosen und Bewußtseinsstörungen der „Hysteriker" abzugrenzen.

Neben den akuten Dysregulationen des Wasserhaushaltes bei akuten diffusen Nierenerkrankungen spielen vor allem die Kreislaufinsuffizienzen beim Zustandekommen der Pseudourämie dadurch eine ätiologische Rolle, daß in den Geweben Ödembereitschaft besteht, und daß durch eine mangelhafte Nierendurchblutung eine Beeinträchtigung ihrer Funktion eintritt. Außerdem kommt die eklamptische Pseudourämie bei Schwangerschaftsgestosen vor, ausgelöst ebenfalls durch eine toxische Dysregulation des Wasserhaushaltes.

Die Sicherung der Diagnose „akute eklamptische Pseudourämie" geschieht demnach durch den Nachweis einer Niereninsuffizienz, einer Kreislaufdekompensation oder einer fortgeschrittenen Schwangerschaft. Im Urin finden sich die Zeichen der akuten Nierenerkrankung, Hämaturie, Zylinder, Albumine (nicht obligatorisch); mitunter wird besonders reichlich Harn entleert, der Blutdruck ist hoch (bei Nephrosen gelegentlich niedriger —); der Augenhintergrund kann gestaut, die Pupille prominent sein; Blutungen in die Netzhaut kommen vor; die Arterien sind eng, ein charakteristischer Geruch aus dem Munde kann ebensowenig wie eine vertiefte Atmung wahrgenommen werden. Die Therapie heißt Entwässern, Kochsalz entziehen, Beseitigung der ursächlichen Noxen.

Die zerebrale Dehydrierung kann durch Lumbalpunktion und durch physikalische Maßnahmen (Injektion hypertonischer Lösungen) erfolgen.

Durch die Lumbalpunktion gelingt es häufig, die eklamptischen Anfälle sofort zu unterdrücken, sie birgt nur eine sehr erhebliche Gefahr: Kompression des Atemzentrums durch Absacken des Schädelinhaltes in das Foramen occipitale magnum.

Es liegen hierbei dieselben Verhältnisse vor wie beim Hirntumor. Foerster lehrte: „Hat der intrakranielle Druck bereits zur Stauungspapille geführt, dann darf weder lumbal noch okzipital punktiert werden!" Ist noch keine Fundusstase da, dann kann man den Kranken sehr vorsichtig bei Kopftieflagerung, also schräg nach unten liegend, punktieren und den Liquor langsam abtropfen lassen.

Ein sicheres Mittel der Entödematisierung ist die Infusion größerer Mengen hypertonischer Zuckerlösungen (Alberz), wie sie auch in der Neurochirurgie gebräuchlich sind und wie sie sich bei der Therapie der Poliomyelitis (Tietze) als zuverlässig bewährt haben.

(Vorschrift: mindestens 200 ccm 50% Traubenzuckerlsg. i. v. Eppinger empfiehlt das Durchspülen des Peritonealraumes mit 2 Liter 10% Dextroselsg.)

Im Verlaufe chronischer Nierenerkrankungen, aber auch bei den bereits erwähnten Erkrankungen des Kreislaufes, der Gefäße und bei P^b-Intoxikationen können pseudourämische Erscheinungen von protrahierterem Charakter manifest werden (chronische Pseudourämie), die sich von der echten Urämie nicht nur dadurch unterscheiden, daß sie nicht an die Niereninsuffizienz geknüpft sind, sondern auch dadurch, daß sie reversibel sind.

Die chronischen pseudourämischen Bewußtseinsstörungen sind in der Klinik häufiger als echte urämische, zumal die atherosklerotischen Gefäßerkrankungen des Hirns neben Kreislaufschädigungen sich gern mit pseudourämischen Symptomen kombinieren. Sie treten langsam progredient oder akut auf. Die Angehörigen des Kranken sind von der Plötzlichkeit des Verwirrungsbildes völlig überrascht. Sie können es sich gar nicht vorstellen, daß ihr Kranker, der vor wenigen Stunden noch ruhig und geduldig dalag, nun erregt ist, seine Umgebung verkennt, oder aggressiv wird.

Da muskelkräftige Arteriosklerotiker, bei denen noch erheblicher Alkoholabusus in der Anamnese zu erwähnen ist, zu diesen Zuständen neigen, haben Arzt und Pflegende viele Schwierigkeiten zu überwinden, um solche Kranken richtig zu behandeln.

Bei diesen Kranken liegt keine schwere Niereninsuffizienz zugrunde, die die Prognose sowieso verdüstert, sondern sehr häufig reversible Dekompensationsvorgänge, bei denen es gelingt, die pseudourämische Bewußtseinstrübung durch Regularisierung des Kreislaufes langsam abklingen zu lassen.

Da bei diesen Kranken zum Unterschiede gegen die Urämischen keine Hydrämie oder wahre toxische Anämie vorliegt, ist ein ausgiebiger Aderlaß nicht nur begründet, sondern von praktischem Wert. Eine zu rasche Mobilisierung der Ödeme und damit die Gefahr einer Eklampsie wird nicht heraufbeschworen. Gleichzeitig muß man eine zielbewußte Kreislaufkompensation erstreben, die nicht durch verzettelte oder zu geringe Gaben Digitalis, sondern mit Strophanthin, Euphyllin, Embran gelöst in 25% Traubenzucker erreicht wird. (Strophanthin 0,00025—Euphyllin 0,02, Embran 2,0, Traubenzucker 25% steril ad 20,0 nach der Sekundenuhr in 5' langsam injizieren.)

Man kann nach 12 Stunden die gleiche Dosis wiederholen.

Als Beruhigungsmittel bei sehr erregten Kranken ist Scophedal (Stärke I ½ ccm) zu empfehlen. Luminal, Luminalnatrium o. ä. sind gerade bei diesen Verwirrungs- und Erregungszuständen meistens völlig wirkungslos oder zu spät wirkend. Chloralhydrat ist wegen der sicher stets vorhandenen Herzmuskelveränderungen kontraindiziert.

Abschließend soll noch kurz auf die Eklampsie bei Schwangerschaft eingegangen werden. Gleichgültig, ob man sie als eine Folge einer akuten Nierenschädigung, oder als Folge einer Toxikose mit Gefäßkrämpfen und Nierenschädigung auffassen will, eine sofortige und schnellste Therapie ist immer erforderlich. Grundsätzlich gilt für die Behandlung das gleiche, wie bei der akuten eklamptischen Pseudourämie: Entquellung des Hirns! Ausgiebige Infusionen hypertonischer Lösungen, vorsichtige Lumbalpunktion, Unterbrechung der Schwangerschaft, gegebenenfalls Schnittentbindung.

Im Zusammenhang mit den genannten Wasserstoffwechselstörungen mit und ohne Niereninsuffizienz ist die Bewußtlosigkeit durch hypochlorämisches Erbrechen zu erwähnen.

Fall Klaus N. 4713/46—12 J. — 27. 12. 46.

Keuchhusten, Windpocken als Kleinkind, 1945 Typhusverdacht. Am Nachmittag des 27. noch gesund Schlittschuh gelaufen. Unbekannt, ob er gefallen ist. Zu Hause klagt Klaus über Übelkeit, heftiges Erbrechen, das nicht aufhört, wird langsam benommen. Einweisung wegen „Appendizitis" — Aufnahme auf der chirurgischen Abteilung, verlegt wegen Meningitis auf die Infektionsabteilung.

Befund: Bewußtlos, nicht weckbar, keine Zeichen äußerer Gewalteinwirkung, ausgetrocknet, 39,8 C rektal, Puls 124, dauerndes Erbrechen, Meningismus, Kahnbauch, Urin o. B. — Kochsalz im Blut herabgesetzt.

Diagnose: Sehr fragliche Kommotio, dadurch abundantes Erbrechen, Hypochlorämie, hypochlorämisches Erbrechen.

Therapie: Kochsalzinfusion — Stützung des peripheren Kreislaufes — Heilung.

Es ist auffallend, daß so selten an diese an sich banale Symptomatologie gedacht wird, die dem Pädiater gang und gäbe ist. In der Unfallheilkunde taucht sie im Anschluß an schwere Kommotionen sicher häufig genug auf, wie das erwähnte Beispiel zeigt, aber auch in der Klinik wird sie nach meinen Erfahrungen übersehen, wenn andere Krankheitserscheinungen mehr im Vordergrunde stehen, wie etwa akute Gastroenteritis, zum Erbrechen führende Vergiftungen oder ulzeröse Prozesse des Magens und Duodenums. Früher sah man das hypochlorämische Erbrechen mit Austrocknungskollapsen und Delirien bei tabischen Krisen, die jetzt relativ selten auftauchen. Aber der unerhörte Anstieg syphilitischer Erkrankungen durch den Krieg und seine Folgen wird der kommenden Ärztegeneration trotz neuer Heilmittel dieses traurige Bild wieder öfter vor Augen führen.

Es ist bemerkenswert, daß während des Krieges und in den darauffolgenden Hungerjahren das Coma diabeticum seltener geworden ist. Unter den Ursachen, die zum C. d. führen, spielt nicht allein die Kondition, eben die Zuckerharnruhr durch Pankreasinsuffizienz, eine maßgebliche Rolle, sondern vor allem die jeweilige Konstellation, die für den Ausbruch des Komas gerade zu jenem Zeitpunkt verantwortlich ist, also z. B. der zur Verschlechterung der Stoffwechsellage führende Infekt oder die Überschwemmung mit Fetten oder die Nichtbelieferung mit Insulin usw.

Einen akuten Beginn und akute Bewußtseinsstörungen gibt es beim Coma diabeticum nicht. Stets sind Prodromalerscheinungen vorhanden, stets versinkt das Bewußtsein allmählich. Das ist differential-diagnostisch deshalb von Wert, weil akute Bewußtlosigkeiten bei Diabetikern entweder für einen hypoglykämischen Schock oder für irgendwelche zerebrale Komplikationen sprechen. Die Kranken sind vor Beginn des diabetischen Komas oft schon wochenlang matt, antriebslos, von großer Schwäche. Sie klagen über Bauchschmerzen, Übelkeit und Erbrechen. Erregungszustände kommen nicht vor. Sie erinnern sehr an urämische Kranke. Die Atemluft bekommt den typischen Geruch nach säuerlichem Obst. Die Atmung selbst ist tief und gleichmäßig (Kussmaul). Die Weckbarkeit im beginnenden Coma diabeticum ist stets schwerer als bei der Urämie, weil das Tempo der azidotischen Somnolenz, wenn sie erst einmal begonnen hat, rascher als bei der Niereninsuffizienz ist. Haut und Zunge sind sehr trocken, die Bulbi weich. Der Harn enthält Zucker und Azeton (Azetessigsäure), häufig Albumen und im Sediment Komazylinder.

Der Blutzucker ist erhöht, die Alkali-Reserve nach der sauren Seite hin verschoben. Die anfängliche Trübung des Bewußtseins weicht schnell der tiefen Narkose. Das Erinnerungsvermögen nach dem Erwachen aus der Bewußtlosigkeit pflegt eine erhebliche retrograde Amnesie zu haben.

Die Therapie muß schnellstens einsetzen, denn jenseits von 8 Stunden Komadauer gelingt es kaum, die Kranken noch zu retten. Die Therapie muß sowohl die Regularisierung der Stoffwechselstörung, als auch den immer, auch bei Jugendlichen sehr gefährdeten Kreislauf, als auch schließlich die Konstellationsursache, also beispielsweise die zugrundeliegende Pneumonie oder dergleichen berücksichtigen.

Es ist vielleicht überflüssig zu sagen, daß die Therapie einzig und allein in der Hand des gewissenhaften Arztes liegt und niemals als Schema den Krankenpflegerinnen allein übertragen werden darf. Es können beim Coma diabeticum Überkreuzungen mit hypoglykämischen Zuständen im Verlaufe der Insulinbehandlung durchaus vorkommen, die übersehen werden und zu tödlichen Folgen führen können. Diese Neigung, von einem Extrem ins andere zu fallen, habe ich besonders bei jugendlichen Diabetikern mit Mischformen zentraler und pankreatogener Glykosurien gesehen.

Hat man die Möglichkeit, den Blutzucker laufend zu kontrollieren, dann kann man darin eine gewisse Stütze der Therapie gewinnen, sonst aber muß man sich auf den Standpunkt stellen, daß nicht die Hyperglykämie die Gefahr des Komas ist, sondern die Azidose. Deshalb kann man mit jeder Insulinmenge, die man verabfolgt, eine Schutzdosis Traubenzucker mitgeben, bis das Bewußtsein wiedergekehrt und der Kreislauf wieder stabil ist.

In Übereinstimmung mit Katsch geben wir dem Bewußtlosen 80—100 E Altinsulin. Die Teilung in eine intravenöse Portion von 40 E und eine gleich hohe intramuskuläre ist nicht erforderlich. Alle 4 Stunden werden weitere 40 E Insulin mit 20—50 ccm 25%igem Traubenzucker verabreicht unter dauernder Harn- und möglichst dauernder Blutzuckerkontrolle. Unter dieser Therapie kehrt das Bewußtsein langsam zurück, jedoch kann man bei diesen Kranken immer wieder erleben, daß sie tagelang geistig noch nicht voll leistungsfähig sind, besonders wenn es sich um Arteriosklerotiker handelt. Die Azidose weicht ebenfalls erst nach einigen Tagen vollständig. Umber empfahl, neben der Insulin- eine Lävulosetherapie und Alkaliinfusionen zu verabreichen.

Die Behandlung des azidotischen diabetischen Komas wäre unvollständig, wenn man nicht in jedem Falle die Ursachen des Abgleitens aus der gewohnten Stoffwechsellage genauestens untersuchen würde. Daß heutzutage ein Diabetiker wie früher schließlich schicksalhaft komatös wird, ist nur in den Gegenden wahrscheinlich, die von der Insulinzufuhr gänzlich abgeschnitten sind, wie man es in Deutschland nach dem Kriege gelegentlich erlebte und erlebt. Bei der Suche nach den Ursachen, die trotz Insulinierung oder Einhaltung einer K-H-armen Diät ein Koma heraufbeschwören können, muß man immer daran denken, daß auch ganz andere Ursachen zu Bewußtseinsstörungen bei Diabetikern führen können, z. B. Apoplexie, Pachymeningitis haemorrhagica, Typhus, Meningitis usw. usw.

Else Ri., 6671/49, 72 Jahre, wird in tiefer Bewußtlosigkeit eingeliefert. Die Patientin soll in der Nacht vor der Aufnahme aus dem Bett gestürzt sein. Hämatom über der rechten Augenbraue, Meningismus, Azetongeruch aus dem Munde, Urin Sach. positiv, Azeton positiv, Blutzucker 235 mg%. Alb. im Urin positiv, RR 160/100 mm/Hg. Liquor eitrig. Ohrenspiegelbefund (O. A. Dr. Pellnitz) relativ harmlos aussehend. Rechtes Trommelfell mit Schuppen bedeckt, gerötet, von unten Blutblase auf den Gehörgang übergehend. Linkes Trommelfell mit Epithelzerumenmassen bedeckt, gerötet. Parazentese rechts, sofort reichlich Eiter aus der Tiefe, der nach 10 Minuten den ganzen Gehörgang füllte. Anschließend Antrotomie. Zellsystem empyemartig gefüllt, keine Granulationen, Sinus und Dura frei. Kombinierte Penicillin-Protocidtherapie. Liquor wird saniert. Daneben Insulin. Patientin entfiebert, Blutzucker wird normal, Zuckerausscheidung hört auf. Es bestehen Wortfindungsschwierigkeiten. Nach einer Hirnpunktion kommt die Patientin ad exitum. Sektion (Dr. Deimel). Frische eitrige Otitis media re mit Empyembildung. Zustand nach frischer Parazentese und nachfolgender Radikaloperation. Hyperämie der Leptomeninx mit fleckförmiger Exsudatbildung im Subarachnoidalraum des Parietallappens des Frontalhirns, der Fossa sylvii, vereinzelte Exsudatreste am Kleinhirnbrückenwinkel. Braunes Altersherz, eitrige Bronchitis, Hydrops der Gallenblase, Cholelithiasis, Apoplexia uteri, intraligamentärer Myomknoten. Thrombose des Plexus ovaricus. Fettdurchwachsenes Pankreas. Senile Aortenektasie, Lipoidose.

Das hypoglykämische Koma oder der hypoglykämische Schock ist vom Coma diabeticum durch seine Plötzlichkeit, durch das Vorherrschen von Sympathikusreizerscheinungen (Schwitzen, Vasodilatation, Händezittern, weite Pupillen) durch mangelnde Azidose, fehlende große Atmung, meist schnell zu erkennen. Schwierigkeiten entstehen nur, wie schon erwähnt, wenn ein azidotisches Koma durch Überbehandlung mit Insulin in eine Hypoglykämie übergeht.

So uniform das azidotische Koma zu verlaufen pflegt, so vielfältig dagegen die Unterzuckerung (Buschke, Oppenheimer). Hunger, vermehrtes Schwitzen, Handtremor, leichte Vasomotorenkollapse sind die harmlosesten Vorboten, die dem erfahrenen Diabetiker schon bekannt sind und ihn zur Abwehr greifen lassen. Eine Scheibe Wurst, ein Glas Kognak in leichten Fällen, 20 g Himbeersirup oder 20 g Zucker, 1 Schokoladenplätzchen usw. fangen den Schock ab. In schweren Fällen kommt es zu Bewußtseinstrübungen, komatösen Zuständen, aber auch zu schwersten Erregungszuständen.

Epileptische Anfälle und plötzliche Erregungszustände „aus heiterem Himmel“ als Beginn der Hypoglykämie habe ich wiederholt beobachtet. Sonst völlig korrekte Menschen verlieren plötzlich ihre gute Erziehung, fangen an, unflätig zu schimpfen, werden aggressiv, zertrümmern Teller und Fenster, lassen sich nicht zureden und werden rabiat. Nach Wiederherstellung der Stoffwechsellage sind sie schlagartig wieder besonnen und weisen eine retrograde Amnesie auf. Ausübung eines Verbrechens während hypoglykämischer Zustände ist bislang nicht beschrieben worden (vgl. Fall S. 120).

Eine sehr interessante Schilderung der Hypoglykämie verdanke ich einem zuckerkranken Kollegen:

„Die zu schildernden Zustände stellten sich etwa 5—6 Stunden nach der Depot-Insulin-Spritze ein. — Zunächst ein Stadium der allgemeinen Schwerfälligkeit, dann das Gefühl der Erschwerung des Handelns, auch des Sprechens, „als ob man langsam gedrosselt würde". Häufig Schwitzen, manchmal Hungergefühl. Eingenommensein des Kopfes. Es legt sich wie ein Reif um das Hirn, mit besonderem Druck im Hinterhaupt. Langsame Abnahme der Fähigkeit, äußere Eindrücke zu verarbeiten, und sich mit Fragen gedanklich auseinanderzusetzen. Langsames Entrücken der Gegenstände und Personen, insbesondere eine auffällige Kontaktschwäche bzw. augenblickliches Nachlassen des Kontaktes mit dem Gesprächspartner, Besuch od. a. — Nichts macht einen nachhaltigen Eindruck. Gefühl, daß man bald gelähmt ist bzw. daß man aktionsunfähig wird. Dabei oft Gefühl innerer Verkrampftheit, insbesondere Neigung zu Zwangshandlungen wie z. B. den Hacken des einen Fußes auf die Spitze des anderen zu setzen oder sich heftig mit einem oder beiden Armen aufzustützen, unmotiviertes Lachen.

Vor 3½ Jahren schwand dabei einmal das Bewußtsein, ohne daß ein körperlicher Zusammenbruch erfolgte. Es war auch um die Mittagszeit — in einer Klinik. Ich entsinne mich noch wie ich — etwas verkrampft — der Schwester nach der letzten Spritze, die ich im Behandlungszimmer gab, die Hand reichte und mich verabschiedete, um zum Mittagstisch in der gleichen Klinik zu gehen. Meine Mappe stellte ich noch im Ärztezimmer ab, dann weiß ich nichts mehr. Ich „erwachte" gegen Ende der kohlehydratreichen Mittagsmahlzeit. Die Kollegen am gleichen Tisch fanden mich an diesem Tage ungewöhnlich ruhig, zu Gesprächen nicht aufgelegt, noch etwas „groggy"; wir hatten in der Nacht zuvor recht kräftig getrunken, was mir sonst gut bekommen war."

Die akute gelbe Leberatrophie und das Leberkoma, als Schlußakt der Leberzirrhose, führen zu sehr charakteristischen Bewußtseinsstörungen. Schon bei einem schweren parenchymatösen Ikterus pflegen die Kranken in ihrer Aktivität erheblich beeinträchtigt zu sein. Mit zunehmender Parenchymschädigung werden dann die Kranken benommen, schließlich bewußtlos. Man hat für die Wirkung des Parenchymverfalles auf das Zentralnervensystem die verschiedensten Einzelfaktoren verantwortlich gemacht, doch man muß ähnlich wie bei der Urämie eine komplexe Intoxikation durch die Funktionsausfälle des gestörten Leberstoffwechsels als Ursache der Bewußtseinsstörung anschuldigen (Eppinger).

Die Diagnose stützt sich auf folgende Symptome: Schwerer Ikterus, dessen Entstehungsort wenigstens zum größten Teil in der Leber zu suchen ist. Zunehmende Atrophie der Leber. Veränderungen im Harn: Bilirubin, Urobilinogen, hohe Aminosäurewerte, Harnsäure, Ammoniak, wenig Harnstoff, Leuzin, Thyrosin. Neigung zu Blutungen, Milztumor, Fieber.

Handelt es sich um ein Coma hepaticum bei Leberzirrhose, dann ist der Ikterus meistens nicht so intensiv und gelbrot wie bei der akuten Leberatrophie, vor allem ergibt die Anamnese Hinweise auf das chronische Leberleiden. Veränderungen des Harnes und des Blutes sind nicht immer vorhanden (Eppinger), jedoch sind gerade hierbei Bewußtseinstrübungen, Delirien und Erregungszustände fast regelmäßig zu beobachten, weil die Kranken nicht so schnell in die tiefe Bewußtlosigkeit hineingeraten.

Die Therapie des Komas bei akuter gelber Leberatrophie und bei Leberzirrhose ist meistens erfolglos. In seltenen Fällen allerdings gelingt es, wie A. Adler 1930 berichtete und C. Kehren aus meiner Klinik bestätigte, mit Milchsäure das Koma vorübergehend zu unterbrechen. Nach C. Kehren gibt man 100,0 ccm 5% Azid. lacticum mehrfach täglich i. v.

Da die Hepatitis parenchymatosa auch eine Organmanifestation einer allgemeinen Sepsis sein kann, taucht die Fragestellung auf, ob man bei bestehendem Leberschaden und den Anzeichen des beginnenden Komas bei gleichzeitigem Nachweis septischer penicillinfähiger Erreger Penicillin verabreichen darf (L. L. KLINE, HIGHSMITH).

E. K., 39 Jahre, Nr. 431/49.

Vater: Diabetes und Nierenleiden †.

Eig. Anamnese: Mit 24 Jahren Rippenresektion wegen Pleuraempyem, Endokarditis. Seit vielen Jahren starker Trinker (bis zu 4 l Bier und 1 l Schnaps täglich). Mit 37 Jahren erneute Herzbeschwerden mit Pulsbeschleunigung. November 1948 kurzdauernder Ikterus. Januar und Anfang April 1949 wieder Gelbsucht. Es traten Ödeme auf, der Bauch wurde dicker. 26. 4. 49 nach Genuß von 4 l Bier und einer Flasche Schnaps wurde Patient bewußtlos. Es traten blutige Stühle auf. Am 30. 4. 49 Aufnahme im Krankenhaus.

Aufnahmebefund: Somnolent, aber anrufbar. Sehr unruhig, will aus dem Bett, hat Angst vor den Ärzten und Schwestern. Frau muß ihn begleiten. Ikterus, Ödeme, Aszites, 39,2° rektal, Puls 116, Foetor hepaticus, lautes systolisches Aortengeräusch. Leber und Milz wegen des Aszites nicht zu palpieren!

RR 115/45, Ug +++, Ub +, Bil +, Leucin neg., Thyrosin neg., Takata +++, Bil. dir. im Serum +, indir. 2,27 — Sublimatfällung 20,0, Hb 67%, 3,4 Ery, 19900 Leuco, davon 31% Stabkernige.

Vorläufige Diagnose: Schwere Hepatitis parenchymatose. Verdacht auf Endocarditis lenta. Deshalb 3stündlich 100000 OE krystallinisches Penicillin. Patient wird innerhalb von 3 Tagen tief bewußtlos, die Temperaturen sinken aber sofort auf 37,3 rektal ab. Als das Penicillin nach 1,400000 OE wegen des komatösen Zustandes des Patienten abgesetzt wird, erwacht der Patient zur allgemeinen Überraschung. Er wird wieder vollkommen bewußtseinsklar, die Temperaturen bleiben normal, der Ikterus nimmt innerhalb von 4 Tagen ab, es bleibt jedoch bis zum exitus letalis am 3. 6. 49 eine graubräunliche Hautfarbe bestehen. Im Urin wird nur noch eine Vermehrung des Urobilinogens wahrgenommen. Takata bleibt +++, Sublimatfällung sinkt auf 10. Im Serum wird immer noch eine geringe Vermehrung des direkten und indirekten Bilirubins gefunden. Die Ödeme werden ausgeschwemmt, Aszites bleibt, keine Darmblutungen mehr. Nach einer Bauchpunktion treten Temperaturen und eine Infektion der Bauchdecke auf. Deswegen erhält Patient 75000 OE Penicillin in die Bauchdecke. Patient wird sofort komatös und kommt in wenigen Stunden ad exitum letalem.

Sektion (Oberarzt BRANDENBURG): LAENNECsche atrophische Leberzirrhose, Splenomegalie, Hypostase und schweres Ödem beider Lungen. Dilatation beider Herzkammern, ausgedehnte Herzbeutelsynechien, chronische Cholezystitis. Mikroskopisch handelt es sich um eine kleinknotige Leberzirrhose mit erheblicher rundzelliger Infiltration. Gallengangswucherungen sind nur in geringem Umfange vorhanden. In einzelnen Acini findet sich Gallestauung und gallige Erweichung einzelner Leberzellen.

Aus diesem Falle geht hervor, daß bei erheblich gestörter Leberfunktion die Anwendung des Penicillins nicht ungefährlich ist. Es kann nicht daran gelegen haben, daß die Ausscheidung des Penicillins behindert war, sondern es mußte sich um eine direkte ungünstige Beeinflussung der Leberfunktion handeln. Bei dem präkomatösen Zustand am 30. 4. 49 bestand offensichtlich ein Fieberdelir bei Leberzirrhose und chronischer Hepatitis. Es gelang, den chronisch entzündlichen Prozeß durch das Penicillin noch einmal vorübergehend abzufangen, und es war damals noch ein genügender Rest funktionstüchtigen Lebergewebes da, der sich nach Absetzen des Penicillins soweit erholte, daß Patient aus dem Mischzustand von Delir und beginnendem Koma herauskam. Am 3. 6. jedoch genügten 75000 OE, um den Rest des funktionierenden Lebergewebes vollkommen auszuschalten.

Unter Cholastos (Berl. Klin. 1915 — S. 69, LAUHAN) versteht man ein Vergiftungsbild, daß durch Eindringen von Galle in die freie Bauchhöhle entsteht. Die Perforation der Gallengänge oder der Gallenblase, sowie des Ductus hepaticus oder des choledochus führt zu einem schweren Krankheitsbild mit zunehmender Bewußtlosigkeit und Krämpfen. Es kommt zu peritonealen Reizerscheinungen; Ikterus tritt nicht auf. Die Therapie kann nur in einer sofortigen Laparotomie bestehen. Die Prognose ist sehr schlecht.

Daß bei Nebenniereninsuffizienzen infolge des Leitsymptoms der Adynamie neben körperlicher Hinfälligkeit auch seelische Leistungsschwächen und Verdunkelungen des Bewußtseins vorhanden sein können, geht schon aus den zahlreichen Veränderungen des Blutchemismus bei diesem Formenkreis hervor. Mit Recht macht Thaddea darauf aufmerksam, daß nicht alle, die da „mühselig und beladen" sind, die antriebslos, apathisch und schwach erscheinen, an einer Nebenniereninsuffizienz leiden. Wenn man demnach bei einem Kranken der inneren Klinik den Verdacht hat, daß seine seelische Ermüdbarkeit, seine Aufmerksamkeitsschwäche mit einer Erkrankung der Nebenniere zusammenhängen können, dann muß man für die Bestätigung seines Verdachtes objektives Beweismaterial vorlegen können.

Mitunter kann man mit einem Blick die Situation übersehen: Der müde Gesichtsausdruck (s. Abb. 7 u. 8), die Verfärbung der Haut, der weiche Puls, die Teilnahmslosigkeit und die Somnolenz, in der sich die Kranken befinden, lenken den Verdacht auf die Erkrankung der Nebenniere. Die Pigmentierungen werden bei Nebennierenerkrankungen nur vermißt, wenn es sich um eine akute Verlaufsform bei Embolien, Hämorrhagien, Thrombosen und Infarkten handelt. Als Beweise einer Nebenniereninsuffizienz sehen wir die vermehrte Kreatinurie und fehlende Laktazidämie nach Adrenalinzufuhr (Brentano), den abnorm niedrigen Bludruck, der auf 0,0001 Adrenalin s. c. nicht ansteigt, die Niedervoltage im EKG, die Störung der Leukozytenregulation nach Adrenalin, die Neigung zur Hypoglykämie (Porges) und die fehlende Hyperglykämie nach Adrenalininjektion, Herabsetzung der Na-Cl-Werte an.

Durch eine Herabsetzung der Na- und Cl-Werte im Blut bei gleichzeitiger Azidose kommt es zu einer Erhöhung des Rest-N und damit zu einer „Salzmangelurämie" (Thaddea), die z. T. die Somnolenz des Nebennierenkranken erklärt.

Die Erfolge der Therapie, d. h. die Zufuhr von Kortikosteron können zur Stütze der Diagnose mit herangezogen werden, denn selbst bei schweren Formen des tuberkulösen Addisonismus ist die Kortikosteron-Wirkung auf die erwähnten Adrenalinversuche deutlich, selbst wenn sie keinen Dauereffekt erzielt.

Die akute Nebenniereninsuffizienz, die schwerste Beeinträchtigungen der zerebralen Funktionen hervorruft, ist sehr selten und wird trotz ihres drastischen Verlaufes fast immer verkannt. Wird die Diagnose rechtzeitig gestellt, dann kann man durch Nebennierenpräparate oder durch einen chirurgischen Eingriff das Leben des Patienten retten. Sie kommt im Verlaufe akuter Infektionskrankheiten durch toxische Einwirkung zustande, sie taucht als Marchand-Waterhouse-Friedrichsensches Syndrom aus heiterem Himmel als Nebennierenapoplexie bei Kleinkindern, Kindern und Jugendlichen auf und erinnert dabei an die Symptomatologie einer akuten Pankreatitis, Enteritis necroticans, Peritonitis. Es sind ferner Meningismus, epileptische Krämpfe, Haut- und Darmblutungen, Nephritis, Bronchitis und schwere Kreislaufkollapse dabei beschrieben worden, die an eine perakute Sepsis denken lassen.

Die Prognose dieser perakuten Nebenniereninsuffizienzen ist außerordentlich schlecht, zumal die Diagnose so selten rechtzeitig gestellt wird. Snelling und Erb (zit. nach Thaddea) haben unter 43 Fällen nur einmal eine rechtzeitige richtige Diagnose gesehen. Damals, 1935, kam außerdem neben der Kortikosterontherapie kein wirksames Heilmittel zur Anwendung. Da häufig Meningokokken im Blut dieser Fälle nachgewiesen werden konnten, müßte man schon beim Verdacht einer akuten Nebenniereninsuffizienz im Sinne des M.W.F.-Syndroms neben dem Kortikosteron in großen Dosen Penicillin verabreichen und könnte vielleicht dadurch den Kranken retten.

Das Koma bei schwerer Basedowkrankheit ist erstmalig von F. von Müller beschrieben worden und später als Krankheitsbegriff in die Klinik eingegangen (Oppenheim, Rankin, Klien, Boothby, Labey u. a. Lit. bei Lauterbach). Es kennzeichnet sich durch die stets vorhandenen Symptome der schweren Schilddrüsenerkrankung, durch einen ziemlich raschen Beginn, insbesondere wenn Bestrahlungen vorausgegangen oder interkurrente Infekte aufgetreten sind, und durch Zustände der Unruhe und Benommenheit, die dem eigentlichen Koma vorausgehen. Wenn bei einem Basedowkranken neben der nervösen Übererregbarkeit, die bei keinem fehlt, kurze Benommenheitszustände auftreten, muß man auf ein Koma gefaßt sein. Die Höhe des Grundumsatzes hat mit dem Ausbruch des gefürchteten Coma basedowicum nichts zu tun. Bei einem Teil der Kranken herrscht vor dem Koma eine sehr auffällige Adynamie; mitunter klagen die Kranken über sehr heftige Kopfschmerzen und über Schluck- und Sprachstörungen, die auf eine bulbäre Schädigung hindeuten.

Das Coma basedowicum kann durch Jodgaben (nach Plummer-Boothby) Kreislaufstützung und zentral angreifende Beruhigung nicht verhindert, aber in den meisten Fällen noch nach dem Ausbruch geheilt werden.

Auch bei Myxödem sind gelegentlich Beeinträchtigungen des Bewußtseins gesehen worden (Wolfson).

Ähnliche psychotische Benommenheitszustände kann man in der inneren Klinik bei Anaemia perniciosa, schweren Ausblutungen und den marantischen Anämien der malignen Geschwülste, bei Pellagra zu Gesicht bekommen. Sie gehören zweifellos einem besonderen Kreis an, den man am besten mit endogenen Intoxikationspsychosen zusammenfaßt. Durch Dysfunktion einzelner Organe, wie Schilddrüse, Leber, Nebennieren, Pankreas usw. kommt es zur Anhäufung zu großer Mengen körpereigener Substanzen (z. B. Thyroxin) oder Verzögerungen des Stoffwechsels (Myxödem) oder zur Anhäufung nicht endgültig abgebauter Stoffwechselprodukte, die die normalen Hirnfunktionen behindern und damit die verschiedensten Arten und Grade der veränderten Bewußtseinslage provozieren. Hiervon gänzlich verschieden sind die Arten, bei denen rein seelische Vorgänge die Ursache abnormer Verhaltensweise sind, wie man sie bei einer dispositionellen Bereitschaft einerseits und schweren körperlichen Erschöpfungen andererseits sieht.

3. Vergiftungen

Anorganische, organische, pflanzliche, tierische und bakterielle Gifte haben fast ausnahmslos zum Zentralnervensystem eine Affinität und sind deshalb häufig die Ursache akuter, schleichender, kurzer oder langandauernder Bewußtseinstrübungen, -einengungen und -verluste.

In der inneren Klinik stehen die Schlafmittel- und Leuchtgasvergiftungen bei weitem an erster Stelle, dann folgen Nahrungsmittelvergiftungen und schwere Rauschzustände durch Alkohol. Alle übrigen Vergiftungen sind relativ selten, denn auch die gewerblichen Vergiftungen sind dank der berufsgenossenschaftlichen Unfallverhütungsmaßnahmen viel seltener geworden als früher.

Die Diagnose der Schlafmittelvergiftungen gründet sich auf den Nachweis von Barbitalen, Opiaten, Bromiden im Harn oder im Mageninhalt, sowie auf folgende klinische Merkmale: mehr oder minder tiefer Schlaf, fehlender Meningismus, im Beginn fehlender azotämischer Foetor, gleichmäßige tiefe Atmung, bei Opiaten enge Pupillen, bei Barbitalen und Leuchtgas kleinere und größere — besonders häufig an den unteren Extremitäten — unscharf begrenzte Maculae und Bullae. Die Reflexe sind anfangs nicht erloschen, können aber bei Opiaten bald völlig aufgehoben sein.

Alle Beruhigungs- und Schlafmittel, die in den Apotheken mit und ohne Rezept abgegeben werden, werden auch zu Vergiftungszwecken benutzt. Man kann die Dosis, die eingenommen und zur Resorption gekommen ist, nicht mit Sicherheit feststellen, weshalb man bei den Höchstdosen der Schlafmittel nur ungefähre Zahlen angeben kann. Die individuelle Verträglichkeit ist genau wie beim Alkohol eine sehr verschiedene, außerdem aber spielen Zufälligkeiten insofern eine Rolle, als bei dem einen das Mittel in der Bewußtlosigkeit erbrochen wird, beim anderen aber zur vollen Entfaltung kommt.

Ehepaar K. 9303, 9304/49.

Die Ehefrau, eine hysterische Psychopathin, hatte schon im Vorjahre einen Suizidversuch unternommen, der mißglückt war. Auf Grund erheblicher finanzieller Schwierigkeiten beschloß das Ehepaar, jetzt gemeinsam aus dem Leben zu scheiden. Am 10. 11. nahmen sie deshalb gegen 23 Uhr je 30 Pulver, die Morphium und Veronal enthielten*). Am 11. 11. wurden sie gegen 9 Uhr tief bewußtlos im Krankenhaus aufgenommen. Die Frau zeigte, als man sie in der Wohnung aufgefunden hatte, Spuren eines heftigen Erbrechens. Der Ehemann war tief bewußtlos, ausgekühlt, hatte einen niedrigen Blutdruck, im Gegensatz zu seiner Frau waren bei ihm alle Reflexe erloschen, er hatte eine Glykosurie und Hyperglykämie von 330 mg %. Während die Frau durch die kombinierte Kreislauf-, Weck- und Penicillintherapie gerettet werden konnte, starb der Mann am 8. Tage nach der Vergiftung, als er bereits im Aufwachen war.

Die Obduktion des Mannes ergab: Beginnende Lungenentzündung(!), muskelkräftiges Herz, Zystenstruma, L e b e r v e r f e t t u n g. In der Leber, den Nieren, Blut, Darm konnten Barbitale durch das gerichtschemische Institut nachgewiesen werden.

Von besonderem Interesse war, daß die Frau im Erwachen stundenweise „lucide" Intervalle hatte, bei denen sie nach unsrer anfänglichen Auffassung vollkommen bewußtseinsklar war. Sie wußte, wo sie sich befand, erkannte die Ärzte wieder, die sie bei ihrem ersten Hiersein behandelt hatten, sie konnte über die Motive ihrer Gemeinschaftstat genau Auskunft geben und verhielt sich der Lage entsprechend. Dann wurde sie jedoch wieder müde und schlief für mehrere Stunden ruhig ein. Am nächsten Tage war sie wieder klar, konnte sich aber nicht mehr an den vorhergehenden Tag und das „lucide Intervall" entsinnen. Sie wußte nicht mehr, daß sie mit ihrem Hausarzt Einzelheiten ihrer aktuellen Sorgen besprochen hatte.

Diese Beobachtung beweist, wie vorsichtig man bei der Beurteilung der Bewußtseinskräfte der Menschen, die unter toxischen Einwirkungen stehen, sein muß, was im übrigen gerade bei der alkoholischen Beeinflussung von immer wiederkehrender praktischer Bedeutung ist (s. S. 111 f.).

Bei Schlafmittel- und Rauschgiftvergiftungen liegen die toxischen Gefahren in der Paralyse des Atemzentrums, in den Komplikationen von seiten der Lungen, dem Erliegen des Kreislaufes und schließlich in den sekundären Schädigungen der inneren Organe vor allem Leber, Niere und Nebenniere.

Beachtet man diese Gefahrenmomente der Reihe nach, dann gelingt es, die Vergifteten in den meisten Fällen trotz großer Giftdosen zu retten.

Bei der praktischen Wichtigkeit dieser therapeutischen Maßnahmen sei die Methodik angeführt, nach der in meiner Klinik unter Zugrundelegung unserer Erfahrungen mit der Penicillinprophylaxe verfahren wird.

Zuallererst sind Atmung und Puls genau zu beobachten. Ist die Atmung oberflächlich und in der Frequenz unter 10 Atemzügen in der Minute, verabfolgt man 0,01 Lobelin. Den Puls stützt man mit Cardiazol und Sympatol, b e v o r man zur Magenspülung schreitet, die sehr vorsichtig und sehr ausgiebig vorzunehmen ist.

*) Äthylmorph. 0,02; Acid. Diäthylbarb. 0,4.

Man soll nicht Abstand von ihr nehmen, auch wenn schon Stunden nach der Einnahme der Medikamente vergangen sind, denn man ist bei Obduktionen immer wieder erstaunt, wir oft man noch nach vielen Stunden ungelöste Tabletten im Magen vorfindet. Nach der letzten Spülung gibt man ein salinisches Abführmittel (10 g Magn. sulfur. und 2 Eßlöffel pulverisierte Tierkohle) in den Magen. Die von vielen Seiten empfohlene intravenöse Anwendung großer Coramin- oder Cardiazolmengen hat sich durchaus bewährt.

Auch 15 mg Pervitin i. v. ist von nachhaltiger und überzeugender Wirkung. Das von anderer Seite bemängelte „reflektorische" Greifen nach der Cardiazolspritze (MISGELD), halte ich nach meinen Erfahrungen für nicht so gefährlich. Gefährlich ist es nur, eine schematische Therapie zu verordnen und sie den Händen der Krankenschwester anzuvertrauen. Die Therapie der Schlafmittelvergiftungen wird in meiner Klinik ausschließlich durch bewährte Ärzte betrieben, die Tag und Nacht den Vergifteten nicht verlassen dürfen, bis dieser endgültig aus dem Koma ist. Denn nur der Arzt kann beurteilen, wie oft und welche Mittel gegeben werden. Die periphere Gefäßlähmung wird auch mit Strychninpräparaten, unter denen sich das Movellan in Verbindung mit Coffein 0,1 als besonders wirkungsvoll erwiesen hat, bekämpft. Ist der Puls kräftig, dann braucht man prophylaktisch kein Kreislaufmittel, um das Herz nicht dauernd anzupeitschen. Man beobachtet gewissenhaft Puls und Blutdruck. Mit schnell wirkenden Mitteln hat man es in der Hand, den Kreislauf im Versagen abzufangen. Diese Methode ist besser als schematische Anwendung eines Analepticums. Läßt die Atmung nach, muß man von neuem Lobelin geben. Wiederholt habe ich bei Atemstillstand lebensrettende Wirkungen von intrathekaler Anwendung des Lobelins gesehen.

Akute Dilatationen des Herzens sind bei dieser Gruppe der Vergiftungen selten, so daß ich eine schematische Strophanthinanwendung nicht für indiziert halte. Sie wird erst erforderlich, wenn durch Pneumonieen akute Infektschädigungen des Herzmuskels zu erwarten sind.

Seitdem uns Penicillin zur Verfügung steht, hat sich die Prognose auch schwerster Schlafmittel-, Leuchtgas- und Opiatvergiftungen deshalb gebessert, weil es gelang, mit Penicillin die gefährlichen Schluckpneumonien zu beherrschen. Deshalb soll der Patient von Anfang an ein größeres Penicillindepot oder fortlaufend 3stündliche Injektionen von kristallinischem Penicillin (Depot 500000E 12stündl. oder 3stündl. 100000E) erhalten. Als Leberschutz geben wir Traubenzucker i.v. und 10mg Cortiron p. d. Die Injektionen von Traubenzucker dürfen nicht zu gering bemessen sein, weil häufige aber kleine Gaben die Venen mehr schädigen, als große Injektionen, daher sind etwa 8stündlich 100 ccm 25%ige Dextroselösung zu spritzen und außerdem ist die Diurese mit Kochsalzinfusionen — sobald der Kreislauf sich gebessert hat — und 0,5—1,0 Salyrgan anzuregen (EPPINGER).

Die Erfolge dieser kombinierten Maßnahmen sind sehr gute, fast alle Suicidpatienten sind dankbar für ihre Lebensrettung, nur wenige betreten zum zweiten Male freiwillig den gleichen Weg.

Bei Kohlenoxydvergiftungen, die man bei bewußtlosen Kranken meistens auf den ersten Anhieb diagnostizieren kann, weil gleichzeitig andere Verbrennungsprodukte mit charakteristischem Geruch eingeatmet werden, muß neben Analepticis und Atmungsanregungsmitteln durch Aderlaß eine Neubildung der Hb-tragenden Erythrozyten angeregt oder eine Transfusion angewandt werden. Mitunter ist die Diagnose der Kohlenoxydvergiftung nicht so einfach, z. B. wenn es sich um chronisch verlaufende Fälle handelt. So erwähnt VARADY einen sehr typischen Unglücksfall, bei welchem in einem Haus, das gar nicht an die Gasleitung der Stadt angeschlossen war, 4 Personen nacheinander bewußtlos wurden. Da die zuerst Erkrankten Fischspeisereste erbrochen hatten, dachte man zunächst an eine Fischvergiftung. Zufällig konnte man aus dem Herzblut einer am dritten Tage im Hause tot aufgefundenen Taube Kohlenoxyd spektroskopisch nachweisen und durch weitere behördliche Untersuchungen feststellen, daß 7,10 m von der Hausfront entfernt ein Gasleitungsrohr angebrochen und von dort aus Gas in das Haus geströmt war.

Chronische Schlafmittel- und Rauschgiftsucht führen zu Vergiftungen, die sich durch die Wesensveränderungen der Kranken bemerkbar machen, aber trotzdem häufig über längere Zeit hinaus unerkannt bleiben. Besonders unter dem Personenkreis, der beruflich leicht an die Hypnotica herankommt, tauchen diese permanenten, mitunter sehr geringfügigen Bewußtseinseinengungen auf. Typisch für diese Gruppe ist die Kombination mit dem für die Berufsausübung erforderlich werdenden Antidot, das die Betreffenden ebenfalls aus dem eigenen Medikamentenschrank zu entnehmen pflegen. So wechseln beispielsweise Phanodorm und Pervitin oder starker Kaffee, Coffeintabl. usw. ständig miteinander ab, bis dann der Zusammenbruch oder die Entdeckung des Übels erfolgt.

Setzt man bei diesen Kranken das gewohnte Schlafmittel allzuplötzlich ab, dann kann es zu akuten schweren Zuständen geistiger Verwirrtheit kommen wie der folgende Fall zeigt:

Christian T., Nr. 9523/49, 47 Jahre, nimmt wegen einer echten Migräne und Neuralgie bei schlecht geheiltem Schenkelbruch seit 5 Jahren täglich 0,4—0,6 Luminal und als Antidot starken Kaffee. Leidet in den letzten Monaten unter plötzlich einsetzenden Bewußtseinsstörungen. Bei geistigen Anstrengungen ist es ihm plötzlich „leer" im Kopf. Er muß weinen, kann nicht mehr sprechen, verliert den Faden. Ist aber fähig, logisch zu denken, sogar schlagfertig, nur „zu schnell ausgelaufen".

Somatisch: Spitzentuberkulose links > rechts, z. Z. inaktiv, schlechter Allgemeinzustand.

Geistig: Über Ort, Zeit, Person gut orientiert. Leicht ermüdbar, sehr mißtrauisch, stark dissimulierend. Barbitale werden abrupt abgesetzt. In 24 Stunden entwickelt sich ein schweres Delirium. Verkennt seine Umgebung, äußert ängstliche Gedanken, glaubt sich von den Russen verfolgt, wird aggressiv, trinkt Urin, schmiert mit Kot usw. Auf kleine Gaben von Pernocton (2 ccm) beruhigt sich der Kranke sofort, ist wieder bewußtseinsklar, wundert sich, „verrückt" gewesen zu sein. Das Pernocton wird langsam innerhalb von 2 Wochen abgesetzt. Heilung.

Auch hier darf der Rat erteilt werden, keinerlei Entziehungskuren auf einer offenen internen Station vornehmen zu wollen, denn sie mißlingen und bringen auch Gefahren für den Kranken und damit Rechtskonsequenzen für den verantwortlichen Arzt mit sich.

Aus der Fülle der Vergiftungsmöglichkeiten, die ich in Tabelle III nach der Literatur und eigenen Erfahrungen zusammengestellt habe, seien die Gruppen der zu Bewußtseinsstörungen führenden Nahrungsmittelvergiftungen besonders hervorgehoben, weil sie unter den heutigen Lebensbedingungen von größter praktischer Bedeutung sind.

Was die Bevölkerung Mitteleuropas alles zum Stillen permanenten Hungers benützt hat, ist kaum zu fassen. Stinkende Pferdekadaver, die tagelang in der abnorm warmen Sonne des Mai 1945 in den Straßen Berlins herumlagen, von unzähligen Fliegen, die der Troß der Armeen mitgeschleppt hatte, umschwärmt, wurden bis auf die Knochen abgenagt. Alle möglichen Pflanzen, die auf den Trümmern empor schossen, wurden als „Salat" oder „Spinat" genossen (Meldekraut, Bilsenkraut, Schierlingskraut). Pilze aller Art wurden mehr denn je gegessen und es kam zu gehäuften Lorchel-, Fliegenpilz-, Pantherpilzvergiftungen. (Lohmann, Freund u. a.)

Alle gastrointestinalen Intoxikationen können auf verschiedenen Wegen zu Bewußtseinsverlust oder -beeinträchtigung führen. Die lokale Reizung der Magen- und Darmschleimhaut bewirkt seröse Entzündungen, vermehrte Abgabe von Flüssigkeiten, schwerste Durchfälle und oft unstillbares Erbrechen. Rapide Austrocknung führt zu Schwächezuständen, zur Benommenheit des Sensoriums und zu Delirien, wie man sie vom Bilde der Cholera nostras her kennt. Das unstillbare Erbrechen bewirkt eine lebensgefährliche Entchlorung des Blutes.

Die Einwanderung pflanzlicher Gifte und bakterieller Toxine in die Leber bewirkt eine Schädigung ihres Parenchyms, die bis zur akuten gelben Leberatrophie führen kann, wie z. B. durch die Helvellasäure der Lorchel, durch Knollenblätterschwamm oder durch Überdosierung von Extract. Filicis, durch den außerdem ein hämolytischer Ikterus provoziert werden kann.

Eine direkte Einwirkung der Gifte auf die peripheren Nervenbahnen, das Rückenmark und Gehirn ist fast allen Giften eigen, insbesondere sind hier die Vergiftungen durch Metalle (Blei, Thallium [Abb. 9], Mangan, Arsen), durch nitrose Gase, Leuchtgas, durch organische Verbindungen wie Tetrachlorkohlenstoff, Trichloräthylen, durch Alkohole, Barbitale, Kresolphosphorsäure, durch pflanzliche Gifte wie Alkaloide, Strychnin, Atropin, Mutterkorn, Pilze usw. und schließlich tierische Gifte zu erwähnen. Auch das Herz ist ein möglicher direkter Angriffspunkt der Gifte, wofür kürzlich E. Freund durch elektrokardiographische Studien interessante Beispiele anführte. Es ist auf die lokale Giftwirkung im Mund, Rachen, Speiseröhre, Magen, Darm und das Ausmaß der Exsikkose zu achten. Hand in Hand mit ihr geht ausnahmslos eine schwere Schockierung des peripheren Kreislaufes, der Puls wird dünn und frequent, die Durchblutung des Hirns genügt nicht mehr, die ersten Zeichen der gestörten Hirnfunktion machen sich bemerkbar.

Das aufgenommene Gift muß schnellstens aus dem Magen-Darmkanal mechanisch entfernt oder adsorbiert werden und ein wirksamer Leberschutz durch Mittel, die eine seröse Entzündung vermeiden und antiallergisch wirken sollen, muß eingeleitet werden.

Nunmehr kann man von den Allgemeinsymptomen auf die Besonderheiten der toxischen Wirkung übergehen.

Bei allen Nahrungsmittelvergiftungen ist es geradezu typisch, daß nicht alle Kostgänger, die von der gleichen Nahrung genossen haben, erkranken und daß der Verlauf der Vergiftung bei den gleichzeitig Erkrankten immer differiert; sei es, daß eine besondere Disposition besteht, sei es, daß die Kostgänger des gleichen Tisches verschiedene Mengen zu sich genommen haben oder aber, daß durch initiales Erbrechen größere Mengen des einverleibten Giftes schon heraus befördert wurden. An Besonderheiten zur Frage der Bewußtseinsbeeinträchtigung sind bei den Pantherpilzvergiftungen eigenartige Rauschzustände, die an den Mescalinrausch erinnern, beschrieben worden (Lohmann, Leonhard). Bei Vergiftungen durch Tollkirsche, Stechapfel, Bilsenkraut treten die Zeichen der Atropinvergiftung auf, die ebenfalls zum Rausch führen kann.

Die schwersten und bekanntesten Rauschzustände, die in der Klinik Aufnahme finden, sind dem Alkoholmißbrauch zuzuschreiben; im allgemeinen wird man hierbei als Arzt seltener eingreifen müssen. Die Diagnose läßt sich aus dem Aussehen des Kranken, seinem Geruch, aus dem Blut nach Widmark und dem Urin mittels der Gerhardschen Probe leicht stellen. Jedoch darf man nicht vergessen, daß der Alkoholrausch mitunter nur das hervorstechendste Symptom sein kann, daß aber noch andere Ursachen, wie Schädeltrauma, Coma diabeticum u. ä. sich dahinter verbergen können, wie in den S. 89 und S. 91 geschilderten Fällen.

Außerdem aber muß man der Pflege der Berauschten insofern seine Aufmerksamkeit widmen, als falsche Lagerung auf harten Bettkanten und Auskühlung bei den durch die Alkoholintoxikation Vorgeschädigten sehr unangenehme Komplikationen, wie periphere Nervenlähmungen und Pneumonien, begünstigen können. Besonders disponiert zu solchen Zwischenfällen, für die der Laie dann den Arzt verantwortlich machen will, sind die „Brennabor"-Trinker, die sich an den Brennspiritus „gewöhnt" haben.

Einen Übergang von den Nahrungsmittelvergiftungen zu den Infektionskrankheiten stellt der Botulismus dar, der allerdings gewöhnlich keine Bewußtseinstrübungen erzeugt, bei dem es im Gegenteil weit häufiger ist, daß der Angriff auf das Gebiet der Augenmuskelkerne als eine isolierte Schädigung des Brückenareals zustandekommt. Der Botulismus kann im übrigen als ein Beispiel dafür genannt werden, daß man im Ablauf bakterieller Infektionen den allgemeinen Erscheinungen nicht eine so grundsätzliche Rolle zuerkennen darf, wie es Höring fordert, sondern daß man durchaus berechtigt ist, nach wie vor von spezifischen Krankheitsbildern spezifischer Erreger zu sprechen. Man wird die zelluläre Infiltration — Blutungen, Veränderungen der Ganglienzellen — z. B. an den Kernen der Rautengrube und der Pons bei Botulismus, gewiß als einen allergischen Vorgang anerkennen können, aber weshalb der Bacillus botulinus gerade dort, der Typhusbazillus gerade am Darm allergische Reaktionen bewirkt, das ist auch mit der Allergielehre nicht allein zu erklären. Das Beispiel der Poliomyelitis anterior macht es wahrscheinlich, daß es physikalische und chemische Individualeigenschaften der Zellarten gibt, die für den eindringenden Keim gute Entwicklungsbedingungen schaffen, die sich zum Schaden der Zelle auswirken.

Der „chemische" Tropismus einzelner Gifte zu besonderen Zellarten ist überdies schon klargestellt, wie man am einfachen Beispiel des Alkohols, des Chloroforms usw. sieht.

Gift	Bewußtseinsstörung	Begleitsymptome	Therapie
Blei	Bei akuter Einwirkung: Erregungszustände, Schlaflosigkeit; Chr.: Encephalopathia, Epilepsie, Psychosen, vorz. Arteriosklerose	Nierengefäßerkrankg., Anämie, basoph. punkt. Erythroc., Hämatoporphyrin, enge Fundusgefäße, evtl. Pupillenstarre, Darmspasmen, Lähmungen, Bleisaum	Bittersalz, period. 1 g Salmiak, 5% Calc. lact. i. v.
Quecksilber	Kollaps, Eklampsie, Hirnpurpura, Erethismus, Unruhe, Angst, Tremor	Blutige Durchfälle, Anurie, Albuminurie, Stomatitis	Eiweißreiche Kost, 1% Natr. thiosulfat innerlich
Thallium	Erregungszustände, Neuritiden, Enzephalitis, Sehnervenatrophie	Haarausfall, Sinneshaare bleiben, Eosinophilie, Lymphozytose	Natr. thiosulfat.
Mangan	Stammganglien: Tremor, Rigor, Pupillenstarre, Pyramidenbahnzeichen	Niedriger Blutdruck, Nephritis, Enteritis	Belladonnakur

Gift	Bewußtseinsstörung	Begleitsymptome	Therapie
Antimon	Kopfschmerzen, in seltenen Fällen Krämpfe	Kreislaufkollaps, Marasmus	Magn. usta Tierkohle
Arsen	Delirien infolge Diarrhoe, Angstzustände, Neuritis, Hirnpurpura, Koma	Durchfälle, Melanose, Anämie	Magn. usta u. Eisenoxydhydrat. Natr. thiosulfat.
Phosphor	Mangelnde Konzentrationsfähigkeit, Koma	Hepatitis, Hämaturie	Kein Fett, keine Milch, kein Eigelb, Terpentin nonrectefic. 30—40 Tr., Magn. usta
Chrom	Krämpfe, Lähmungen	Rhinitis, Geschwüre	Eiweißreiche Kost, Tierkohle
Fluor	Tetanische Erscheinungen, Somnolenz	Verätzungen, Herzflimmern, Knochenveränderg., Zahnveränderg.	Adsorbentien
Brom	Dösigkeit, Depressionen, Verwirrtheitszustände, Reflexstörungen	Hauterscheinungen, Schnupfen, Durchfälle	Kochsalz
Jod	Hyperthyreoidismus, in schweren Fällen Verblödung	Jodkachexie, Exantheme	Eiweißreiche Kost, Sedativa
Schwefelwasserstoff	Akutes apoplektisches Koma oder langanhaltende Bewußtlosigkeit, Delirien, Krämpfe	Enteritis	Adsorbentien, Lobelin, 5—10% Kohlensäureatmung
Schwefelsäure	Rauschzustände	Verätzungen	Adsorbentien
Nitrose Gase	Leichte narkotische Wirkung	—	Belüftung
Kohlenoxyd, Leuchtgas, Auspuffgase	Apathie, Somnolenz, Dämmerzustände, Hirnblutungen, Pallidumsyndrom; als Nachkrankheiten Psychosen, Hyperkinesien	KohlenoxydHb., Atemlähmung	O_2-Atmung m. einem geringen Zusatz von CO_2 (4%), Aderlaß, Traubenzucker
Zyankali	Akute tiefe Bewußtlosigkeit, wenn nicht der Tod sofort eintritt	Lungenödem	Lobelin 1%, Kal. permangan. Spülung des Magens
Benzin	Bewußtlosigkeit, Narkose	Zirkulationsschwäche, Erbrechen, heftige Leibschmerzen	Adsorbentien

Gift	Bewußtseinsstörung	Begleitsymptome	Therapie
Benzol	Rauschzustände, tiefe Bewußtlosigkeit, Pupillenstarre	Blutungen aus kleinen Gefäßen, Abnahme der Leukozyten	Bluttransfusion
Azetylen, Chlormethyl, Brommethyl	Rauschzustände, Schlafsucht, Psychosen, Hirnblutungen	—	Belüftung
Avitaminosen, Pellagra, Beriberi, Latyrismus	Gedächtnisschwäche, Choreiforme Unruhe, Schädigung d. Rückenmarkbahnen, Neuritis, Affektion vegetativer Zentren	Magen-, Darmerscheinungen, Hautveränderungen	Vitamine u. Wechsel der Ernährung
Tetrachlormethan, -äthan, Trichläthan	Rausch, Somnolenz, Koma, Optikusatrophie	Leberschädigungen	Belüftung, Betaxin
Amylenhydrat,, Paraldehyd, Methylaldehyd, Chloralhydrat, Äther	Narkose, Rauschzustände, Psychosen, Krämpfe	Leberschädigungen	O_2
Barbitale, Hypnotika d. Harnstoffreihe, Sulfone	Zunehmende Somnolenz, Psychosen	Leber- und Nierenschaden	Magenspülung, Cardiazol, Pervitin, Strychnin, Kreislauf, Penicillinprophylaxe
Pyrazolon	Krämpfe, Bewußtseinstrübung, Delirien	Hauterscheinungen	—
Opium, Morphin, Pantopon	Tiefes Koma, Bewußtseinstrbg., aufgehobene Reflexe, enge Pupillen	Atemlähmung, Parenchymschäden, Pneumonie	Penicillin, Weckmittel, häufige Magenspülung
Pflanzliche Alkaloide, Schierling, Goldregen, Ginster,Melde	Aszendierende Rückenmarklähmung, Halluzinationen	—	Betaxin, Kreislaufmittel
Atropin, Tollkirsche, Stechapfel	Delirien, Psychosen	Gerötete Haut, kein Speichel, weite Pupillen	Magenspülung, Kreislaufmittel
Rainfarn, Salbei, Zedernöl	Krämpfe, Bewußtseinsstörungen	—	Magenspülung

Gift	Bewußtseinsstörung	Begleitsymptome	Therapie
Fliegenpilz, Knollen-blätterpilz, Pantherpilz	Erregungszustände, Halluzinationen, Miosis	Durchfälle, Koliken, Kollaps, Hämaturie	Magenspülung, Leberschutz, Kreislaufmittel
Schlangen	Bewußtseinstrübung, Augenmuskellähmung	Hämaturie	Spez. Seren

4. Infektionskrankheiten

Die akuten Infektionskrankheiten bedrohen Hirn und Rückenmark unmittelbar durch Invasion der Erreger und mittelbar durch Toxinwirkung, durch Veränderungen physikalischer Verhältnisse und seröse Entzündung. Jedes Fieber kann zu den verschiedensten Graden der Bewußtseinsbeeinträchtigung führen. Neben Apathien, Schlafneigung, Herabsetzung der Aufmerksamkeit, Gleichgültigkeit usw., kommen unter der Einwirkung von Fieber vor allem bewußtseinsgetrübte Erregungszustände und Halluzinationen vor. Die Inhalte der Wahnvorstellungen sind sehr verschiedener Art. Bei Kindern sind es Schreckgestalten, Tierfratzen, „böse Männer" — bei Erwachsenen traumhafte Erlebnisse, Wiederholungen irgendwelcher schwieriger Situationen, wie Kriegserlebnisse, Schändungen usw. Die Umgebung wird verkannt, in die Wahnideen eingesponnen. Jäher Wechsel ruhiger und erregter Zustände im Verlaufe einer Infektionskrankheit muß vor allem den pflegenden Personen bekannt sein, denn die berufliche Sorgfalt erfordert eine besondere Obhut bei allen fieberhaften Erkrankungen. Wenn auch grundsätzlich jedes Fieber die Ursache von Verwirrungs-Zuständen sein kann, so sind sie doch bei Pneumonie, Typhus, Paratyphus, Fleckfieber am häufigsten.

Man kann nicht sagen, daß bestimmte Menschentypen besonders zu solchen Komplikationen neigen. Unter der sehr heterogenen Bevölkerung während der großen Nachkriegsepidemieen sah man Fieberdelirien bei kräftigen und marantischen, bei jungen und bei alten Menschen. Bei experimenteller Fiebererzeugung mit Pyrifer habe ich niemals Bewußtseinstrübungen oder -verlust beobachtet, es sei denn, daß der zur Fieberkur veranlassende Krankheitsprozeß bereits zu Wahnvorstellungen geführt hatte, wie bei Paralyse.

Trinker neigen im besonderen Maße zu schweren Fieberdelirien. Jede erfahrene Krankenschwester gibt deshalb während fieberhafter Erkrankungen diesen alten Sündern den Alkohol aus therapeutischen Gründen.

Daß es sich bei den febrilen und postfebrilen Bewußtseinsstörungen vornehmlich um bakterielle Toxinwirkung handelt, möchte ich aus Erfahrungen schließen, die man bei toxischen, mit Penicillin behandelten Diphtheriefällen sammeln kann. Bei toxischer mit Penicillin behandelter Diphtherie kommt es zur plötzlichen schnellen Vernichtung der Corynebakterien in Blut und Gewebe. Untersuchungen, die ich mit C. Kehren an nunmehr 26 Fällen ausführte, ergaben in Bestätigung anderer Untersucher, daß man mit Gaben von 100000 OE.-Penicillin nicht nur eine sehr prompte Entfieberung und Besserung des Befindens, sondern auch ein überraschend schnelles Absinken des Keimgehaltes der Schleimhäute erzielen kann. Bei diesen Fällen waren Bewußtseinstrübungen häufiger als bei anderen nicht mit Penicillin behandelten Kranken, ebenso häufig aber waren bei diesen schwere Schädigungen des Herzmuskels, die sich elektrokardiographisch nachweisen ließen.

Die rapide Abnahme des Keimgehaltes beruht auf der bakteriostatischen Penicillinwirkung. Der Keim löst sich nach diesen Beobachtungen nicht einfach in ein Nichts auf, sondern hinterläßt Gifte, die unter der so prompten Penicillinwirkung ganz plötzlich ansteigen, während sie bei dem langsameren Kampf zwischen körpereigenen Abwehrstoffen und eindringendem Bakterium mehr Schritt für Schritt ausgeschwemmt werden. Diese am Krankenbett gewonnene Erfahrung stützt die bisherige Auffasung der spezifischen Wirkungsweisen der einzelnen Erregerarten. Fängt man hingegen bei einer intensiven Penicillintherapie mit höheren Serumgaben die abundante Toxinausschüttung ab, dann wird man von der Penicillintherapie bei Diphtherie keine Enttäuschung erleben.

Die plötzliche hochgradige Toxinausschwemmung zugrundegehender im Blut und der Lymphe kreisender Erreger, wirkt auf den Herzmuskel und auf die Hirnfunktion, weshalb in diesen Fällen Bewußtseinstrübungen und psychotische Bilder häufiger sind. In einem Falle sah ich eine Kachexie sich entwickeln, die nach wochenlangem Krankenlager unter einem enzephalomyelitischen Bilde zum Exitus führte.

Das gleiche Toxin also, daß zur Schädigung der Herzmuskulatur führt, wie sie im Verlaufe der Diphtherie nicht selten ist, kann bei besonders akuter Wirkung unter dem Einfluß des Penicillins die Funktion der Großhirnrinde tangieren und nicht nur periphere Nerven, etwa den Glossopharyngicus oder den Ischiadicus schädigen.

Beim Fieber wirken die Bakterientoxine neben den Toxinen, die durch den veränderten Stoffwechsel (Eiweißabbau und -umbau) entstehen, auf die Bewußtseinslage. Darum sind bei allen Infektionskrankheiten grundsätzlich keine Unterschiede zu erwarten. Dabei spielen die Zeitgeschehnisse und der körperliche Zustand eine Art färberische Rolle beim Zustandekommen der Fieberdelirien (Bonhoeffer, Ewald, Poppinga).

Am markantesten ist dies beim Typhus abdominalis der Fall. Im Verlaufe einer Typhusepidemie bekommt man häufig Frühstadien zu Gesicht, die man sonst selten sieht, denn die Bevölkerung ist gewarnt, verängstigt und holt deswegen den Arzt zeitiger. Bei diesen Frühfällen kann man den Beginn der intellektuellen Beeinträchtigung sehr genau verfolgen.

Während man in den ersten Stunden noch völlige Orientierungsfähigkeit, Kritik, gute Aufmerksamkeit, gutes Gedächtnis, schnelle Auffassungsgabe und Merkfähigkeit, Einfühlen in die Situation usw. feststellen kann, beginnt nach kurzer Zeit eine Gleichgültigkeit, die noch nicht als Apathie auffällt. Die Patienten, die eben noch mit ihren Augen alle Handlungen des Arztes oder der Schwester verfolgt haben, bzw. die bei irgendwelchen Eingriffen noch zweckentsprechende Reaktionen ausführten, z. B. bei der Blutentnahme willig den Arm bereitlegten, lassen willen- und antriebslos alles mit sich vornehmen, lassen den Blick ins Leere schweifen, zeigen mit keiner Miene eine Beteiligung an der Umwelt. Trotzdem können sie in diesem Stadium noch zu jeder geistigen Leistung veranlaßt werden. Erst in den nächsten Tagen kommt zur Gleichgültigkeit noch das Schlafbedürfnis und später Verkennung der Umwelt, Wahnvorstellungen und selten motorische Erregung hinzu. Meistens sind es zwecklose, ratlose Bewegungen, die das tiefere Stadium der typhösen Bewußtseinstrübung ankündigen. Der Inhalt dieser Verkennungen und Halluzinationen ist sehr verschieden. Unter den Flüchtlingen und Geschändeten spielten die unmittelbar vorher erlebten Ereignisse eine nicht so hervorragende Rolle, wie man es eigentlich bei der schmerzlichen Stärke der überstandenen Schicksalsschläge hätte erwarten müssen. Es waren häufiger weit zurückliegende Traumbilder oder Trugassoziationen, die diese Kranken zeigten. Die Bewußtseinsstörungen sind langdauernd. Die Kranken schweben zwischen Schlaf, Halbwachheit, Apathie.

Besonders eindrucksvoll ist es, wenn die Typhuskranken in großen Sälen gemeinsam untergebracht sind. Es herrscht tiefes Schweigen, die Kranken liegen alle wie leblos da, wälzen sich nicht wie andere Bewußtseinsgestörte auf ihrem Lager hin und her, sondern befinden sich in einer auffallenden motorischen Ruhe.

Jedoch ist man gerade bei den Typhuskranken nie sicher, daß sich das Bild der Apathie nicht plötzlich wandelt. Die Typhuskranken können in ihrer Bewußtlosigkeit schwere Erregungszustände bekommen und in unvorhergesehener Weise ihr Bett verlassen und umherirren.

Mit der Entfieberung klingen in den meisten Fällen all die Bewußtseinsstörungen ab. Unter etwa 1200 Typhusfällen der letzten fünf Jahre fanden sich nur drei Verwirrungszustände, die mehrere Wochen anhielten, es sind jedoch bei den verschiedensten Infektionskrankheiten auch nach der Entfieberung einsetzende langdauernde Verwirrungszustände beschrieben worden (E. POPPINGA).

Die folgende Krankheitsgeschichte verdanke ich Dr. H. KOCH:

O. Th., 2983/47 — 37 Jahre alte Frau —, erkrankt 14 Tage vor der Krankenhausaufnahme mit Leibschmerzen und Hinterkopfschmerzen. Es treten auffällige, schwer zu beschreibende Sensationen von seiten der Ohren auf. Die Patientin ist schlaflos. 5 Tage vor der Aufnahme Durchfall, dann Übergang in Obstipation. Bei der Aufnahme 39,4 — Puls 80 — 5000 Leuko — pos. Diazo —, im Blut werden Paratyphus-B-Bazillen nachgewiesen. Am 3. Tage treten Roseolen auf, der GRUBER-WIDAL steigt an. Nach 28 Tagen lytischer Entfieberung mit gleichzeitigem Absinken der Titerwerte mäßige Anämie von 63% Hb. Mit dem Rückgehen des Fiebers wird die Frau ängstlich, äußert Verfolgungsideen und klagt über eigentümliche Schmerzvorstellungen. Nach 2 Wochen klingen die psychotischen Erscheinungen wieder restlos ab.

Bei allen diesen postinfektiösen oder infektiösen Psychosen muß die Frage geklärt werden, ob es sich um eine symptomatische Psychose handelt oder ob eine bis dahin latente Veranlagung zu krankhaften Seelenvorgängen manifest geworden ist.

III.
Therapie

Die Therapie der Bewußtseinsstörungen wird von den Ursachen bestimmt und ist deshalb nur bedingt von einem gemeinsamen Gesichtspunkte aus zu betrachten. Bei akuten Bewußtseinstrübungen muß sofort entschieden werden, ob es sich um einen Kollaps, einen Schock, ob es sich um Giftwirkung, Blutung oder einen Angriff auf das Hirn selbst handelt, bei dem langsam progredienten Abbau der Helligkeitsgrade des Bewußtseins wird man etwas mehr Zeit haben, um die Richtung der einzuschlagenden Therapie festzulegen.

Die Ursachen von Kollaps und Schock (wenn man diese überhaupt voneinander trennen will) sind vielseitige und können nicht mit zentralistischen Vorstellungen, wie es jetzt so modern geworden ist, allein erklärt oder gar behandelt werden. Die Therapie muß deshalb auf eine Beeinflussung der Hirnrinde, der vegetativen Hirnzentren, der Herzleistung, der Gefäßweite in den peripheren Strombahnen und auf die Beseitigung der Histaminwirkung abzielen.

Durch Cardiazol, Coramin, Kampferanwendung erreicht man von diesen Zielen eine Wirkung auf die Hirnrinde, die subkortikalen Zentren, den Karotissinus, auf die Reflextätigkeit des Rückenmarkes (Vasomotoren und Atemzentrum), auf die Spannungsverhältnisse in der peripheren Strombahn (zentral und direkt), damit auf den Blutdruck. Die genannten Mittel sind deshalb in jedem Falle anzuwenden, indem die schwere Kreislaufdiskordans den Organismus bedroht. Wieviel man von den genannten Mitteln einführen muß, hängt von dem jeweiligen Zustand ab und läßt sich nicht schematisieren.

Die intravenöse Anwendung von Cardiazol und Coramin bei Vergifteten hat sich sehr bewährt. Man muß langsam injizieren, um keine zu brüske Wirkung, die zum epileptischen Krampf führen kann, auf die Hirnrinde zu erzielen. Eine protrahiertere Wirkung kann man durch Kombination mit Strychnin 0,001 (Movellan 0,01) und Coffein 0,1—0,2 erzeugen.

Wann soll man Glykoside bei akuten Bewußtseinsstörungen und Kollapsen geben? Diese Frage erneut aufzuwerfen ist vielleicht überflüssig, hat jedoch eine besondere Bedeutung bei Schlafmittelvergiftungen, die zu pneumonischen Komplikationen führen und bei den Infektionskrankheiten, die mit Bewußtseinstrübungen einhergehen. Man hat den Eindruck, daß Strophantin und Digitalis zu häufig verordnet werden, und ich zitiere deshalb die klaren Vorschriften von E. EDENS und A. FRAENKEL:

Strophanthin und Digitalis (Kombetin) sind bei Kollapsen und bei den Herzschwächen akuter Infektionskrankheiten unwirksam, wenn es sich nicht um ein schon vorher krankes Herz handelt. Liegt dagegen ein Kreislaufkollaps bei einem vitium cordis bei Hochdruck, idiopathischer Herzhypertrophie, Angina pectoris,

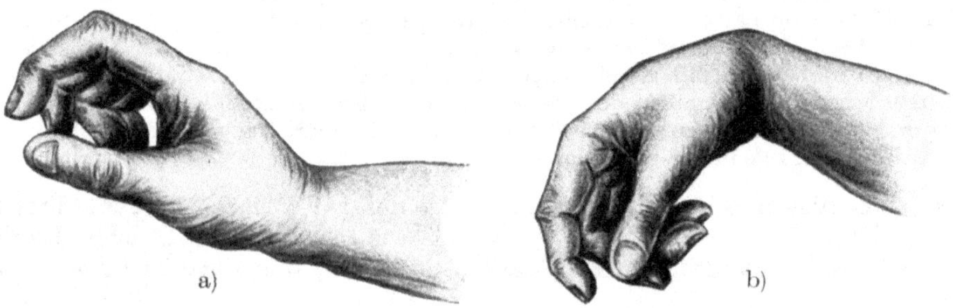

Abb. 10. Lagerung bei spastischer Lähmung.
a) richtig b) falsch

Koronarsklerose, Herzinfarkt, bei Fettleibigkeit nach übergroßen Anstrengungen vor, dann ist vor allem Strophanthin aber auch Digitalis angezeigt. Schließlich muß man bei akuten Infektionskrankheiten, die zu einer Myokarditis führen ebenfalls zu Glykosiden greifen.

Lobelin wirkt in Gaben von 0,003—0,006 i.v. und intrathekal, 0,01—0,02 i.m. sehr schnell, wird aber ebenso rasch abgebaut. Lobelin wirkt in größeren Dosen blutdrucksenkend, was sich aber bei der Behandlung der die Atmung bedrohenden Bewußtseinsstörungen deswegen nicht so bemerkbar macht, weil die gleichzeitige Stimulierung durch Cardiazol, Strychnin, Sympatol usw. die blutdrucksenkende Wirkung des Lobelins abfängt.

Bluttransfusionen, Kochsalzinfusionen, aber auch Magenspülungen sollen erst nach der Anwendung der Kreislaufmittel ausgeführt werden, Entquellungsmittel müssen in genügender und nicht verzettelter Dosis gegeben werden.

Die richtige Lagerung der Bewußtlosen ist in jedem Falle ärztlich zu überwachen. Wie oft wird gegen diese so selbstverständliche Regel verstoßen! Es gilt nicht nur, den Dekubitus zu vermeiden, Lähmungen oder das Verschlucken einer Zahnprothese zu verhindern, sondern man muß auch sehen, ob die Gliedmaßen richtig zueinander stehen. FOERSTER wies schon 1906*) darauf hin, daß bei Apoplexien die primäre Lagerung der paralytischen Glieder für die Art der zu erwartenden Kontraktur ausschlaggebend ist. Die Neigung zur Kontraktur ist in den Muskeln am stärksten,

*) O. Foerster, Erkrankungen der Pyramidenbahn. S. Karger, Berlin 1906.

deren Insertionspunkte sich genähert haben. Hängt z. B. eine Hand herab, dann kommt es zur Beugekontraktur, lagert man dagegen die Hand in Elevationshaltung und Abduktionshaltung, dann verkürzen sich die Strecker und man erzielt eine bessere Handhaltung.

Es ist vielleicht überflüssig, daran zu erinnern, daß bei allen Bewußtlosen sofort die Blase entleert werden muß, weil häufig erhebliche Retentionen vorliegen und weil die Verminderung des Bauchinhaltes die Atmung mechanisch erleichtert.

Bei Erregungszuständen ist das Chloralhydrat in Dosen von 1—2 g per oral oder als Klysma zu 2—4 g immer noch als sehr gut und schnell wirksam an erster Stelle zu nennen, bei Kreislaufdekompensationen ist es dagegen nicht zu empfehlen. Scophedal I (Scopolamin 0,0005, Eucodal 0,01, Ephetonin 0,025) und Scophedal II (doppelte Dosis I) hat sich ebenfalls bei den Erregungszuständen sehr bewährt, man kann es auch bei basedowischen Erregungszuständen anwenden. Vom Luminal als Beruhigungsmittel bei schwereren Exzitationszuständen kann man keine so sichere und prompte Wirkung erwarten.

IV.
Rechtsfolgen

Es liegt auf der Hand, daß innere Mediziner zuweilen als Sachverständige vor Gericht Fragen beantworten sollen, die mit der Anwendung der in den Gesetzbüchern vorgesehenen Paragraphen der Strafausschließung, -milderung, Entmündigung, Nötigung und des Mißbrauchs zur Unzucht, der unerlaubten Handlungen, also der § 51 StGB, 6, 104, 105, 827 BGB, 176, 2 StGB zusammenhängen.

Dabei muß er mit den Ergebnissen seiner Untersuchungen und Wahrnehmungen, die er als Spezialist auf dem Gebiete der inneren Erkrankungen gemacht hat, klären helfen, ob z. Zt. der Tat eine Bewußtseinsstörung, eine krankhafte Störung der Geistestätigkeit, Geistesschwäche einerseits, Bewußtlosigkeit, krankhafte Störung der Geistestätigkeit mit Ausschluß der freien Willensbestimmung oder Willenlosigkeit andererseits, in dem Ausmaße vorgelegen haben daß Einsicht und Handlungsfreiheit dauernd oder vorübergehend beeinträchtigt waren.

Hierbei können ihm, wie die Praxis immer wieder lehrt, erhebliche Fehler unterlaufen, die nicht nur darauf beruhen, daß dem Internisten in dieser Beziehung gewisse rechtliche Grundbegriffe fehlen, sondern auch darauf, daß seine Klassifizierung der Bewußtseinsqualitäten nur einige Helligkeitsgrade des Bewußtseins kennt, die zu wenig über Leistung, Ausmaß und Funktion des Bewußtseins aussagen. Er spricht von Koma, Somnolenz, Sopor, er bezeichnet einen Kranken als ruhig und erregt. Wer ihm keine Schwierigkeiten bei der Behandlung macht, den wird er als „vernünftig" betrachten.

Man wende nicht ein, daß eine solche primitive Vorstellung nur wenige haben. Es gibt literarische Beweise dafür, daß diese Ansicht nicht übertrieben ist. (RIEBELING, MÜLLER-HESS, GRUHLE, ASCHAFFENBURG, SCHELLWORTH.) Insbesondere werden allzuschnell Atteste über die geistige Gesundheit irgend eines Patienten ausgeschrieben, die sich später als unrichtig herausstellen.

Es müssen deshalb für den Nichtpsychiater ganz besonders jene Beschränkungen, die aus seiner Arbeitsmethodik grundsätzlich abzuleiten sind, gelten. Man muß immer vor Augen haben, was man als Internist überhaupt untersuchen und objektivieren kann. Mit dem VOLHARDschen Wasserversuch z. B. bestimmen wir die Leistungsfähigkeit der Niere, mit dem faradischen Apparat die Kontraktilität eines Muskels usw.

Stein für Stein setzen wir zu einem Mosaik zusammen, aus dem wir die Tätigkeit der inneren Organe überprüfen. Wir dürfen deshalb, nachdem ein Bild mit unseren internistischen Möglichkeiten zustandegekommen ist, zunächst lediglich die Frage beantworten, ob eine Krankheit wahrscheinlich ist. Danach erst werden wir weiter fragen dürfen, ob bei der vorliegenden Erkrankung typische Änderungen der Bewußtseinslage möglich sind und ob diese Änderungen der Bewußtseinslage bei Begehung einer Tat, einer unerlaubten Handlung oder bei Abschluß von Rechtsgeschäften vorgelegen haben können, oder ob wegen dieser Erkrankungen Entmündigung infrage kommt. Unsere Schlüsse nach Klärung dieser Fragen müssen mit Kritik und Vorsicht gezogen werden. Psychologische und psychiatrische Diskussionen und Folgerungen sind ohne gründlichste Kenntnisse dieser Fachgebiete unfruchtbar und gehören nicht zu den internistischen Kompetenzen. Auch hierfür gibt es Beispiele aus dem Schrifttum. Ich erinnere nur an die Flut von Arbeiten über Dienzephalosen, die einer Kritik zum allergrößten Teil nicht standhalten. (Vergl. Hess, Haug u. a.)

Aus der Klinik der Bewußtseinsstörungen ist zu entnehmen, wie häufig der Internist mit der Problematik seelischer Leistungsschwächen in Berührung kommt und wie sehr er sich deshalb mit ihnen beschäftigen müßte. Es genügt dann aber nicht, daß er die „Möglichkeit" einer das Unterscheidungs- und Hemmungsvermögen ausschließenden Bewußtseinsstörung zugibt, sondern er muß zeigen können, daß die überwiegende Wahrscheinlichkeit oder sogar an Sicherheit grenzende Wahrscheinlichkeit hierfür z. Zt. der Tat bestand.

§ 51 StGB lautet:

Eine strafbare Handlung ist nicht vorhanden, wenn der Täter z. Zt. der Tat wegen Bewußtseinsstörung, wegen krankhafter Störung der Geistestätigkeit, wegen Geistesschwäche unfähig ist, das Unerlaubte der Tat einzusehen oder nach dieser Einsicht zu handeln. War die Fähigkeit, das Unerlaubte der Tat einzusehen oder nach dieser Einsicht zu handeln, z. Zt. der Tat aus einem dieser Gründe erheblich vermindert, so kann die Strafe nach den Vorschriften über die Bestrafung des Versuches gemildert werden.

Ein Beispiel erläutert das vorstehend Gesagte:

Eine jugendliche Diabetikerin (A. O. St. K. Pol.) entwendet aus einer Krankenstube mehrfach wertvolle Nahrungsmittel ihrer Mitpatienten. Als sie einmal dabei überrascht wird, gibt sie an, unter so abnormem und triebhaftem Hunger zu leiden, daß sie nach allem greifen müßte, was sich ihr biete. Ja mitunter genüge die Angst, keine Nahrung zu finden, die solchen Anfällen vorausginge, um einen Diebstahl auszuführen. Sie habe sich gesagt, daß sie schlecht handle, aber wenn der Hunger einsetzt, sei ihr alles egal. Hinterher habe sie sich geschämt, aber trotzdem niemandem etwas gesagt, weil sie das Essen nicht hätte ersetzen können.

Es konnte durch die Stoffwechseluntersuchungen festgestellt werden, daß es sich um eine Mischform eines insulären und zentralen Diabetes handelte, bei welchem abrupte Übergänge von Hyperglykämien in Hypoglykämien besonders häufig und typisch sind. Sie sind vom Patienten ebenso gefürchtet wie vom Arzt. Eine längere Normoglykämie oder wenn schon, so wenigstens stabile Hyperglykämie, ließ sich durch keine Mittel der Diätetik und auch nicht durch Insulinierung erzielen. Solche hypoglykämischen Abstürze sind außerordentlich heftig, Angstzustände begleiten den plötzlichen Schweißausbruch und die Pulsbeschleunigung, der Hunger kann übergroß werden, wovon man sich durch Selbstversuche mit Insulin überzeugen kann. Der Hunger erscheint tatsächlich als ein nicht zu unterdrückender Trieb, die Leistungskraft und Kritikfähigkeit sinkt in sich zusammen, die hypoglykämischen Kranken wissen, daß sie in eine merkwürdige Automatie des Handelns geraten, in der sie nicht klar sind. In diesen Fällen würde der Internist mit seinen Erfahrungen und seinen Methoden die Voraussetzungen zur Anwendung des § 51 StGB allein schaffen können, insbesondere weil er in der Lage wäre, die krankhafte Störung der Geistestätigkeit und den Drang zum Handeln, eben den krankhaften Hungerparoxysmus der Hypoglykämie experimentell nachzumachen. Er wird hierbei nicht den Fehler begehen, aus der Persönlichkeit des Täters heraus die strafbare Handlung analysieren zu wollen. Das wäre mit den Mitteln der Inneren Medizin nicht mehr möglich. Es genügt, daß er den Beweis des durch Hypoglykämie aufgehobenen Hemmungsvermögens erbringen kann. Dieser Fall betrifft ein harmloses Vergehen, das überhaupt nicht bis zur juristischen Einschaltung kam, aber er demonstriert die Grenzen und Kompetenzen der Inneren Klinik besonders gut.

Hierbei ist noch daran zu erinnern, daß bei bestehenden Zweifeln an der Zurechnungsfähigkeit eines Täters bei Tatbegehung, das Gericht den positiven Beweis erbringen muß, daß der Täter zurechnungsfähig war (OLG Düsseldorf N. J. W. 48, 199).

Beim § 51 StGB kommt es nicht allein darauf an, zu entscheiden, ob die drei psychopathologischen Tatbestände — Bewußtseinsstörung, krankhafte Störung der Geistestätigkeit, Geistesschwäche durch innere Erkrankungen — vorliegen, sondern auch darauf, ob durch diese Tatbestände, im speziellen Falle hervorgerufen durch innere Erkrankungen, Unfähigkeit besteht, das Unerlaubte der Tat einzusehen oder nach dieser Einsicht zu handeln.

Nach einer Reichsgerichtsentscheidung vom 25. 4. 31 (Jur. Wochenschrift 1931, S. 2572f., zit. nach Aschaffenburg) gilt: „Eine krankhafte Störung der Geistestätigkeit braucht die Erkenntnisfähigkeit und die Verstandestätigkeit nicht auszuschließen; sie führt aber zur strafrechtlichen Unzurechnungsfähigkeit (§ 51 StGB), wenn sie zur Folge hat, daß der geistig Gestörte nicht fähig ist, seine Entschließungen und sein Handeln der ihm verbliebenen verstandesmäßigen Einsicht gemäß einzurichten, wenn ihm also die freie Willensbestimmung fehlt, weil infolge der Störung seiner Geistestätigkeit irgendwelche Vorstellungen oder Empfindungen oder Einflüsse seinen Willen derart übermäßig beherrschen, daß seine Bestimmbarkeit des Willens durch vernünftige Erwägungen ausgeschlossen ist."

Unter krankhafte Störung der Geistestätigkeit fallen nicht nur Geisteskrankheiten im psychiatrischen Sinne, sondern alle krankhaften Fälle geistiger und seelischer Abartigkeit (dauernde oder vorübergehende), die nicht nur Charaktermängel oder seelische Schwächen sind, einschließlich der verschiedenen Formen der Psychopathie und einschließlich der nicht den Geisteskrankheiten zuzurechnenden Krankheitszustände (z. B. Fieberwahn, Schwangerschaftswahn), die vorübergehend die Geistestätigkeit entscheidend beeinträchtigen (vgl. Dalke, Fuhrmann, Schäfer, Abs. 4, Strafrecht und Strafverfahren 35. Aufl., J. Schweitzer Verlag Berlin-München).

Gewiß werden es nicht viele innere Erkrankungen sein, die gerade zu den Fragestellungen des § 51, 1 oder 2, Veranlassung geben, weil die allermeisten dieser Ausnahmezustände mit erheblicher körperlicher Hinfälligkeit verknüpft sind, die nicht gerade zur strafbaren Handlung disponiert.

Der Begriff des „Bewußtseins", wie er zu Beginn dieser Ausführungen definiert wurde, deckt sich mit den Definitionen der forensischen Medizin und der reichsgerichtlichen Entscheidungen (Bienswanger, Aschaffenburg, Hoche, Vorkastner, Bumke, Jahrreis, Ewald u. a.). Danach ist Bewußtsein ein eigentümlicher Grad von Klarheit, Fülle, Beweglichkeit, Ablaufstempo und Rangordnung des inneren Lebens und der psychischen Funktionen, die Tatsache, daß ein Mensch wach, innerlich besonnen und im Benehmen geordnet ist. Die Rechtsfolgerung hinsichtlich § 51

StGB aus dieser Definition aber ist, daß die Störung des Bewußtseins so hochgradig sein muß, daß sie Unterscheidungs- und Hemmungsvermögen aussetzt oder erheblich vermindert. Geistesschwäche unterscheidet sich von der krankhaften Störung der Geistestätigkeit nur durch den Grad, nicht der Art nach; es empfiehlt sich, regelmäßig bei Erörterung des § 51 auch zur Frage der Geistesschwäche Stellung zu nehmen (ebenda Anm. 5).

Hierbei tauchen auch für die innere Klinik die Schwierigkeiten auf, die sich aus den labilen Grenzen biologischer Vorgänge ergeben. Die Grenzen des Unterscheidungs- und Hemmungsvermögens durch innere Krankheiten lassen sich nur in wenigen Fällen in Zahlen ausdrücken. Man kann z. B. nicht sagen, bei welcher Höhe des Hb-Gehaltes die Anämie zu Ermüdungserscheinungen führt, die die Aufmerksamkeit eines Schrankenwärters erheblich herabsetzen. Deshalb müssen die Fragen nach den Helligkeitsgraden des Bewußtseins stets nach den inneren Untersuchungsergebnissen und auch nach den Tatumständen beantwortet werden.

Bei Rauschzuständen liegt nicht erst bei sinnloser Betrunkenheit eine Bewußtseinsstörung im rechtlichen Sinne vor, sondern schon dann, wenn die Trübung des Bewußtseins das Geistesleben erheblich beeinträchtigt.

Auf die Untersuchung Betrunkener muß hier eingegangen werden, weil sie, wie die Praxis lehrt, häufig in Rettungsstellen der Krankenhäuser stattfindet.

In § 81a Abs. 2 der Strafprozeßordnung heißt es: „Entnahme von Blutproben und andere Eingriffe, die nach den Regeln der ärztlichen Kunst zu Untersuchungszwecken vorgenommen werden, sind ohne Einwilligung des zu Untersuchenden zulässig, wenn kein Nachteil für seine Gesundheit zu besorgen ist. Die Anordnung steht dem Richter, bei Gefahr im Verzuge auch dem Staatsanwalt und den Polizei- und Sicherheitsbeamten zu, die als Hilfsbeamte der Staatsanwaltschaft ihren Anordnungen Folge zu leisten haben." *)

Das bedeutet, daß auf der Rettungswache oder im Krankenhaus, wenn sich der Betrunkene gegen einen Eingriff zur Blutentnahme nach Widmark auflehnt, ein Polizeibeamter dem Arzt die Anordnung zur Blutentnahme erteilen muß.

Die Technik der Blutentnahme (Müller-Hess, Wiethold) muß eine einwandfreie sein (nur Blutentnahme aus dem Ohrläppchen, nicht aus der Vene, keine Desinfizien, die resorbieren, am besten Sublimattrockentupfer).

Man darf sich nicht allein mit der Blutentnahme begnügen, sondern muß auf dem Protokoll Verhalten, Sprache, geistige Leistungsfähigkeit, Motorik und Gleichgewichtsvermögen in einer Notiz festlegen.

Ich habe es bei der Abfassung von Gerichtsgutachten immer vermißt, daß in den Protokollen der ersten Untersuchung anläßlich der Blutentnahme für die Blutalkoholbestimmung keinerlei Aufzeichnungen über Übermüdungssymptome vorhanden waren, denn gerade die Übermüdung im Zusammenwirken mit Alkohol führt zu Unfällen.

Es bedarf keiner Erwähnung, daß absichtliche (artefizielle) Bewußtseinsschädigungen zur Erzielung von Aussagen unzulässig sind und nach § 343 StGB (Aussageerpressung) mit Zuchthaus bestraft werden.

Wenn die Ergebnisse einer internistischen Untersuchung das Vorhandensein einer krankhaften Störung der Geistestätigkeit usw. bewiesen haben, dann liegen die Dinge für die rechtlichen Folgerungen noch einigermaßen übersichtlich, schwieriger werden sie aber, wenn der Internist den Zeitpunkt bestimmen soll, wann die krankhafte Störung begonnen haben kann. Diese Frage wird dem inneren Kliniker recht

*) Dem Arzt stehen für die Blutentnahme und das Protokoll Gebühren zu (E. Fuhrmann).

häufig vorgelegt werden, wenn nicht straf- sondern zivilrechtliche Urteile gefällt werden müssen.

In erster Linie muß hierbei auf die §§ 6, 104, 105 und 827 des BGB hingewiesen werden. Sie lauten:

§ 6. — Entmündigt kann werden:

1. wer infolge von Geisteskrankheit oder von Geistesschwäche seine Angelegenheiten nicht zu besorgen vermag;
2. wer durch Verschwendung sich oder seine Familie der Gefahr des Notstandes aussetzt;
3. wer infolge von Trunkenheit seine Angelegenheiten nicht zu besorgen vermag oder sich oder seine Familie der Gefahr des Notstandes aussetzt oder die Sicherheit anderer gefährdet.

Die Entmündigung ist wieder aufzuheben, wenn der Grund der Entmündigung wegfällt.

§ 104. Geschäftsunfähig ist:

1. wer nicht das siebente Lebensjahr vollendet hat;
2. wer sich in einem die freie Willensbestimmung ausschließenden Zustande krankhafter Störung der Geistestätigkeit befindet, sofern nicht der Zustand seiner Natur nach ein vorübergehender ist;
3. wer wegen Geisteskrankheit entmündigt ist.

§ 105. Die Willenserklärung eines Geschäftsunfähigen ist nichtig.
Nichtig ist auch eine Willenserklärung, die im Zustande der Bewußtlosigkeit oder vorübergehender Störung der Geistestätigkeit abgegeben wird.

§ 827. Wer im Zustande der Bewußtlosigkeit oder in einem die freie Willensbestimmung ausschließenden Zustande krankhafter Störung der Geistestätigkeit einem anderen Schaden zufügt, ist für den Schaden nicht verantwortlich. Hat er sich durch geistige Getränke oder ähnliche Mittel in einen vorübergehenden Zustand dieser Art versetzt, so ist er für einen Schaden, den er in diesem Zustande widerrechtlich verursacht, in gleicher Weise verantwortlich, wie wenn ihm Fahrlässigkeit zur Last fiele; die Verantwortlichkeit tritt nicht ein, wenn er ohne Verschulden in diesen Zustand geraten ist.

Geschäftsunfähigkeit und fehlende Verantwortlichkeit liegen nach dem Wortlaut des § 104, 105 und 827 nur dann vor, wenn die krankhafte Störung der Geistestätigkeit eine freie Willensbestimmung ausschließt. Das Gesetz fordert hiermit eine Aussage über den Helligkeitsgrad des Bewußtseins, da die Betätigung des freien Willens ein Bewußtseinsvorgang ist, bei dem Wahl und Entscheidung irgendwelcher Art erlebt ist (Jaspers). An dieser Stelle liegen die Schnittpunkte mehrerer Fachgebiete, bei denen der Internist nicht allzu selbständige Urteile, sondern die Mithilfe der forensischen und psychiatrischen Fachleute anstreben soll. Vor allem gehören die arteriosklerotischen Hirnerkrankungen, die sich mit einer Arteriosklerose der inneren Organe verbinden, zu dieser Gruppe „der sich überschneidenden Kompetenzen", ferner die rezidivierenden Kreislaufdekompensationen und der chronische Mißbrauch von Opiaten, Barbitalen und Alkohol. Auch die Vereinigungen verschiedener Noxen, wie Lues, Arteriosklerose und Alkoholismus treffen in der inneren Klinik nicht selten zusammen und geben evtl. Anlaß, daß über die geistige Tätigkeit des Kranken im Sinne der genannten Paragraphen etwas beurkundet werden soll.

Bei der zeitlichen (Beginn der Geistesstörung) und der graduellen Abschätzung der Rückwirkungen von Organschädigungen auf die freie Willensbildung, die die

Paragraphen des BGB besonders hervorheben, wird man sehr zurückhaltend sein, wenn einem die Methodik der Psychiatrie und forensischen Medizin nicht geläufig ist, vor allem gerade dann, wenn es sich um vorübergehende Störungen der Geistestätigkeit handelt.

Testamente werden mitunter gerade in den letzten Lebensabschnitten und -stunden abgefaßt oder abgeändert. Körperliche und geistige Hilflosigkeit und Schwäche werden nicht nur die Willensbildung beeinflussen, sondern auch von Gesunden ausgenützt, um sich einen Vorteil gegenüber anderen Erbberechtigten zu verschaffen. Aus dem Inhalte eines Testamentes allein auf die geistigen Qualitäten des Erblassers zu schließen, ist nicht berechtigt, stets sind alle Tatbestände der inneren Verfassung des Erblassers und der äußeren Umstände der Erbberechtigten bei aufkommenden Zweifeln zu berücksichtigen (Gruhle, Schellworth).

Hinsichtlich § 176, 2 StGB soll daran erinnert werden, daß eine „willenlose" Frauensperson auch aus physischen Gründen in den Zustand der Willenlosigkeit gelangen kann, wie z. B. bei schweren Anämien, Gestationspsychosen, Hypoglykämien, epileptischen Dämmerzuständen usw.

Als Internist wird man seine Beobachtungen stärker als bisher auf diese Gebiete ausdehnen müssen, um das aktuelle Bewußtsein in jeder Richtung besser erkennen zu können.

Das Bewußtsein in allen seinen verschiedenen Erscheinungsformen spielt bei den pathologischen Geschehnissen, die in der inneren Klinik ihrer Klärung harren, in jedem Fall eine besondere, hervorragende Rolle, nicht nur vom subjektiven Standpunkte des Kranken aus, sondern auch vom objektiven des Arztes. Er muß sich in die Problematik der Bewußtseinsvorgänge in diagnostischer, therapeutischer, gutachtlicher und vor allem in humaner Weise vertiefen.

Dazu soll diese Studie einen Beitrag liefern.

Literatur

Aschoff, L., Vorträge über Pathol. Jena 1925. — Baur, H., Dringliche Diagnostik Urban & Schwarzenberg 1939. — Becher, E., Nierenkrankheiten. Fischer, Jena 1944. —. Bielschowsky, F., Myelitis usw. S. Karger, Berlin 1901. — Binswanger, H., Leitfaden d. forens. Psych. Polygr. Verlag Zürich 1945. — Bleuler, Lehrbuch d. Psych. Springer, Berlin 1939. — Boden, E., Elektrokardiographie. Steinkopf, Dresden 1941. — Bonhoeffer, Aschaffenburg Hdb. Ps. 1912. — Bumke, Hdb. d. Geisteskh. Springer 1928. — Bumke, Lehrbuch d. Geisteskh. Bergmann, München 1948. — Bumke-Foerster, Handb. d. Neur. Springer, Berlin 1936. — de Crinis, Der menschl. Gesichtsausdruck. Thieme, Leipzig 1942. — Diepgen, P., Der kranke Mensch. Berl. Akademie f. ärztl. F. 5. — Duval, M., Übersetzt von E. Gaupp Enke, Stuttgart 1908. — Edens, E., Digitalisbehandlung. Urban & Schwarzenberg 1948. — Eppinger, H., Die Leberkrankheiten. Springer, Wien 1936. — Ewald, Hdb. d. Geisteskh. Springer, Berlin 1949. — Foerster, O., Hirntumoren. D. Dt. Klinik XVII, 1939. — Foerster, O., Hirntumoren und ihre Diagnostik. A. Fbd. Bd. 6. — Foerster, O., Leitungsbahnen usw. Bruhns Btr. 1925. — Fuhrmann, E., Strafgesetzbuch. Vahlen, Berlin 1948. — Fuhrmann, E., Strafgesetzbuch. Schweitzer, Berlin 1950. — Gadamer, I., Göttingen 1924. — Grothe, L., Grundlagen usw. Berlin 1921. — Gruhle, H., Grundriß d. Ps. Bergmann, München 1947. — Gruhle, H., Verstehende Psychologie. Thieme, Stuttgart 1948. — Handloser, S., Innere Wehrmedizin. Steinkopf, 1944. — Herxheimer, Hdb. Haut u. Geschl. Springer, Berlin 1931. — Heubner, Luetische Erkrankung usw. Vogel, Leipzig 1874. — Hoche, A., Hdb. d. gerichtl. Psychiatrie. Springer, Berlin 1934.— Hochrein, M., Der Myokardinfarkt. Steinkopf, Dresden 1941.— Holler, Pfleger, Pape Spez. Symptomatologie usw. Urban & Schwarzenberg

1941. — JASPERS, Allg. Psychopathologie. Springer, Heidelberg 1946. — KILIAN, H., Facies dolorosa. Thieme 1934. — KÖPPEN, S., Erkrankungen der inneren Organe nach elektr. Unfällen. Hefte z. Unfallheilk., Berlin 1942. — KOLLERT, V., Komatöse Zustände. Springer, Berlin 1929. — KORB, G., Die typhösen Erkrankungen. Wissenschaftl. Verlag, Stuttgart 1949. — LEWIN, Gifte und Vergiftungen. Stilke, Berlin 1929. — LOTHMAR, F., Allg. Symptomat. d. Stammgangl. Hd. Bumke/Foerster. — MEHLER, P., Erkennung innerer Erkrankungen, die mit Bewußtseinsstörungen usw. Thieme, Leipzig 1941. — MEYER, H. H., Experimentelle Pharmakologie. Urban & Schwarzenberg, Berlin 1936. — NAEGELI, O., Differentialdiagnose. Thieme, Leipzig 1937. — PICARD, M., Das Menschengesicht. Rentsch, Zürich 1941. — REINWEIN, H., Diagnostik und Behandlung der akut bedrohlichen Krankheitszustände in der inneren Medizin. Urban & Schwarzenberg, Berlin 1939. — ROST, G. A., Lehrbuch der Haut- und Geschlechtskrankheiten. Springer, Berlin 1948. — RÜHL, A., Über die Gangarten usw. Fischer, Jena 1929. — SCHÄFER, Strafgesetzbuch (DALCKE-FUHRMANN) I. Schweitzer Verlag, Berlin 1950. — SCHNEIDER, K., Die Beurteilung der Zurechnungsfähigkeit. Thieme, Stuttgart 1948. — SCHÖNEBERG, G. und MAURER, G., Kollaps. Steinkopf, Dresden 1947. — SCHULTE, W., Die synkopalen vasomotor. Anfälle. Thieme, Leipzig 1943. — SCHWARZ, Strafgesetzbuch. Beckscher Verlag, Berlin 1934. — SIEBECK, R., Beurteilung und Behandlung Herzkranker. Lehmann, München 1935. — SPERANSKY, A., Grundlagen der Theorie der Medizin. Saenger, Berlin 1950. — TIETZE, A., Aktuelle Fragen der inneren Medizin. de Gruyter 1949. — TILLMANNS, RONA und OHNESORGE, Praktikum der klinischen, chemischen, mikroskopischen Untersuchungsmethoden. Urban & Schwarzenberg 1935. — TISCHLER, Anleitungen zur Harnuntersuchung. Bergmann, München 1948. — VORKASTNER, Bumke Hdb. Bd. i. V. Arch. Ps. 79, 1925. — WEIZSÄCKER, Der Gestaltkreis. Thieme, Leipzig 1940. — ZUTT, J., Nervenarzt 16, 145, 1943.

BAALEN, I., Nd. Tschr. Gen. 1939. — BANSI, Hw., Erg. Inn. M. 56, 1939. — BALICKI, L., Z. Neur. 104, 133. — BARUCH, H., Rev. med. 56, 1939. — BERNHARD, A., Jour. belg. gastroenterol. 7. — BREDEMANN, Ä. W. 1948. — BÜSSOW, H., Nervenarzt 1940. — CONTRATTO, J., Arch. imt. med. 80. — DAESCHLEIN, G. und DROSSEL, H., Z. Haut, 3. — DASKALOV, Z. Neur. 101, 252. — DAUBE, Z. N. 103. — DENEKE, K., Arch. Kl. Ch. 201. — DIERINGSHOFEN, H. v., Bln. phys. G. 21. 2. 36. — DOHMEN, H., Z. Neur. 103. — DONALIES, Msch. Krim. 30, 1939. — EBEL, H., D. Z. Gerichtsmed. 36. — FREUND, E., Äwo. 1949. — GOLDSTEIN, Aufbau des Organismus. Den Haag 1933. — GREENE, J. und SWANSON, L., Z. Neur. 100, 306. — GREVING, Nerva. 14, 1941. — GRIFFON, LE BRETON, J., D. chem. pharm. 28, 1940. — GROSS, Z. Psychol. 149. — GLASER, M., SJARDEMA, H., Proc. Soc. exper. Med. 47. — GRUHLE, H., Mschr. Krim. Biol. 30, idem Nerv. a. 15. — GUIRAND, P., Med. Psych. Paris 1939. — HABERMANN, Med. Kl. 1948. — HARDER, A., Schw. Wschr. 1947. — HATIEGANU, O., Z. Neur. 103. — HELLNER, F., D. Z. ges. Ger. Med. 22. — HELLWIG, Med. Welt 1939. — HERGEL, R., Chir. 12, 40. — HOESSLIN, H. v., Ther. d. Gw. 79, 38. — HUGENHOLTZ, NL. und TIJSCH, Psychol. 1939. — JACOBELLI, R., Z. Neur. 103. — JAEGER, F., Med. Welt 1942. — JANCOVESCU, N. und STROES, Rev. San. Mil. Bucaresti 1938. — ILLCHMANN-CHRIST, Dt. Z. f. ges. ger. Med. 39, 231. — JUNG, C. G., Z. Psychth. 11. — KABULSKI, y., Arch. Klin. Chir. 197, 39. — KALUS und KUCHER, Zutt Nera. 15. — KAUFHOLDT, Med. Wschr. 1947. — KEHREN, C., Ther. d. Gw. 1950, 1. — KLAGES, L., Ursprünge d. Seelenf. Reclam 1942. — KLINE, C., HIGHSMITH, S. Ann. int. Med. 1057. — KNAPP, K., Nerv. a. 19. — KNOLL, Med. Kl. 1942. — KNOSPE, K., Msch. Psych. 99/38. — KNÜPFER, K., Inaug.-Diss., Jena 1939. — KOCH, W., Verh. Dt. Path. G., Wiesbaden 1928. — KOCH, W. Über die Anatomie und path. Anatomie d. spez. Muskelsysteme d. Herzens. Ä. Fbk. Nauheim 1927, Thieme, Leipzig. — KOCH W., Med. Kl. 1928, 38; Med. Kl. 1930, 31. — KRAUSE, W. W., Med. Kl. 1947. — KÖTSCHER, L. M., Über Bewußtsein usw. Grenzfr. Bergmann 1905. — KÜPPER, R., Psych. Neur. Wschr. 1939. — LAMPRECHT, J., Allg. Z. Psych. 116, 40. — LANGE, F., Kl. Wschr. 1933, 1. — LANGELLÜDECKE, F., Neur. 13/41. — LANGELÜDDEKE, A., Ger. Psych. Walter de Gruyter 1950. — LARSEN, G., Nord. Med. 1942. — LAUTERBACH, W., Inaug.-Diss. Berlin 1939. — LRENDLE, L., Fühner Bd. XII. — LEONHARD, K. F., Neur. 14. — LEONHARD, W., Nerv. a. 20. — LERER, S., Jou. obst. 54. — LEIDER, K., Triltsch Verlag 1939. — LOHMANN, Ä. Wschr. 1947. — LUEG, W. und WEBER, R.,

Z. Neur. 99, 135. — Lups, S., Arch. Psych. 1947. — Lysahorsky, J., Z. Neur. 98, 157. — Maere, M., Journ. belge. Neur. 39/39. — Marie, A., Z. Neur. 102, 360. — Matuoka, S., Z. Neur. 96, 551. — Mertens, H., Arch. Psych. idem Nerv. a. 1947. — Mewes, H., Kli. Mbl. Augenh. 106/4, 1. — Meythaler, F., Dt. M. Wsch. 1941. — Mezger, E., Mkrimps. 1928, idem Persönlichkeit und Strafrecht. Zurechf. — Mindus, E., Nord. Med. 1939. — Mueller, G., Z. ethnol. 71, 40. — Müller, W., Virch. Arch. 305, 39. — Müller-Hess, V., Krim. Mschr. 1936. — Nielsen, G., Ugeskr. haeg. 41. — Nielsen, J. M., Z. Neur. 99, 622. — Obersteg, Dt. Z. ger. Med. 39, 49. — Ogrowski, B., Inaug.-Diss. Berlin 1949. — Orthner, Wien. Z. Nerh. 1, 282. — Oxenius, K., Äwo. 4, 17. — Pai, M. N., Brit. Med. Journ. 1950. — Panse, F., Krim. Mschr, 1936. — Passanisi, J., Z. Neur. 100, 692. — Paulus und Schleyer, Dt. Z. Ger. Med. 39. — Penfield, W., Ann. Psychol. 39. — Pieck, K., Allg. Z. Psych. 125. — Redlich, F., Dt. Z. Nerv.Hlk. 1937, 143—251. — Riebeling, Med. Kl. 1942. — Riemer, M., Z. Neur. 100, 689. — Roemer, H., Z. Neur. 100, 691. — Roubicek, J., Z. Neur. 100, 306. — Rühl, Q., Verh. Dt. Kreislauff. 11. — Ruf, H., Allg. Z. Psych. 118, 41. — Ruge und Gerlach, BGB. Heymann Verlag Berlin 1948. — Scheinpflug, H., Kinderärztl.-Pr. 12, 1941. — Schneps, Inaug.-Diss. Berlin 1908. — Schmidt, H., Inaug.-Diss. Gießen 1939. — Schottky, J., Nerv. a. 13/40. — Schwab, H., Dt. M. Wschr. 1948. — Schwiegk, H., Kl. Wschr. 1942. — Selbach, C. u. H., Allg. Z. Psych. 125. — Selvini, A., Arch. ital. Anat. et. istol. pat. 10/39. — Semmler, R. und Hirschmann, Äwo, 1947. — Spire-Weill, Arch. Inter. Neur. 58/39. — Staehelin, J., Schw. Med. Wschr. 1942. — Steidle, H., Med. Welt 1939. — Stern, E., Paed. Msch. Basel 1948. — Stertz, H., Msch. Kr. Psych. 22. — Störring, E., Die Störungen des Persönlichkeitsbewußtseins. S. Karger, Berlin 1938. — Strauch, H., Z. Geb.Frauenh. 1/39. — Sturm, D., Psych. Neur. Wschr. 39. — Sunder-Plassmann, P., D. Z. Ch. 254. — Szepsi, J. und Schulz, G., Z. Neur. Psych. Wschr. 1943. — Take, G., Z. Neur. 103, 171. — Tenner, K., Münch. Wschr. 1942. — Thaddea, S., Die Nebenniereninsuffizienz usw. Enke, Stuttgart 1941. — Tietze, A., Berl. med. Z. 1950. — Tietze, Anders und Koch. Aktuelle Probl. inn. Med. Bd. I. — Umber, F., Ernährung u. Stoffwechselkrankheit, Urban & Schwarzenberg, Berlin 1925. — Wiegand, Münch. med. Wschr. 1942. — Wilhelm, J., Z. Neur. 100, 698. — Wofer, H., Psych. Neur. Wschr. 1943. — Wolfson, J. N., Psych. Quart. 14, 40. — Zaki, A., Z. Neur. 102. — Zara, E., Z. Neur. 99, 622. — Zellweger, H., Helv. Paed. Act. 2, 391. — Zillig, G., Nerv. a. 1947.

Zur Pathologie und Klinik der Lipoidgranulome

von Wolfgang Brandenburg

Aus dem Pathologisch-anatomischen Institut der Freien Universität Berlin
(Leiter: Prof. Dr. W. Koch)

Jedem Arzt werden die klassischen Bilder der allgemeinen Lipoidosen oder Thesaurismosen (Morbus Gaucher, Niemann-Pick, Hand-Schüller-Christian), wie sie in der Vorlesung über allgemeine Pathologie behandelt werden, einen bleibenden Eindruck hinterlassen haben. Nur wenige Ärzte jedoch werden diese Erkrankungen einmal zu Gesicht bekommen haben. Häufigere Störungen des Lipoidstoffwechsels, denen der Arzt begegnet, sind die Erkrankungen der Arterien. Wenn auch die Ansichten über Genese und Ätiologie der Arteriosklerose sich weiter entwickelt haben (Allergie, Hypoxämie u. a.), so bleibt doch von besonderer Bedeutung im Krankheitsgeschehen der Arteriosklerose der gestörte Lipoidstoffwechsel. — Störungen des Lipoidstoffwechsels von nur lokaler Bedeutung bzw. ihre morphologischen Auswirkungen sieht der Arzt auch — jedoch viel seltener. Es sind die Lipoidgranulome. — Der Ausdruck Granulom ist mehr bekannt in der Verbindung mit dem Wort „spezifisch" — spezifisches Granulom, wie z. B. bei der Tuberkulose, Lues, Hodgkin und anderen Krankheiten. Es soll die Anwesenheit eines Granulationsgewebes andeuten. Granulationsgewebe findet sich immer da, wo in den Geweben ein chronischer Reizzustand defensiver oder restituierender Art sich auswirkt. Dabei entstehen Knötchen, die in den hier zu behandelnden Lipoidgranulomen eine besondere Struktur haben. Sie werden besonders häufig in der Haut, an Sehnenscheiden, Gelenkkapseln und auch Nervenscheiden gefunden. Es sind meist erbs- bis bohnengroße und größere Knoten, evtl. auch zystisch umgewandelte Gebilde, deren eigentümliche gelbe — bis gelbbräunliche Färbung auf der Schnittfläche charakteristisch ist.

Im folgenden sollen einige typische Vertreter der Lipoidgranulome, die uns aus der Hand des Chriurgen zur Untersuchung übergeben wurden, aufgeführt werden.

Fall 1: 36 Jahre alte Frau (E 494/49). Anschließend an vor mehreren Monaten vorgenommene intraglutäale Hormonspritzen entwickelte sich ein Infiltrat in der Gesäßbacke, das als „Spritzenabzeß" angesprochen und wegen der nicht sehr erheblichen, doch störenden Schmerzen inzidiert wurde. Eiter fand sich nicht, jedoch ein in der Subkutis liegender haselnußgroßer Knoten, der exzidiert wurde. Auf der Schnittfläche sah der Knoten graurötlich bis gelblich-fleckig aus. Er zeigte mikroskopisch ein an Leukozyten und kleinen Nekrosen reiches Granulationsgewebe, in dem eine Reihe von Knötchen auffielen, die neben vielen sog. Schaumzellen und vielkernigen Riesenzellen auch Fibroblasten zeigten. Die Sudan-III-Färbung ließ in den Schaumzellen und Riesenzellen — in letzteren jedoch spärlich — Lipoide nachweisen. Es handelte sich um eine Lipoidgranulombildung auf dem Boden chronisch entzündlicher Infiltrate.

Fall 2: 26 Jahre alte Frau (E 184/50). Großes Infiltrat der Gesäßbacke, das aufbrach und fistelte. Über Entstehung und Ursache des Infiltrates ist nichts bekannt. Bei der Operation fiel die Derbheit und der gelbliche Ton bzw. gelbe Körnelung des Infiltrates auf, weshalb eine Aktinomykose angenommen wurde. Die histologische Untersuchung des exzidierten etwas knotigen, gelblich gefleckten Gewebes zeigt gleichfalls Lipoidgranulome mit erheblicher Riesenzellbeteiligung neben Partien erheblicher Exsudation, von Entzündungszellen sowie Plasmazellenanhäufung. Auch hier liegt also eine Lipoidgranulombildung auf chronisch-entzündlicher Basis vor.

Fall 3: 36 Jahre alte Frau (E 1037/49). Vor 1½ Jahren Mammaplastik mit Implantation von Fett- und Drüsenkörper aus der anderen Mamma. Jetzt fielen der Patientin kleine Knoten in der Mamma auf, die im Bereich des Implantats saßen und etwas schmerzten. Das Implantat mit Umgebung wurde exzidiert. In dem grauweißlichen Mammagewebe ließen sich einige gelbliche linsen- bis erbsengroße Knoten mit sehr kleinen multiplen Zystchen erkennen. Histologisch fanden sich in der Umgebung sowie zwischen dem Mammadrüsengewebe (mit geringer Fibrosis mammae) typische Lipoidgranulome, untermischt von lympho- und plasmazytären Infiltraten. Das Auffälligste aber waren kleine und größere zystische Bildungen. Sie sind von einem ungleichmäßig dicken Saum rundkerniger großer und stark verfetteter Zellen ausgekleidet, deren innerste Lage kaum noch Kerne zeigt und in Auflösung begriffen ist. Im Lumen liegt meist eine amorphe sudanophile Masse. Die Vorgänge haben ihr physiologisches Vorbild in den holokrinen Talgdrüsen, in denen das Sekret durch Zerfall der fetthaltigen Drüsenzellen entsteht. Zwischen diesen zystischen Gebilden breitet sich ein von Lymphozyten und Plasmazellen durchsetztes fibroblastenreiches Gewebe aus. Die „Zysten" haben keine scharfe Begrenzung, sondern man sieht deutlich ihnen anliegende Fibroblasten des umgebenden Bindegewebes, die in rundliche Formen übergehen. Ihre ovalen Kerne werden ebenfalls rundlich. Auch kann die Zellform polygonal werden. Sie vergrößern sich von der Peripherie nach dem Lumen zu. Ihre Gestalt ändert sich teilweise auch zu epitheloidzellenähnlichen Formen. Sie verfetten und gehen im Randsaum der Zysten auf. Sie stammen also aus dem Mesenchym.

Fall 4: Ein ähnliches, jedoch nicht so zystenreiches Lipoidgranulom entstand bei einer 29 Jahre alten Frau (E 354/50). Vor 1 Jahre Mammaplastik. Jetzt Knoten im oberen äußeren Quadranten, über dem die Haut schlecht abhebbar ist. Es wurde ein kirschgroßer Knoten herausgenommen und zur Untersuchung übersandt. — Das Gewebsstück besteht vorwiegend aus Fettgewebe, das durch ein grobes Bindegewebsgerüst ausgezeichnet ist. Um einen gut bohnengroßen grauweißlich bis gelblichen bindegewebigen Knoten herum finden sich multiple gelblich-bräunliche, bis linsengroße Knötchen. Mikroskopisch erkennt man einen Komplex kleiner und größerer Lipoidgranulome, die z. T. auch kleinzystisch verändert sind. Sie sind teils von rein bindegewebigen, chronisch entzündlich infiltrierten, teils von Fettgewebspartien umgeben. Riesenzellenbeteiligung ist gering.

Es können Lipoidgranulome entstehen, die von multiplen „Erweichungsherden" bzw. „Zysten" durchsetzt sind, wie z. B. in einem bohnengroßen Lipoidgranulom der Leistenbeuge eines 48 Jahre alten Mannes (Fall 5, E 448/49). Makroskopisch zeigte der als Lymphknoten mit fraglichen Metastasen angesprochene Knoten eine gelbgefleckte Schnittfläche mit einigen fast nekrotisch erscheinenden Knötchen. Diese letzteren sind solche eben beschriebenen, z. T. zystischen Herde. Derartige Partien sehen mikroskopisch wie siebartig durchbrochen aus. In der Umsäumung solcher Herde sind viele lipoidspeichernde mehrkernige Riesenzellen anzutreffen. Eigentliche Fremdkörperspeicherung ist nicht zu beobachten.

Ein groteskes Beispiel für die zystische Umwandlung eines Lipoidgranuloms ist der Fall 6. Eine 66 Jahre alte Frau (E 1286/49) hatte am Übergang vom Rücken zum Gesäß eine etwa kleinapfelgroße Geschwulst, die als Dermoidzyste angesprochen und, da sie die Trägerin störte, entfernt wurde. Die Patientin konnte nur ungenaue Angaben über die Entstehung des Tumors machen. Vor vielen Jahren hatte sie eine Spritzenkur gemacht. Welches Medikament gespritzt wurde, konnte sie aber nicht mehr angeben. Im Laufe von Jahren hat sich danach die große „Geschwulst" gebildet. — Der zystische Tumor hat eine derbe, dicke bindegewebige Kapsel. Die Innenfläche ist fein- bis grobgranuliert, gelb-bräunlich, etwas schmierig belegt; der Inhalt bräunlich, dickflüssig, etwas ölig. Die histologische Untersuchung läßt einen breiten Saum von großen Schaumzellen erkennen, der die Zyste innen auskleidet. Nach der Lichtung zu lösen sich die großen, oft doppelkernigen Zellen auf. Zwischen ihnen liegen viele, gleichfalls lipoidbeladene vielkernige Riesenzellen, sowie Lymphozyten. Als äußere Begrenzung finden sich Bindegewebsproliferationen und Infiltrate aus Plasmazellen und Lymphozyten. Das Ganze wird von einer derbfaserigen Bindegewebshülle umgeben. Es handelt sich hier um ein großes altes zystisches Lipoidgranulom. — Ähnliche, wenn auch makroskopisch wie mikroskopisch nicht so eindrucksvoll gestaltete zystische Formen sind von uns noch bei einem 16 Jahre alten Knaben und einer 73 Jahre alten Frau beobachtet worden.

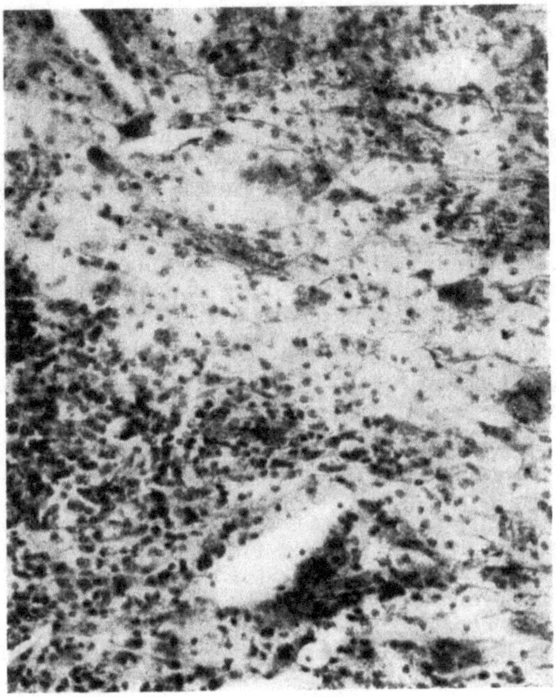

Typische Schaumzellen, Lymphozyten, Plasmazellen und einige Riesenzellen in einem Lipoidgranulom.

Es folgen 3 Fälle, die die gleiche Form des Lipoidgranuloms zeigen. Es sind derbe, etwa bohnengroße, meist flache Knoten, deren Schnittfläche glatt und gelblich erscheint. Sie liegen in der Cutis und reichen bis dicht unter die Epidermis.

Fall 7 (E 511/49) ist ein Knoten vom Fußrücken einer 52 Jahre alten Frau. Der Knoten war unter dem Druck der über den Spann ziehenden Schuhspange im Laufe von Jahren entstanden. Er störte die Patientin und wurde deshalb als „Fibrom" entfernt. — Fall 8 (E 760/49) betrifft einen gleichfalls gut bohnengroßen Knoten in der Cutis oberhalb der rechten Gesäßbacke einer 29 Jahre alten Frau. Die Patientin führte die Entstehung des Knotens auf Druck des Hüftgürtels zurück. Ab und zu schmerzte sie der Knoten. Er wurde entfernt und mit der Verdachtsdiagnose eines Hautsarkoms zur Untersuchung übergeben. — Bei einem 47 Jahre alten Manne (Fall 9, E 166/50) ist ein knapp bohnengroßer flacher Knoten der Gesichtshaut als Basaliom angesprochen und entfernt worden. Der Knoten liegt in der Cutis und hat eine derbe Konsistenz sowie eine glatte gelbliche Schnittfläche. — Schon makroskopisch stimmen alle 3 Fälle in den wesentlichen Merkmalen überein. Das gleiche gilt vom histologischen Befunde. Alle

Knoten sind mehr oder weniger gut abgegrenzt. In der histologischen Struktur herrschen die spindeligen Zellen vor. Sie sind vielfach geflechtartig angeordnet und haben nur selten faserige Bestandteile zwischen sich. Sie liegen meist sehr dicht. In diesen Geflechten finden sich aber auch zahlreiche kleine lymphozytäre und plasmozelluläre Infiltrate, denen vereinzelte mehrkernige Riesenzellen zugesellt sind. Um die geflechtartigen Partien herum liegen echte von Schaumzellen reichlich durchsetzte Granulome. In den Sudanschnitten enthalten nicht nur die Schaumzellen sudanophile Substanzen, sondern auch die größeren Exsudatzellen mit dunklem Plasma sowie die fibroblastenartigen spindeligen Zellen, und zwar in Form feiner Lipoidgranula.

Der Fall 10 (E 595/49) ist wegen des Sitzes des Lipoidgranuloms von Interesse. Bei einem 69 Jahre alten Mann wurde ein haselnußgroßer Knoten aus der Nervenscheide des Nervus medianus des linken Unterarmes oberhalb des Handwurzelgelenkes entfernt. Der Knoten störte den Patienten bei vielen Bewegungen. Seit wann er ihn bemerkt hat, konnte der Patient nicht angeben. — Der sehr gut abgegrenzte, aus der Nervenscheide leicht herauszupräparierende Knoten ist prall-elastisch und hat eine relativ glatte Oberfläche. Seine Schnittfläche ist etwas rauh und deutlich gelb getönt. — Die histologische Untersuchung zeigt eine teilweise Abkapselung durch hyalindegeneriertes Bindegewebe. Der Knoten ist ungeheuer reich an dichtliegenden Schaumzellen, die durch Züge proliferierten Bindegewebes läppchenartig unterteilt sind. In den Bindegewebszügen liegen viele rundkernige Exsudatzellen. In die peripheren Zonen sind Partien chronisch-entzündlicher Infiltrate gedrängt. Die Sudan-III-Färbung weist starken Lipoidgehalt in den Schaumzellen nach, feine Lipoidgranula auch in den Exsudatzellen.

Eine besondere Stellung nehmen die in den Gelenkkapseln entstandenen Lipoidgranulome ein, da sie Übergänge zu den Tumoren darstellen und von vielen Autoren zu letzteren gerechnet werden.

Fall 11 (TN 495/49). Eine 20 Jahre alte Frau hatte seit etwa 2 Jahren eine langsame Schwellung des rechten oberen Sprunggelenkes und eine zunehmende Bewegungseinschränkung bemerkt. Die Konsistenz der Schwellung war prall-elastisch. Man nahm zunächst eine Gelenktuberkulose, später einen Tumor an. Im Beginn des Jahres 1949 wurde das Sprunggelenk eröffnet und ein fast pflaumengroßer, von der Kapsel ins Gelenk vordringender Tumor mit Gelenkkapsel entfernt. Bis zum März d. J. ist die Patientin vierteljährlich kontrolliert worden. Ein Rezidiv ist nicht aufgetreten. Die Patientin kann wieder gut laufen. — Die „Tumoroberfläche“ ist relativ glatt, ebenfalls die Schnittfläche. Die Farbe ist gelb-bräunlich, wobei Teile von stärkerer gelber Tönung mit solchen mehr bräunlicher abwechseln. — Histologisch ist das Gewebe charakterisiert durch große Granulome, die aus mehr oder weniger plasmareichen rundkernigen, feine Lipoidgranula führenden, z. T. auch hämosiderinspeichernden Zellen aufgebaut sind. Zwischen diesen liegen große Haufen von lipoidreichen Schaumzellen, außerdem vielkernige Riesenzellen. In den peripheren Granulomteilen herrschen die spindeligen fibroblastischen Elemente vor. Diese knotige Bildung hat ganz das Aussehen eines riesenzellhaltigen Granulationsgewebes. Sie wird auch vielfach als Xanthom oder Xanthofibrom bezeichnet, was die Einordnung dieser Bildungen in die Reihe der Tumoren verrät. Die Rezidivfähigkeit und ein angeblich autonomes Wachstum sind die Hauptgründe, weshalb manche Autoren diese Bildungen zu den Tumoren rechnen. Sie müssen dann zu den Granulationsgewebstumoren gestellt werden, wohin auch die Epulis in ihren verschiedenen Formen gehört. Mit letzterer haben die Xanthofibrome viele gemeinsame Merkmale. Es scheint jedoch zweckmäßiger und den Verhältnissen mehr entsprechend, wenn die Bezeichnung Lipoidgranulom gewählt wird. In ihr wird das charakteristische, das granulomartige Gewebe mit seinem starken Lipoidgehalt, besser zum Ausdruck gebracht.

Fall 12 (E 1205/49) bietet schließlich noch eine Besonderheit unter den Lipoidgranulomen der Gelenkkapseln. Es handelt sich um einen nahezu kirschgroßen „freien Körper“ im Kniegelenk einer 59 Jahre alten Frau, der wegen Einklemmungserscheinungen entfernt wurde. Er hat eine glatte Oberfläche. Durch seine zarte weißliche Bindegewebskapsel schimmert ein gelblicher Farbton. Seine Konsistenz ist derb, die Schnittfläche glatt, etwas glänzend. — Histologisch zeigt der Knoten die gleiche Struktur wie die des Gewebes von Fall 11. Es muß sich hier ein gestieltes Lipoidgranulom entwickelt haben, das dann von seinem Mutterboden abgerissen wurde und als freier Körper in den Gelenkinnenraum gelangte. — Merkwürdig ist, daß das von der Ernährung über den Blutweg abgeschnittene Gewebe keinerlei Nekrosen aufweist.

Dies deutet darauf hin, daß die Lipoidgranulome sehr anspruchlos sein müssen· Ihr Stoffwechsel scheint sehr träge zu sein. In diesem Lipodgranulom, aber auch in vielen der anderen, fällt eine relativ geringe Gefäßversorgung auf. Angioplastische Tendenzen, die sonst zu den wichtigsten Zügen der Granulationsgewebe gehören, sind spärlich. Die Lipoidspeicherung wäre somit vielleicht Ausdruck einer Hypoxämie des Gewebes und daraus folgender degenerativer Zellveränderung in Form der Verfettung. Diese Auffassung wird von anderer Seite bestritten. Die Lipoidspeicherung sei Ausdruck von Phagocytose und spräche damit für eine erhöhte Leistungsfähigkeit der Zellen. In jedem Falle kommt eine Störung des Lipoidstoffwechsels hinzu. Die mangelhafte Gefäßversorgung der Lipoidgranulome ist wohl zum Teil auf Rückbildung bzw. Verödungsvorgänge am Granulationsgewebe zurückzuführen.

Wie an Hand der vorangegangenen Fälle gezeigt werden konnte, läßt sich die Entstehung der Lipoidgranulome für eine Anzahl von ihnen auf primär-entzündliche Prozesse zurückführen. So besonders im Fall 1 und 2. Teils geht aus der Anamnese hervor, daß eine Entzündung bestanden hat, teils ist es aus dem histologischen Bilde ersichtlich. In allen Fällen sind bakteriologisch keine Erreger nachzuweisen gewesen. — In einigen Fällen wird wahrscheinlich nur die chemische Noxe (Medikamente) auslösend gewirkt haben. An den gewebsschädigenden bzw. — zerstörenden Prozeß schließt sich ein resorptiv-reparativer chronisch-entzündlicher Prozeß an. Aus diesem wieder entsteht im Laufe der Zeit ein Lipoidgranulom. In anderen Fällen ist in der Entstehungsgeschichte der Lipoidgranulome ein ständig sich wiederholendes, an sich nicht großes Trauma in Verbindung mit Zirkulationsstörungen — auch der Lymphe — als von maßgeblicher Bedeutung anzunehmen; so z. B. der intermittierende Druck auf die Haut (Schuhe, Hüftgürtel u. a.) oder eine übermäßige mechanische Beanspruchung der Gelenkkapsel mit Verletzung und Reizung ihrer einzelnen Schichten. (Gerade an den am stärksten beanspruchten Gelenken, wie Knie- und Sprunggelenk sind die Lipoidgranulome am häufigsten vertreten.) In den beiden Fällen der Lipoidgranulombildung nach Mammaplastik spielt Trauma ebenso wie Zirkulationsstörung eine wichtige Rolle. Für einige der Lip idgranulome bleibt die Entstehungsgeschichte völlig unklar. — Allem Anschein nach sind die Lipoidgranulome vorwiegend abakterielle Granulationsgewebsbildungen.

Die Riesenzellenbeteiligung am Aufbau der Lipoidgranulome ist in den einzelnen Granulomen verschieden stark. In den zystischen Formen sind sie reichlich zu finden, in den fibromatösen Formen hingegen seltener. Der Gehalt an Lipoiden ist in den Riesenzellen unterschiedlich; teils enthalten sie Lipoide in feintropfiger bis grobtropfiger Form, teils sind nur Spuren von Lipoid nachzuweisen. Als besondere Lipoidspeicherer sind die großen Schaum- oder Xanthomzellen anzusehen. Sie haben im H.E.-Schnitt einen hellen Leib mit schaumigem Plasma und einem oder zwei Rundkernen. Sie sind angefüllt mit großen Mengen von Lipoid. Zwischen ihnen sieht man oft große Mengen von Cholesterinnadeln und — Kristallen. — Über die Herkunft der Schaumzellen in den untersuchten Lipoidgranulomen ist zu sagen, daß die histologische Beobachtung in allen untersuchten Fällen sie von den Fibroblasten ableiten läßt. Für eine Ableitung von Blut oder Lymphgefäßendothelien, wie sie vielfach angenommen werden, konnte kein Anhalt gefunden werden. In Fall 5 ist man zwar bei der ersten Betrachtung des histologischen Präparates versucht, an ein xanthomatös umgewandeltes zystisches Lymphangiom zu denken. Die weitere

Untersuchung zeigt aber keine echten angiomatösen Bildungen, auch nicht in den peripheren Teilen des Knotens. Zwischen den Zysten liegen hier zahlreiche lipoidhaltige Zellen eines Granulationsgewebes, unter ihnen auch solche, die nicht den Charakter von Schaumzellen haben, sondern rundkernige Zellen mit großem trübem Plasmamantel sind, in denen das Lipoid in Form feiner Tröpfchen angereichert ist.

Während in einem großen Teil der Lipoidgranulome das Granulationsgewebe im histologischen Bilde überwiegt, tritt es in anderen zurück zugunsten eines mehr fibromatösen Gewebes. Bei diesen Formen fällt die Proliferation eines spindelzelligen Gewebes auf, was möglicherweise einen Übergang des Lipoidgranuloms in narbige Ausheilung bedeutet.

In den Lipoidgranulomen des Sprung- und Kniegelenkes (sog. Xanthofibrom) ist noch als Besonderheit das in größeren Zellhaufen eingeschlossene Hämosiderin zu nennen, woher der stark bräunliche Farbton dieser Gewebe kommt. In den übrigen Lipoidgranulomen ist das Hämosiderin nur selten anzutreffen.

Bemerkenswert ist die Verteilung der Geschlechter bei den Lipoidgranulomträgern unserer Untersuchungsreihe. Von 12 Patienten waren 9 weiblichen, 3 männlichen Geschlechts.

Zusammenfassung

Lipoidgranulome sind reaktive, meist abakterielle Granulationsgewebsbildungen, die durch große Mengen lipoidhaltiger Zellen gekennzeichnet sind.

Es wird an Hand von 12 operativ gewonnenen Lipoidgranulomen die Verschiedenheit ihrer Morphologie, Topographie, Entstehung und Klinik behandelt. Zu unterscheiden sind solche Lipoidgranulome, die noch rezidivierende entzündliche Schübe aufweisen, von solchen, die nahezu fibromatöse Bilder zeigen. Eine besondere Form ist das zystische Lipoidgranulom.

Hauptsitze der Lipoidgranulome sind die Haut, dann die Sehnenscheiden, die Gelenkkapseln und die Nervenscheiden.

Bei ihrer Entstehung spielt der chronisch-entzündliche Prozeß eine wichtige Rolle. Er geht in Granulationsgewebe über, das durch starken Lipoidgehalt mit sog. Schaumzellen und vielkernigen Riesenzellen charakterisiert ist. Der Lipoidgehalt ist Ausdruck einer lokalen (vielleicht auch allgemeinen) Stoffwechselstörung. Als symptomatisches Xanthom konnte keines der vorliegenden Granulome angesehen werden; ein Diabetes bestand bei keinem der Patienten.

In klinischer Hinsicht zeichnen sich einzelne der Lipoidgranulome durch geringe Schmerzhaftigkeit, andere mehr durch kosmetische Störungen aus. Die an den Sehnenscheiden und Gelenkkapseln vorkommenden Formen machen vor allem mechanische Störungen.

Die Lipoidgranulome sind klinisch wie anatomisch gutartige Gewebsbildungen.

Literatur

Kirch, E., Über zystische xanthomatöse Geschwülste. Zieglers Beiträge Bd. 70. Körner, K., Über ein zystisches Xanthom der Kniegegend. Virchow Archiv Bd. 253. Pape, H., Zur Kenntnis der Xanthogranulome. Pieper, Göttingen. Aschoff, L., Lehrbuch der pathologischen Anatomie. Allg. Teil. Borst, M., Pathologische Histologie. Seyler, Über xanthomatöse Granulome. Virchow-Archiv Bd. 239.

Über Riesenzellbildungen bei Krebszelldegenerationen

von FRIEDRICH STEIN

Aus dem Pathologisch-anatomischen Institut der Freien Universität Berlin
(Leiter: Prof. Dr. W. KOCH)

Riesenzellen werden in zahlreichen histologischen Gewebsbildern beobachtet und aus ihrem Vorkommen oft zu allgemeine Schlüsse gezogen. Sie haben jedoch in den meisten Fällen durchaus einen ihrer Funktion und Herkunft entsprechenden morphologischen Charakter, auf Grund dessen sie sich in eine gewisse Systematik einordnen lassen. Dieser Versuch soll hier — speziell für Tumorriesenzellen — gemacht werden.

Von vornherein ausscheiden sollen bei dieser Betrachtung diejenigen Riesenzellen, die wir unter der großen Gruppe der mesenchymalen Riesenzellen zusammenfassen (Reaktionszellen), — wie etwa die allbekannten Fremdkörperriesenzellen des LANGHANSschen Typs (Tuberkulose-, Abräumzellen), die bei fast allen entzündlichen Prozessen und Gewebsreinigungen vorkommen können. Bezüglich ihrer Entstehung sei nur kurz erwähnt, daß man sie sich allgemein als durch Konfluenz aus mehreren, den Gefäßendothelien, bzw. Adventitialzellen entsprossenen Mesenchymzellen vorstellt. Ihrer Herkunft nach sind sie also wahrscheinlich plurizellulär. Ihnen zur Seite stehen die sog. Makrophagen, die auch eine erhebliche Größe erreichen können, bei denen aber nicht unbedingt Mehrkernigkeit vorauszusetzen ist, die wir für den Begriff „Riesenzelle" fordern. Weitere bekannte mesenchymale Riesenzellen sind die durch resorptive und appositionelle aktive Zelleistung sich auszeichnenden Knochenmarkriesenzellen, die physiologisch und konstant wie Bagger in einer Fahrrinne liegend die Ränder der Knochenmarkshöhle umsäumen.

Wenden wir uns nun den eigentlichen Geschwülsten zu, so fällt sofort die Tatsache ins Auge, daß wir Riesenzellen weitaus am häufigsten in Sarkomen antreffen, — vielleicht nur zu vergleichen der Häufigkeit in Glioblastomen. Aus diesem Grunde wurden letztere in früherer Benennung auch als Gliosarkome bezeichnet. In beiden Fällen hat die Matrix des Tumors riesenzellbildende Potenzen, wie aus dem Vorhergesagten hervorgeht. Es bleibt zu erwähnen, daß die Neuroglia als das spezifische Stütz- und Reaktionsgewebe des Nervensystem in auffallender Übereinstimmung den gleichen Regeln und Gesetzen unterworfen ist wie das Mesenchym. In beiden Geweben werden gleichsinnige Zell- und Reaktionsformen gefunden — bei grundsätzlich strenger Keimblattrennung. Hier wie da, in der Glia wie im Mesenychm, gibt es Mikro- und Makrophagen, fixen und mobilen Abbau und auch Riesenzellbildungen im reaktiven Geschehen.

Betrachten wir das Vorkommen von Riesenzellen in Karzinomen, so finden wir sie hier schon wesentlich seltener. In gutartigen Geschwülsten gar sind sie überhaupt nicht zu finden — ja, ihre Abwesenheit wird sogar mit als Kriterium der Benignität eines Tumors angesehen. Von einigen Übergangsformen zwischen Geschwulst und Entzündung — wie etwa der Epulis, können wir mit gutem Gewissen absehen, da ihre primäre Entstehung eine wohl entzündlich-granulomatöse Grundlage hat. Auf die viel erörterte Möglichkeit der Tumorentstehung aus chronischer Entzündung sei hier nur kurz hingewiesen. Die Frage selbst gehört nicht zu unserm Thema, wiewohl sie in gewisser Beziehung zu ihm steht.

Es bleiben schließlich nur relativ wenige Fälle von echten Geschwülsten nicht mesenchymalen Charakters übrig, in denen gelegentlich — eher selten — Riesenzellen gefunden werden können. Hier sind es besonders die undifferenziertesten und biologisch bösartigsten, die sich durch Kernpolymorphie und, als deren nächsten Schritt: Riesenzellbildung auszeichnen.

Für ihre Entstehung ergibt sich die unizelluläre und die multizelluläre Möglichkeit. Bilden sie sich aus nur einer Zelle, so ist es einleuchtend, daß das Plasma ungeteilt bleibt, während sich der Kern in 2, 3 und mehr Kerne aufteilt. Die Teilung der ganzen Zelle hält also mit den Teilungen des Kernes nicht mehr Schritt. Der Kern scheint hier das Wachstumstempo zu diktieren. Daß der nutritive Bedarf und Stoffwechsel der Zelle bei dieser gesteigerten Aktivität im Kernkomplex erhöht ist, dürfte sicher sein. Das Plasma kann dem nicht gerecht werden und ein alsbaldiger schneller Zerfall dieser mehrkernigen, plasmaarmen Riesenzelle ist die zu erwartende Folge.

Für die plurizelluläre Entstehungsweise haben wir parallele Anhaltspunkte in den mesenchymalen Reaktionsriesenzellen. In Tumoren kommen die als „Zellverklumpung" imponierenden und bezeichneten Formen in Betracht, welche wir vorwiegend in sehr zelldichten Geschwulstgeweben antreffen. Ferner sehen wir sie auch als „Symplasmen" (Apitz) bei zusammengedrängten Zellzügen in lymphangitisch wachsenden Krebsgewächsen, wo man den Eindruck einer Kompressionsgenese gewinnen kann. Die Zellverschmelzung stellt eine — wie man sich leicht an bösartigen und besonders schnellwachsenden Tumoren überzeugen kann — durchaus nicht seltene Entstehungsweise der Tumorriesenzellen dar.

Ob es sich im Einzelfall um uni- oder plurizelluläre Riesenzellen handelt, immer stehen sie als Exponenten besonderer Malignität des Tumors im Mittelpunkt der diagnostischen Auswertung. Auch in der allgemeinen Geschwulstlehre erfahren sie eine Würdigung, die ihrer Wichtigkeit gerecht wird. Apitz bezeichnet als die gestaltliche Seite der Malignitätsäußerung der Zellen: „Anaplasie, Kernpolymorphie, Hinfälligkeit der neu entstandenen Wucherungen, Symplasmenbildungen".

Dahingegen wird der Tatsache, daß Riesenzellbildungen auch in langsam wachsenden Tumoren auftreten können, bzw. in regressiven Tumoren zu finden sind relativ wenig beschreibende und bewertende Aufmerksamkeit geschenkt.

Eindeutige Beschreibung und Benennung solcher katabiotischen Riesenzellen als Ausdruck regressiver Tumortendenzen fanden wir nur bei Schulz, Baumann und Schenker. In der allgemeinen Geschwulstlehre (Borst) werden den Geschwulstzellen die gleichen katabiotischen Gesetze und Formen zugeschrieben wie allen anderen Körperzellen auch. Es wird erklärt, sie könnten regressive Phasen durchmachen, die sich morphologisch in den sog. Degenerationen zu erkennen geben (vakuolige, schleimige, schollige, fettige Degeneration). Daß jedoch gerade unter den proliferativen Bedingungen einer Tumorzelle auch in der regressiven Phase ausgesprochene Riesenzellbildungen resultieren können, möge das folgende Beispiel darlegen:

In den Abbildungen 1—3 sehen wir Zellbilder einer retroperitonealen Lymphknotenmetastase eines vor $1^1/_2$ Jahren total exstirpierten Magenkarzinoms (Billroth II). Der Lymphknoten, der etwa kirschgroß war, gehörte zu einer aus vier gleich großen Knoten bestehenden Lymphknotengruppe neben dem Magenstumpf. Sie waren die einzigen auffindbaren Tumorherde, die noch an das Vorliegen eines Magenkarzinoms erinnerten. Die 65 Jahre alte Frau war an einer interkurrenten

Krankheit gestorben (Pyelonephritis), die nicht mit dem Karzinom oder der Operation in Zusammenhang stand.

Es ist ja hin und wieder durch Erfahrung bestätigt, daß nach der Entfernung des Primärtumors die Metastasen zurückgehen, bzw. in weiterem Wachstum sistieren können. Diese in jedem Falle etwas gewagte, weil nicht zu beweisende Annahme wird nun aber offenbar durch das hier vorliegende mikroskopische Zellbild bestätigt.

Wir sehen ein in Nestern wachsendes Gewächs in lockerer Zellanordnung. Jede Zelle zeigt eine stark ins Auge fallende Individualität. Der Tumor besteht aus ungewöhnlich großen Zellen mit vakuolig-blasig aufgetriebenen Zelleibern und auch stark vergrößerten Kernen, welche oft geradezu abenteuerliche Kernfiguren zeigen.

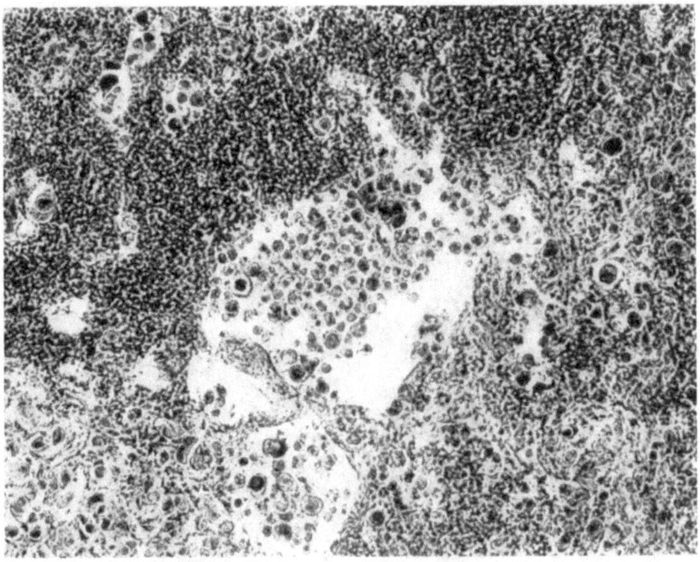

Abb. 1. Degenerative Krebsmetastase in kleiner Vergr. (1 : 130). Große plasmatische Krebszellen, z. T. von Riesenzellcharakter, in Lymphknotengewebe. Keine Nekrosen.

Ihr Chromatingehalt ist durchaus wechselnd, die Form rundlich, plump. Sehr viele Zellen haben mehrere, nicht verklumpt wirkende Kerne, die wie ineinandergeschichtet im Plasma liegen und ebenfalls Vakuolenbildung zeigen. So kommen Riesenzellbildungen zustande, die jedoch eine plasmodiale Artung zeigen im Gegensatz zur synzytialen Zellform bei den Riesenzellen in schnellwachsenden Tumoren. Vielfach findet man auch zytophagieähnliche Bilder, besonders da, wo auch die Protoplasmen geschichtet und wie aus mehreren zusammengesetzt erscheinen, so daß zwiebelähnliche Strukturen entstehen. Man sieht kaum Pyknose, wie auch im ganzen Schnitt keine Nekrose und keine Kernteilungsfiguren. Die Größe der Zellen schwankt zwar, es fehlen aber vollständig die sog. Kleinzellen, die von vielen (Borst, Höra) als Exponenten der Dauerformen der Malignität angesehen wurden. Hier macht jede einzelne Zelle einen vakuolig-katabiotischen Eindruck, sodaß die Annahme berechtigt erscheint, daß es sich um ein sehr langsam oder überhaupt nicht mehr wachsendes Krebsgewächs handelt. Die Zellgröße beträgt im Durchschnitt das 10 bis 20fache der Lymphozyten, welche ganz diffus und unbeschadet zwischen den einzelnen Tumorzellen eingestreut liegen. Sie stellen wohlgemerkt keine entzündliche Infiltration dar, sondern gehören dem präexistenten Lymphknotengewebe an, dessen Struktur noch einigermaßen erhalten ist.

Zweifellos handelt es sich hier um tumoreigene Riesenzellbildungen, die nicht mesenchymaler Herkunft sind. Es ist also zu klären, ob es sich bei ihrer Bildung um eine Zytophagie der Tumorzellen untereinander handelt, oder ob die Riesenzellbildung andere Ursachen haben könnte.

Man müßte förmlich von Kannibalismus der Tumorzellen sprechen, wenn sich in regressiven Tumoren Zellen ein und desselben Keimblattes zu phagozytieren vermöchten. Auch fressen die mesenchymalen Makrophagen keine lebenden, sondern nur die Trümmer untergegangener Zellen. Wir stehen offenbar vor dem Phänomen, daß wir echte, tumoreigene Riesenzellen einerseits antreffen bei besonders schnell

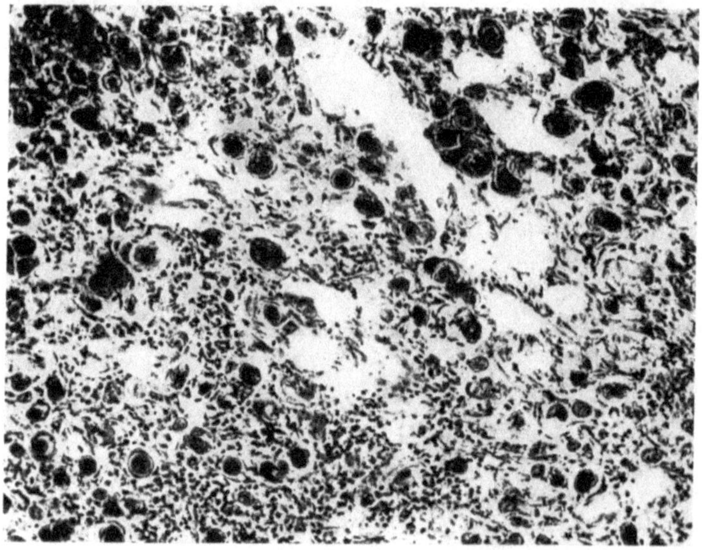

Abb. 2. Der gleiche Tumor in Vergr. 1 : 140.
Die Zellen liegen einzeln und haben Individualcharakter.

wachsenden Geschwülsten und andererseits — wie hier —, bei Tumoren in langsamem Wachstumstempo.

Wir neigen der Meinung zu, daß man sie in dem vorliegenden Fall, wie auch grundsätzlich, als degenerative Erscheinungsbilder aufzufassen habe, da wir mit Fischer einer Meinung sind, daß Krebszellen im allgemeinen kurzlebiger sind als normale Zellen. Wir finden dann folgende Sachlage: Entsprechend der alten Theorie der Bildung neuer Zellrassen bei Geschwülsten scheinen sich in der regressiven Phase — soweit eine solche erreicht wird — die Kernteilungen ausgesprochen zu verlangsamen, wodurch es dem Plasma möglich ist, dem nur noch mäßig gesteigerten intrazellulären Stoffwechsel gerecht zu werden. Die Zelle zehrt sich nicht so schnell auf wie bei den überstürzten Kernteilungen in schneller Wachstumsphase. Das Protoplasma überdauert mehrere Kernteilungen und bietet auf längere Zeit mehreren Kernen gleichzeitig Raum und nutritive Hilfe. Es dehnt dabei seine Größe erheblich aus. Vergleichen wir diese Riesenzellen mit denen der schnellwachsenden Tumoren, so finden wir dort ganz allgemein kaum derart große, vakuolige Protoplasmen. Statt dessen herrschen dort die Pyknose und die Karyorrhexis vor, da infolge geringerer protoplasmatischer Erhaltungsfähigkeit die Zelle schneller zugrunde gehen muß. Ist die Zelle erst einmal zerfallen, so können mesenchymale Makrophagen in Funktion treten, welche jedoch nicht mit tumoreigenen Riesenzellen verwechselt werden sollten, da sie vom LANGHANS'schen Typ, randständig in der Kernanordnung und häufig mit Protoplasmaausläufern versehen sind.

Ganz wesentlich werden unsere Schlüsse aus der Zellmorphologie durch die Erfahrungen der Zellchemie ergänzt. Die Tatsache allein, daß der Stoffwechsel einer Zelle umso intensiver ist, je schneller das Wachstum des Tumors erfolgt, d. h. je lebhafter die vitalen Vorgänge in der Zelle (Stoffaustausch, Teilung, Vermehrung) sind, gibt uns einen durchaus parallel gehenden Eindruck, so daß wir zu folgendem Ergebnis kommen: Krebszellen sind nicht nur Fehlentwicklungen normaler Zellen,

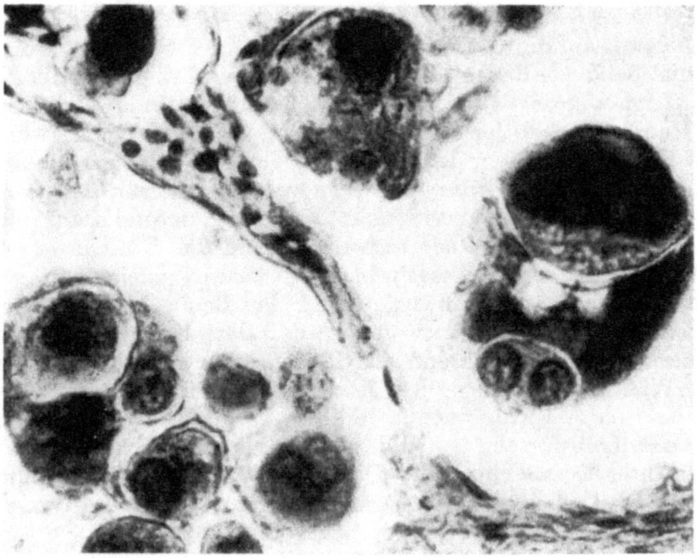

Abb. 3. Riesenzellen vom plasmodialen Typ bei Vergr. 1 : 8000. Größenvergleich mit den eingestreuten Lymphozyten.

sondern stellen neue Zellrassen dar, welche nicht befähigt sind, unter regressiven Tendenzen zum Normalen zurückzufinden und etwa wieder Strukturen ihres normalen Muttergewebes oder auch nur einer gutartigen Geschwulstform desselben anzunehmen (Mutation: BAUER, DECKNER). Die Geschwulst kann jedoch unter bestimmten uns noch weitgehend unbekannten Voraussetzungen in ihrem Wachstumstempo sehr stark verlangsamt u. U. sogar regressiv werden. Die Krebszelle selbst läßt in Form sog. Degenerationen gewisse Merkmale hierfür erkennen. Hier können Riesenzellbildungen auftreten, die sich im Gegensatz zu den Riesenzellen bei schnellem Wachstumstempo durch plasmatische Vergrößerung bei in gleicher Weise vorhandener Mehrkernigkeit auszeichnen. Die durchschnittliche Zellgröße ist in jedem Einzelfall in Rechnung zu stellen, sodaß sich absolute Größenangaben von selbst verbieten.

DRUCKREY erzeugte experimentell am Geschwulstgewebe Riesenzellen, indem er der Kultur Coffein und Salizyl zusetzte. Er ging von der Ansicht aus, daß Geschwulstgewebe ein geschädigtes Gewebe sei (im Sinne einer Enthemmung normalen Gewebes). Schädige man nun wiederum dieses Geschwulstgewebe, so träten Riesenzellen auf. DRUCKREY folgerte daraus, daß die Zellteilung gegenüber der Kernteilung die wesentlich empfindlichere Phase sei, die frühzeitig bei Schädigung zum Stillstand komme, während die Kernteilung diese Lähmung noch eine gewisse Zeit überdauere.

Demgegenüber neigen wir eher der Meinung zu, daß auf Grund des beigefügten Giftes die Kernteilungsvorgänge verlangsamt sind, der „Grundumsatz" der Zelle reduziert ist, so daß das Plasma den herabgesetzten nutritiven Anforderungen eher gerecht werden kann. Es teilt sich nicht, solange es den Bedürfnissen des Kernes genügt. Bei geringerer Kernaktivität erhält es sich länger und überdauert u. U. sogar mehrere Kernteilungen, sodaß Riesenzellformen entstehen und sich die Lebensdauer der Zelle erhöht. So stellen diese experimentell erzeugten Riesenzellen unsern degenerativen Riesenzellformen bei Stillstand der Wachstumsimpulse bei Krebsen ein analoges Bild dar.

Wir stoßen damit auf die Grundfrage, die schon viel diskutiert wurde, — welchem Zellteil die entscheidende Bedeutung bei Entstehen und Erlöschen der Zellmalignität zufällt, dem Kern oder dem Protoplasma. Nur wenig Autoren schreiben dem Protoplasma die Hauptrolle bei der Krebsbildung zu. U. A. zieht LIPSCHÜTZ hierfür die exzentrische Kernverlagerung (LEBERT) sowie gewisse protoplasmatische Veränderungen (Plastinreaktion) und das Auftreten von Stegosomen heran. FISCHER, WASELS, BAUER, BOVER, BOVERI, HAMDI u. a. dagegen vertreten die Ansicht, daß der Kern die Verantwortung für Wachstumstempo und das Umschlagen der Zelle zur Malignität trage. Wenn man dies Problem überhaupt so einseitig betrachten und beantworten will, so drängt sich auf Grund der Beobachtung an katabiotischen Geschwulstzellen ebenfalls die Antwort auf, daß dem Kern die größere Bedeutung im Zellkomplex zukommt, während das Plasma eher reaktive Veränderungen erkennen läßt. Während dieses Problem in den meisten Fällen bisher gewissermaßen „von vorn" beleuchtet wurde, indem der Beginn der Kanzerisation einer Zelle im Vordergrund der Krebsforschung stand, bietet u. E. das Verhalten der Tumorzellen bei Auslaufen ihrer Entwicklung, der Deszendenz, soweit dies Stadium vom Organismus erreicht wird, ebenfalls die Möglichkeit, Licht in die umstrittene Frage der Kernplasmarelation zu bringen.

Zusammenfassung

Die morphologischen Zellveränderungen bei zum Erlöschen gekommener Wachstumsenergie in bösartigen Geschwülsten werden erörtert und die dabei auftretenden Riesenzellen einer kritischen Würdigung unterzogen. Aus den vorhandenen Kernplasmadegenerationen werden Schlüsse gezogen, die sich auf die Frage der primären „Kern oder Plasma ?"-bedeutung beziehen.

Literatur

APITZ, Virch. Arch. 311, 601. BAUER, Das Krebsproblem, Springer 1949. BORST, Allgemeine und spezielle Geschwulstlehre, 1927. BOVERI, „Entstehung maligner Tumoren", Jena 1914. DECKNER, Zeitschrift für Krebsforschung, Bd. 48. DRUCKREY, Zeitschrift für Krebsforschung, Bd. 43. FISCHER, A., Virch. Arch. Bd. 279. FISCHER-WASELS, „Allgemeine Geschwulstlehre". HAMDI, Virch. Arch. 289. BAUMANN u. SCHENKER, Zeitschrift für Krebsforschung, Bd. 45. LIPSCHÜTZ, Virch. Arch., Bd. 282/107. SCHULZ, Zieglers Beiträge, Bd. 74/77.

Über allergisch-hyperergische Gefäßerkrankungen, insbesondere ihre umgrenzten Formen (mit Beitrag zur Pathogenese des Hochdrucks)

von WOLFGANG BRANDENBURG

Aus dem Pathologisch-anatomischen Institut der Freien Universität Berlin. (Leiter: Prof. Dr. W. KOCH)

Die folgende Arbeit soll einen Beitrag zur Frage der Grenzformen und lokalisierten Formen von Gefäßerkrankungen bilden, die als generalisierte Formen im allgemeinen besser bekannt sind, nämlich der Endarteriitis obliterans, der Periarteriitis nodosa und der malignen Nephrosklerose. Erst viel später als die generalisierten Formen (JÄGER u. a.) sind die Bilder der gleichen Krankheit bei Bevorzugung wohlumgrenzter Gefäßprovinzen — also Grenzformen der generalisierten Form — beobachtet worden.

So wiesen LINDENBERG und SPATZ auf das bis dahin kaum berücksichtigte Krankheitsbild der zerebralen Form der WINIWARTER-BUERGERschen Krankheit hin. Sie konnten an Hand von 22 Fällen das Krankheitsbild anatomisch gut gegen andere Gefäßkrankheiten abgrenzen. Bei dieser Form kommt es auch zu schweren Veränderungen der Retinalgefäße, auf die MARCHESANI besonders aufmerksam gemacht hat. Bei der zerebralen Form der Thrombangitis obliterans stehen klinisch die neurologischen Ausfallserscheinungen und psychischen Veränderungen im Vordergrund. Anatomisch findet man besonders die peripheren Teile der zerebralen Arterien hochgradig eingeengt, evtl. thrombosiert und geschrumpft. Der Endzustand ist das Bild der „granulären Atrophie der Hirnrinde“. Die Erkrankung verläuft klinisch in Schüben, chronisch-progredient, was man anatomisch an den Herdbildungen verschiedenen Alters im Gebiet der Hirnrinde „ablesen“ kann.

Eine weitere, den generalisierten Formen gegenüber abgegrenzte Form ist die von KÖHLMEIER beschriebene „intestinale Form der WINIWARTER-BUERGERschen Krankheit“. Hier ruft die Thrombangitis obl. multiple umschriebene Nekrosen und Geschwüre der Darmschleimhaut hervor. Die Ulzera können leicht perforieren und dadurch zur Peritonitis führen. Auch in der Gallenblasenwand sind derartige Veränderungen beobachtet worden. Der Prozeß spielt sich in kleinen Gefäßen ab; die großen Gekröseartcrien ließen keine ähnlichen Veränderungen erkennen.

Von WIENBECK ist ein Gefäßprozeß in der Wirbelsäule beschrieben worden, der mit osteoplastischen Vorgängen einhergeht und zum Bilde der Endangitis obl. WINIWARTER-BUERGER gehört. Man kann also Erkrankungen bestimmter Gefäßprovinzen — Extremitätenarterien, Zerebralarterien, Intestinalarterien usw. — von der übergeordneten generalisierten Form unterscheiden. Solche Grenzformen sind auch von der Periarteriitis nodosa bekannt.

Vom morphologischen Standpunkte aus betrachtet sind von diesen Gefäßerkrankungen die Atherosklerose und die Arteriolosklerose zu trennen. Sie können natürlich mit diesen Erkrankungen kombiniert am Gefäßsystem in Erscheinung treten. Auch die „Hyalinose“ — wie sie bei Arteriolosklerose mit Hypertonie zu finden ist — tritt z. T. auch bei maligner Nephrosklerose auf. Sie gehört aber nicht zu den wesentlichen Zügen dieser Krankheit.

Die zunächst näher zu besprechende Gefäßerkrankung gehört zur Form der Endarteriitis obl., wie sie FRIEDLÄNDER für die Entwicklung eines sehr zellreichen Bindegewebes in der Intima der mittleren und kleineren Arterien beschrieben hat. Diese in ihrem Endzustand mit völliger Obliteration der Gefäße einhergehende Erkrankung der Gefäße kann die Arterien vom elastischen wie auch die vom muskulären Typ befallen. — Als Beispiel einer solchen isolierten Erkrankung des Gefäßsystems diene der Krankheitsfall eines 52jährigen Arbeiters (W. Bl. S. 687/49).

Die Anamnese weist außer einer Oberschenkelschußverletzung im Kriege 1914—1918 bis zum Jahre 1948 keine besonderen Erkrankungen auf. Seit dem Beginn des Jahres 1948 klagte der Patient über rheumatische Beschwerden in den Beinen, zeitweise auch in dem rechten Arm. Die Beschwerden verstärkten sich im Frühjahr 1949. Er wurde antirheumatisch behandelt. Nach 2 Injektionen von Schlangengift verschlechterte sich das Befinden. Seit April 1949 traten Herzbeschwerden auf, dazu häufige Kollapszustände. Am 2. 5. 49 wurde er im Krankenhaus aufgenommen. Sein Allgemeinzustand war schlecht. Körpergewicht bei einer Körpergröße von 172 cm um 50 kg herum. Die Beine zeigten eine stark atrophische Muskulatur. In der Knöchelgegend bds. geringe Ödeme. Das Herz wurde nach links verbreitert gefunden; die Herztöne waren rein. Der Blutdruck bewegte sich in der ersten Zeit nach der Krankenhausaufnahme um RR 145/80. Blutbild o. B. Blut-Skg. schwankte zwischen 70/110 bis 80/110. — Im EKG-Befund ein angedeuteter Linkstyp und eine Herzmuskelschädigung. Die neurologische Untersuchung zeigte bds. Paresen der Unterschenkel. Auch war die Sensibilität in diesem Bereich für alle Qualitäten gestört. Während des Krankenhausaufenthaltes wurden auch die Arme etwas paretisch. Zu Anfang Juli 1949 wurde eine Blutdrucksteigerung bis zum Werte von 175/115 festgestellt, die Ende Juli auf 195/145, ja bis auf 215/125 anstieg. Im Harn wurde schon Ende Mai Eiweiß gefunden, zunächst aber nur in kleinen Mengen; erst im Juni erhöhten sich die ESBACHwerte auf 1,3%—1,5%. Rest-N nur 28 mg%. Im August 1949 häufig Singultus, starke Schläfrigkeit. Am 26. 8. trat der Tod unter dem klinischen Bilde eines apoplektiformen Insultes ein.

Die Sektion wurde am 27. 8. vorgenommen. Sektionsbericht Nr. 687/49 in stark gekürzter Form: 52 Jahre alter Mann, 1,72 m groß, 48 kg schwer. Stark abgemagert. Keine Ödeme, kein Exanthem. Beine und Hände erheblich atrophisch. Brustorgane zeigen Blähungen der Lungen und Herdbildungen in beiden Unterlappen. Das Herz ist relativ groß, das linke Herz sehr kräftig. Linke Kammerwand deutlich hypertroph. Herzgewicht 400 g. Endokard und Klappen zart. Myokard trüb, ohne Schwielen. Kranzgefäße haben geringfügige gelbe Fleckung der Intima. Die Aorta ist im ganzen Verlauf fast zartwandig zu nennen. Halsorgane o. B. Der Magen-Darmkanal weist mäßige entzündliche Erscheinungen an der Magen- und Dünndarmschleimhaut auf. — Den auffälligsten Befund zeigen die Nieren. Die linke Niere ist größer als die rechte. Die Maße der linken Niere sind 13 : 6 : 4,5 cm, ihr Gewicht beträgt 175 g. Kapsel gut abziehbar, Oberfläche eigenartig grobhöckrig, einer grobknotigen Leberatrophie nicht ganz unähnlich. Die Farbe der Oberfläche wechselt von helldunkelrot im Bereich der Höcker bis zu blaurot im Bereich der narbigen Einziehungen. Letztere sind teils von der Gestalt tiefer Täler, teils erweitern sie sich zu breiten Senken; hier liegen stellenweise kleine gelbliche Flächen, die sich keilförmig durch die Rinde fortsetzen. Die Schnittfläche ist sonst bis auf etwas wechselnde Färbung ohne Auffälligkeiten. Der Gefäßapparat des Nierenhilus sowie einige akzessorische Arterien lassen in der Wand unter der Intima einige beetartige gelbe Flecken erkennen. Die Lumina der großen Arterien sind nicht eingeengt. Nierenbecken, Kelche und Papillen o. B. Die rechte Niere ist kleiner (11,5 : 4,5 : 3,5 cm) und 135 g schwer. Kapsel gleichfalls gut abziehbar. Die Oberfläche erscheint zunächst glatt, ist jedoch bei näherem Betrachten gleichfalls unregelmäßig. Es entsteht der Eindruck, als ob die Höcker — wie sie bei der linken Niere zu sehen sind — plattgewalzt und die Einziehungen bzw. Täler nur angedeutet wären. Auch ist die unterschiedliche Färbung nicht so deutlich. Das Nierenbecken wölbt sich am Hilus wulstig vor. Der Ureter geht spitzwinklig ab (mit sog. Klappenventil) und macht dann eine S-förmige Krümmung. Das sackförmig erweiterte Nierenbecken geht breit-kontinuierlich in die Kelche über. Die Papillen sind plattgedrückt, das Nierenparenchym ist zu einem 15 mm breiten Saum zusammengedrängt. Entzündliche Erscheinungen fehlen. Kleine narbige Einziehungen der Oberfläche lassen sich noch erkennen, infarktartige Bilder jedoch nicht. An den großen Arterien der gleiche Befund wie links. Die Schnittfläche der rechten Niere läßt keine so deutliche Zeichnung erkennen wie die der linken. — Die großen Äste der Aorta, insbesondere die Extremitätenarterien haben nur geringfügig gelblich gefleckte Intima, sonst keine besonderen Befunde. Beckenorgane o. B. Endokrine Organe o. B. — Gehirn und zugehöriges Gefäßsystem ohne besondere Veränderungen; Ventrikelsystem etwas erweitert.

Die histologische Untersuchung der Nieren zeigt ein überraschendes Bild. Während die großen Arterien einschließlich der Hauptarterien nur einige herdförmige Sklerosen der Intima aufweisen, bieten die intrarenalen Arterien völlig andere Verhältnisse. Im

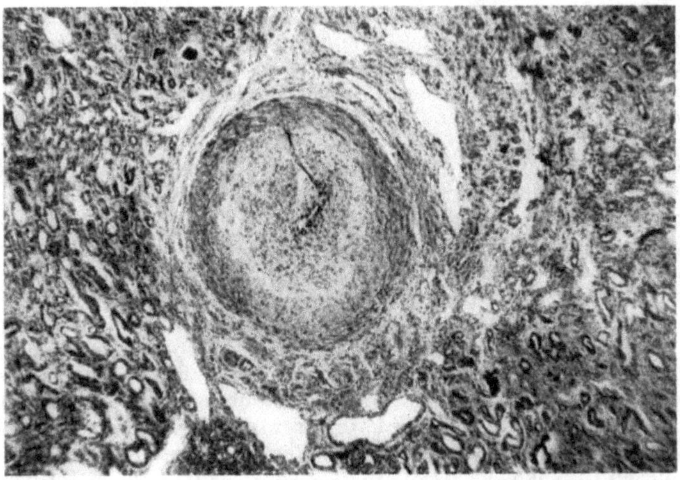

Abb. 1. Bis auf schlitzförmiges Restlumen durch Endarteriitis verschlossene mittlere Nierenarterie (Fall 1 HE-Färbung).

Bereich der mittleren und kleineren Arterien findet sich eine Intimaveränderung, d. h. eine starke Wucherung der subintimalen Bindegewebsschicht mit starker Einengung des Lumens, die in einigen kleinen Arterien zu fast völligem Verschluß der Lichtung geführt hat. Es handelt sich um eine Wucherung von jungem zellreichem Bindegewebe mit einer an jungen Fasern reichen saftigen Grundsubstanz. Nach dem Lumen zu erscheinen die Bindegewebszellen vielfach wie aufgerichtet. Das Lumen selbst ist von einem flachen Endothel ausgekleidet. Diese Intimaproliferationen sind nicht knoten- oder beetförmig angeordnet, sondern erstrecken sich — wie an kontinuierlichen Schnittreihen ersichtlich — über ausgedehnte Gefäßgebiete. Auffallend ist dabei das Verhalten der Elastica interna. Sie ist durchweg aufgesplittert, z. T. erheblich gewuchert; in der Elastikafärbung nimmt diese Zone eine beträchtliche Breite ein. In der subintimalen Schicht verlieren sich die elastischen Fasern in einem zarten Netzwerk. Auch die Elastica externa ist vielfach verbreitert und aufgesplittert. Die Media ist meist von normaler Stärke und läßt keine histologischen Besonderheiten erkennen.

In den van-Gieson-Schnitten findet sich ab und zu geringe Vermehrung der adventitiellen Bindegewebsteile. Perivaskuläre oder Wandinfiltrate, leuko- oder lymphozytärer Art fehlen. Die Sudanschnitte zeigen nirgends wesentliche Lipoidablagerungen, bis auf ganz geringfügige feintropfige Sprenkelungen innerhalb der subintimalen Schicht einiger größerer Gefäße. Sklerosen sind nirgends zu erkennen. Diese oben beschriebenen als Endarteriitis zu bezeichnenden Prozesse haben — in unregelmäßiger Verteilung — zu Obliterationen des Lumens einer Anzahl mittlerer und kleinerer Arterien geführt. Auch in einer Anzahl kleinster Gefäße bis zu den Arteriolen herab lassen sich die gleichen einengenden und verschließenden Prozesse nachweisen. Die für die Arteriolosklerose so charakteristischen Bilder der Hyalinose und der Lipoidinfiltration trifft man jedoch nirgends an. In der Art und Verteilung der Gefäßerkrankungen ist auch das makroskopische wie mikroskopische Bild des Nierenparenchyms begründet. Es erklärt sich so die relativ grobhöckrige Oberfläche mit den tiefen narbigen Einziehungen und teilweise infarktartigen, etwas gelblich tingierten Bezirken der Rinde im Bereich der Furchen und Täler. Das mikroskopische Bild der Nierenrinde ist sehr wechselnd. Neben noch gut erhaltenen Partien des Nierengewebes treten solche in Erscheinung, in denen die Glomeruli teils geschrumpft und hyalin-degeneriert sind, teils auch erst den Beginn degenerativer Veränderungen aufweisen. Schlingennekrosen, Schlingenverklumpungen, Kapselproliferationen sind gleichfalls an vielen Glomeruli zu sehen. Der zu diesen Glomeruli zugehörige Tubulusapparat ist größtenteils atrophisch. Im Bereich dieser Bezirke liegen im Interstitium kleine Rundzelleninfiltrate. In den ausgesprochen narbigen Rindenbezirken liegen die hyalin-degenerierten Glomeruli eng beisammen. Nur in einzelnen Rindenteilen sind infarktartige Bilder anzutreffen. In der rechten hydronephrotischen Niere würde man zunächst ein anderes Bild erwarten. Es sind jedoch hier die gleichen histologischen Befunde zu erheben wie in der anderen Niere, d. h. eine hochgradige Endarteriitis im Bereich der mittleren und kleineren Arterien mit den gleichen Schäden am Glomerulus- und Tubulusapparat wie in der linken Niere. Hinzu kommt aber noch eine durch die Hydronephrose verursachte Harnstauung mit einer beginnenden hydronephrotischen Schrumpfung des Nierenparenchyms. Es fehlen aber die Zeichen einer entzündlichen Schrumpfniere. An den Venen beider Nieren keine besonderen Veränderungen. — Von den übrigen Organen des Körpers wurden Hirn, Lunge, Herz, Milz, Leber, Pankreas, Magen-Darmkanal, endokrines System und Teile des Plexus sacralis untersucht. In der Milz ist eine geringe Arteriosklerose, in den übrigen Organen bis auf die Nebennieren kein besonderer Befund am Gefäßsystem zu erheben. — Die im perikapsulären Bindegewebe sich aufteilenden Äste der A. suprarenalis zeigen teilweise erhebliche endarteriitische Prozesse. Letztere haben an verschiedenen Ästen zu beträchtlicher Einengung des Lumens geführt. Man erkennt in der Rinde der Nebennieren im mikroskopischen Präparat Partien, die nur noch kleine Gruppen oder vereinzelte lipoidhaltige Zellen enthalten. Diese restlichen Rindenzellen liegen in einem lockeren Bindegewebe. Entzündliche Infiltrate fehlen. Die Markzone ist relativ schmal, unauffällig. Es handelt sich um atrophische Rindenpartien, die auf den endarteriitischen Gefäßprozeß zurückzuführen sind.

Das Besondere dieser Gefäß- bzw. Nierenerkrankung ist das Befallensein von nur bestimmten Gefäßabschnitten innerhalb beider Nieren und Nebennieren. In beiden Nieren sind die mittleren und kleineren Arterien vorwiegend im Sinne einer Endarteriitis obliterans erkrankt; nur einzelne Äste größeren und kleinsten Kalibers sind mitbefallen. Die erkrankten Teile des Nierengefäßsystems entsprechen etwa dem Verlauf der Aa. arcuatae und interlobares. Es sind aber nicht alle Gefäße dieses Gebietes ergriffen, sondern nur ein beträchtlicher Teil von ihnen. — Eine typische Arteriolosklerose liegt keinesfalls vor. Hyalinose oder Verfettung sind nirgends zu beobachten. Wie schon erwähnt, sind in beiden Nieren die gleichen Gefäßprozesse anzutreffen. — Zur Rechtfertigung der Wahl der Bezeichnung „Endarteriitis obliterans" sei die Definition von FRIEDLÄNDER angeführt, die besagt, daß die E. obliterans die Entwicklung eines sehr zellreichen Bindegewebes in der Intima der mittleren und kleineren Arterien zeigt. Diese subendotheliale Bindegewebsentwicklung führt bis zum Verschluß der Gefäße. Den gleichen Gefäßprozeß beschrieb WINIWARTER bei der Erkrankung, die später als WINIWARTER-BUERGERsche Erkrankung bezeichnet wurde und für die BUERGER die hinzutretende Thrombose als besonders im Vordergrunde der Pathogenese stehend bezeichnete (Thrombangitis obl.). —

Das in beiden oben beschriebenen Nieren gefundene histologische Bild ist auch der subintimalen Form der Periarteriitis nodosa oder dem von manchen Autoren als „Ausheilungsstadium einer P. n." bezeichneten Bild sehr ähnlich. Es finden sich aber weder in den Nieren noch in den anderen Organen irgendwelche sicheren Beweise für das Vorliegen einer Periarteriitis nodosa. Auch sind die Arterienveränderungen kontinuierlich, nicht knotenförmig umschrieben angeordnet; ebenso ist die Media nicht beteiligt. — In der rechten Niere ist keine pyelonephritische Schrumpfung mit sekundärer Gefäßveränderung anzutreffen; es handelt sich um den gleichen Gefäßprozeß wie in der linken Niere. Der Parenchymschaden ist fast nur auf das Gefäßleiden zurückzuführen. — Endarteriitische Prozesse geringeren Ausmaßes sind ab und zu neben ausgesprochener Atherosklerose auch in den Nieren bei primärer Arteriolosklerose zu finden. Hier sind sie als Folge einer Druckerhöhung in den den erkrankten Arteriolen vorgeschalteten weiteren Gefäßabschnitten zu deuten. In letzterem Falle spielen wohl neben anderen Faktoren die physikalischen, möglicherweise auch chemischen und toxischen Faktoren eine Rolle. Auf die Möglichkeit der Entstehung endarteriitischer Gefäßveränderung infolge Druckerhöhung im Gefäßlumen und dadurch erfolgender schlechterer Ernährung bzw. Hypoxydose der belasteten Gefäßwand weist besonders ROTTER in einer neueren Arbeit hin. In unserem Falle liegt sicher keine sekundäre Endarteriitis vor, sondern eine primäre, auf die Nieren lokalisierte Endarteriitis obl. der mittleren Nieren- und Nebennieren-Arterien. — Die in den Arteriolen zu erhebenden Befunde sind hingegen unerheblich zu nennen und keinesfalls dem typischen Bild der Arteriosklerose vergleichbar. Die für diese Erkrankung typischen Lipoideinlagerungen oder die Hyalinose spielen hier keine besondere Rolle. Auch lassen sich histologisch keine Hinweise über das Vorliegen einer malignen Nephrosklerose aufweisen, obwohl man bei der makroskopischen Betrachtung der Nieren auch daran hätte denken können. Von den „drei gleichsam konstituierenden Grundvorgängen" (P. SCHÜRMANN), die bei der malignen Nephrosklerose besonders zu finden sind, nämlich a) hyperplastische, b) histiolytische und c) akut-nekrotisierende Vorgänge, sind nur die ersten der von SCHÜRMANN beschriebenen Formen, d. h. hyperplastische Prozesse in den mittleren Arterien, im vorliegenden Falle anzutreffen. Auch in den Arteriolen kann man ab und zu Intimaproliferationen erkennen..

Bei der mikroskopischen Betrachtung der Nieren ist besonders auffällig, daß alle Intimaverdickungen, bzw. -proliferationen des subendothelialen Bindegewebes sich deutlich als Gewebsbildungen erweisen, die aus einem lockeren, relativ zellreichen jüngeren Bindegewebe bestehen; dieses wird an den Randpartien der Elastica interna häufig von aufgesplitterten zarten elastischen Fasern und Fasernetzen durchzogen, die aus der hyperplastischen Elastica interna stammen. Die Grundsubstanz ist, wie schon erwähnt, saftreich, oft mukoid verändert und enthält nur ein feines Fasernetz, ein Produkt der Fibroblasten dieser subintimalen Gewebsschicht. Faserverdichtungen oder Sklerosen fehlen hier völlig. Man muß daher annehmen, daß es sich um möglicherweise recht junge, auch schon degenerative Stigmen aufweisende Gewebsbildungen handelt.

Diese Annahme wird nun besonders durch die klinischen Angaben verifiziert. Bei dem Patienten wurde zur Zeit der Aufnahme in die Klinik (2. 5. 49) zunächst wiederholt ein Blutdruck von RR 145/80 gemessen. Das Herz war schon etwas nach links verbreitert. An den Knöcheln bestanden leichte Ödeme. Zu Anfang Juni 49 erhöhte sich der Blutdruck auf RR 175/115, Ende Juni sogar auf RR 195/145 bis zu RR 215/125. Erst gegen Ende Mai, also mehrere Wochen nach der Klinikaufnahme wurde eine positive Eiweißprobe im Harn festgestellt. Im Verlauf der nun folgenden Wochen nahm die Eiweißausscheidung zu bis auf 1,3 % nach ESBACH.

Urämische Zeichen bot der Patient klinisch und auch anatomisch nicht. Rest-N betrug 28 mg %. — Die Blutdruckwerte zeigten neben einer Steigerung der systolischen Werte auch eine solche der diastolischen. — Nach VOLLHARD muß man dann annehmen, daß es sich um die zweite Form, den zweiten klinischen Typus des Hochdrucks handelt, nämlich um den „bei mehr oder weniger isolierter Abnahme der Dehnbarkeit der kleinen Arterien". In unserem Falle kann der erste VOLLHARDsche Typ des Hochdruckes nicht vorliegen, denn anatomisch findet sich keine Veränderung der Aorta oder großen Gefäße, die die Windkesselfunktion des Gefäßsystems in diesem Bereiche, d. h. seine Dehnbarkeit, beeinträchtigt hätte. Hingegen sind in unserem Falle die Veränderungen in den mittleren und kleinen — nicht den kleinsten — Arterien der Nieren und auch der Nebennieren zu finden. Ähnliche Gefäßprozesse konnten an keinem anderen Organ festgestellt werden. Bei Betrachtung der anatomischen und klinischen Befunde drängt sich ohne weiteres die Vorstellung auf, daß hier zwei Vorgänge eng miteinander verbunden sein müssen: 1. der frische obliterierende Gefäßprozeß in den Nieren und 2. der sich ziemlich schnell entwickelnde Hypertonus. Aus der Zeit vor der Aufnahme in die Klinik ist keine Blutdruckerhöhung bei dem Patienten bekannt gewesen. Erst mit Zunahme der kardio-vaskulären Beschwerden während des Klinikaufenthaltes entwickelte sich der Hypertonus. In dieser Zeit werden wahrscheinlich auch die schweren Parenchymschäden der Nieren entstanden sein. Letztere manifestierten sich klinisch aber nur in einer Zunahme der Eiweißausscheidung im Harn und in einer Erhöhung des Blutdruckes. Andere Zeichen, die auf einen renalen Prozeß hindeuteten, wurden nicht festgestellt. Schwer zu beantworten ist die Frage, in welcher Phase des gestaltlichen Wandels am Gefäßapparate und Parenchym der Nieren die Blutdruckerhöhung und die kardio-vaskulären Symptome in Erscheinung traten. Etwa noch zur Zeit der proliferativen Vorgänge an den subendothelialen Schichten der mittleren Nierenarterien? Oder erst zur Zeit der ersten Parenchymschäden bzw. Durchblutungsschäden am Glomerulusapparat? Man kann wohl aber mit Recht annnehmen, daß die infolge der Endarteriitis im Bereich der mittleren Nierenarterien eingetretene Durchblutungsstörung und dadurch bedingte Ischämie des Nierengewebes zur Auslösung eines für die Blutdrucksteigerung verantwortlich zu machenden Mechanismus geführt hat. Dieser Mechanismus ist ein chemisch-humoraler, wie ihn VOLLHARD für die renal-bedingte Hypertonie angenommen und P. HOLTZ experimentell-pharmakologisch bearbeitet hat. Ähnlich der experimentellen Drosselung der Nierenarterien haben wir im vorliegenden Falle gleichfalls eine Drosselung der Durchblutung. Der zum Hochdruck führende Mechanismus ist kein nervös-reflektorischer, sondern er tritt — experimentell gesichert — auch nach völliger Entnervung der Nieren auf, ist also ein humoraler. Von zentraler Bedeutung für diesen Mechanismus ist die mangelhafte Blut- und Sauerstoffversorgung des Nierengewebes, wodurch die Stoffwechselvorgänge im Gewebe entscheidend beeinflußt werden. „Es werden Fermente der Nieren als Katalysatoren des Gewebsstoffwechsels und Fermentreaktionen sein, an denen der Sauerstoffmangel zur Auswirkung kommt" (P. HOLTZ). Neuere Arbeiten haben erwiesen, daß nicht das Renin allein eine blutdrucksteigernde und gefäßverengende Wirkung besitzt, sondern erst als mit dem Hypertensinogen zusammenstoßendes Ferment zur Blutdrucksteigerung führt. Das Ferment Renin muß erst auf ein den Eiweißkörpern des Blutes anhaftendes, zunächst pharmakologisch unwirksames „Hypertensinogen" einwirken und dieses in eine blutdrucksteigernde und gefäßverengende Substanz, das sog. „Hypertensin", überführen. Das Hypertensin wiederum wird durch die Hypertensinase, die sich in gut durchbluteten Nieren besonders reichlich findet, bald wieder inaktiviert; dieser Vorgang vollzieht sich in mangelhaft durchbluteten Nieren kaum. Daher die Hypertensinwirkung.

HOLTZ fand, daß die Nieren das an Dopadecarboxylase reichste Organ sind und hält es für möglich, daß dieses Ferment mit dem Renin identisch ist. Die Dopadecarboxylase bildet aus der blutdruckunwirksamen Vorstufe oder Muttersubstanz Dopa (Hypertensinogen) das adrenalinähnliche blutdrucksteigernde Oxytyramin (Hypertensin). Im Harn wurden von HOLTZ bei renaler Hypertonie blutdrucksteigernde Substanzen oft vermehrt gefunden; es handelt sich um ein Gemisch von sympathikomimetischen Substanzen, „Urosympathin" genannt.

Ein weiterer Fall von Gefäßerkrankung, der ein besonderes Gepräge hat, ist der folgende. — Es handelt sich gleichfalls um einen Grenzfall, und zwar um einen zum Bilde der Periarteriitis nodosa gehörigen. Hier zeigen nur Milz und Nieren besonders schwere Veränderungen.

Fall 2: Kurze Anamnese: 42jährige Frau; bis 1949 keine wesentlichen Erkrankungen. Ab und zu Anginen. Im letzten Jahre stärkere rheumatische Beschwerden in beiden Schultern, im Ellenbogen und in den Kniegelenken. Im August 1949 Nasenerkrankung mit Gefühl von völlig verstopfter Nase. 5. 9. 49. Krankenhausaufnahme. In der HNO.-Abteilung wird die Nase eingehend untersucht, der Einblick ist aber nur im vorderen unteren Bereich möglich, da eine starke allgemeine Schleimhautschwellung besteht. Temperaturen um 38°. Hb 63%, Erythrozytenzahl 3,2 Mill., Leukozytenwerte 10000. BSkg. 114/143 bis 117/135. Nasenabstrich: Di-Bazillen positiv, daher Verlegung auf Infektionsabteilung. Temperaturen bleiben zwischen 38° und 39°. Di-Behandlung mit Serum. Auftreten von Albumen im Harn, erst in Spuren, dann stark. Im Sediment Zylinder. Blutdruck schwankt zwischen RR 115/65 bis 130/80. Langsame Besserung der Nasenatmung. Aus der Nase fließt mißfarbenes Sekret. Ulzerationen der Mukosa der Nase werden festgestellt — Auftreten von Beinödem. — Plötzlicher Tod am 13. 10. 49.

Die Sektion (S 796/49) ergab folgendes (gekürzter Bericht): 42 Jahre alte, 164 cm große und 52 kg schwere Frau in reduziertem EZ. Geringe Ödeme der Unterschenkel. In beiden Pleurahöhlen je etwa 100 ccm, im Bauchraum etwa 300 ccm gelblicher Flüssigkeit. Milz mit Umgebung erheblich verwachsen, groß, 350 g schwer. Herz relativ groß, beide Kammern erweitert, Endokard und Klappen o. B. In Vorhöfen und Kammern keine Thromben. Kranzgefäße zart, Herzmuskel o. B. — Entzündliche Rötung und Schwellung der Tracheal- und Bronchialschleimhaut, Lungen o. B. — Weitere Betrachtung der herausgenommenen Milz zeigt eine schwarze dicke Kapsel mit ausgedehnten Adhäsionen am Zwerchfell. Die Konsistenz ist vermehrt, derb, die Oberfläche etwas uneben bis leicht höckerig. Es wechseln kleinere und größere, hellere bis gelblich gefleckte Partien mit dunklen bis blauroten ab. Auf der Schnittfläche keine normale Zeichnung erkennbar. Fast die gesamte Milz sieht grau-gelblich, homogen aus. Es verlaufen nur einzelne schmale dunkelrote Streifen von der Kapsel in die gelbgrauen Massen hinein. Um die großen Trabekel herum zum Teil rötliche Gewebssäume. In den größeren arteriellen Gefäßen sind z. T. Blutpfröpfe vorhanden, oft sogar in den hilusnahen Gefäßen. — Leber o. B. In der Gallenblase mehrere bis kirschgroße Steine, Gallenblasenschleimhaut o. B. Pankreas und Nebennieren gleichfalls o. B., ebenso der Magen-Darmkanal. — Die Nieren sind beide groß, blaß, graurötlich, mit feinen rötlichen Fleckchen übersät, die multiplen Blutpünktchen ähnlich sehen; sonst aber ohne gröbere Herdbildungen. Das Gewicht jeder Niere beträgt 190 g. — Ableitende Harnwege und Harnblase sowie inneres Genitale ohne hier weiter interessierende Veränderungen. Die großen Gefäße, einschl. der Aorta weisen keine Besonderheiten auf. Die Nasenschleimhaut ist verdickt, schmierig belegt und teilweise ulzeriert. — Schädelsektion läßt bis auf geringes Hirnödem keine Besonderheiten erkennen.

Der insgesamt etwas dürftige makroskopische Befund ließ nur wegen der subtotalen Milznekrose doch etwas Besonderes in bezug auf das Grundleiden ahnen, das erst durch die histologische Untersuchung aufgedeckt werden konnte. Die Milz läßt in den histologischen Schnitten aus den verschiedensten Teilen überall das gleiche Bild erkennen. Fast das gesamte Milzgewebe ist nekrotisch. Das Bild der Milz ist völlig verwaschen gezeichnet. Das Gewebe der Pulpa ist ein riesiges Kerntrümmerfeld. Um die Trabekel und einige noch durchgängige Gefäße herum ist etwas Milzgewebe erkennbar. Diese Streifen gehen über in die Zone der Nekrobiose bzw. Nekrose. Das ganze Bild ähnelt sehr dem von multiplen konfluierenden anämischen Infarkten. Ein guter Teil der kleinen Arterien — vorwiegend die Pulpa — und Zentralarterien zeigt eine mehr oder weniger vollständige Wandnekrose, besonders der Intima und Media, während sich in der Adventitia ein Mantel von Leuko- und Lymphozyten findet. In diesen Gefäßen mit Angionekrose ist das Lumen meist durch eine obturierende Thrombose verlegt. Andere Gefäße wiederum zeigen eine Aufsplitterung der einzelnen Wandschichten durch gemischtzellige entzündliche Infiltrationen (Meso- und Periarteriitis infiltrativa). Intima und Media sind häufig teilweise oder völlig zerstört bzw. nekrotisch, teilweise aber sind die Muskelelemente der Media auch nur verfettet. Der sich um die Gefäße herumlegende Mantel aus Exsudatzellen geht langsam über in die nur noch schemenhaft erkennbaren Milzpulpagewebsteile. Die entzündlichen Veränderungen treten hier also vorwiegend unter dem Bilde der Panangitis, bzw. Periarteriitis nodosa auf. Die elastischen Elemente, besonders die der Elastica interna, sind vielfach zerstört. Auch ist in einzelnen größeren Gefäßen eine erhebliche Proliferation der Intima im Sinne einer Endarteriitis obliterans festzustellen, wobei die Einengung des Lumens beträchtliche Grade erreichen kann. Vereinzelt trifft man in diesen Gefäßen dazu noch entzündliche Wandinfiltrate an, aber mehr in den äußeren Gewebsschichten. Ein Teil größerer arterieller Gefäße läßt keine auffälligen Veränderungen erkennen.

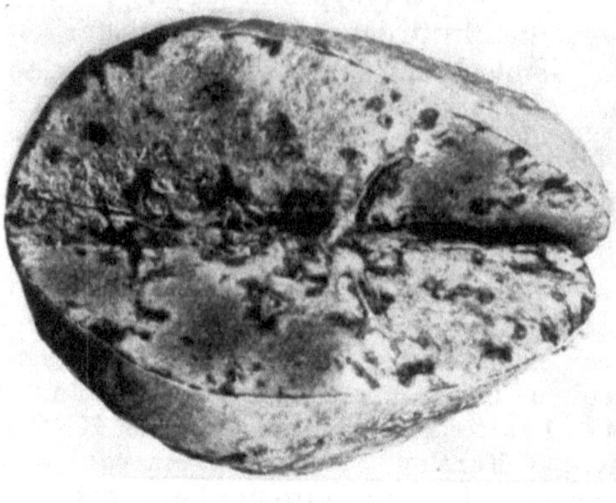

Abb. 2. Subtotale Milznekrose (Fall 2).

Es handelt sich in der Milz somit um eine Panangitis bzw. Periarteritis, bei der es auf dem Boden von Angionekrosen zu multiplen arteriellen thrombotischen Gefäßverschlüssen gekommen ist, die zum Bilde der subtotalen Milznekrose geführt haben.

Von den übrigen Organen weisen nur die Nieren ebenfalls schwere und entzündliche Gefäßprozesse auf, aber nur an den kleinen und kleinsten Arterien. Die histologischen Schnitte zeigen bei schwacher Vergrößerung eine Menge granulomartiger Herde, die sich alle konzentrisch oder exzentrisch um kleinste Arterien herum finden und aus einer Anhäufung von Leuko- und Lymphozyten bestehen. Die Wand der Gefäßchen ist infiltriert (Meso- und Periarteriitis infiltrativa). In der Adventitia ist die Infiltration besonders stark verdichtet. Die einzelnen Wandschichten sind z. T. erheblich degeneriert (Histiolyse) bzw. nekrotisch (Abb. 3). Einige dieser Herde lassen nur noch zentrale nekrotische Massen erkennen, die — wie in der Elastikafärbung erst deutlich werdend — noch Reste elastischer Fasern in konzentrischer Anordnung enthalten und somit das Gebilde als Gefäß zu deuten erlauben. Auch Intimahyperplasien bzw. endangitische Prozesse mit erheblicher Lumeneinengung, verbunden mit zelliger Infiltration der Wand, sind die kennzeichnenden Veränderungen einzelner kleinerer Arterien. Diese entzündlichen Veränderungen gehen vielfach auch auf die Vasa afferentia über. Die Glomeruli sind gleichfalls in großer Anzahl schwer geschädigt. Von der Nekrose einzelner Schlingen der Kapillaren bis zur Verödung und Verklumpung aller Kapillarschlingen sowie mäßiger bis starker Proliferation der Bowmannschen Kapsel (auch mit sog. Halbmondfiguren) finden sich alle Abstufungen. Das Auffälligste ist jedoch eine beträchtliche periglomeruläre Zellanhäufung, aus Leuko- und Lymphozyten bestehend. Im Interstitium ist nur ab und zu eine geringfügige zellige Infiltration vorhanden. Die glomerulären Erkrankungen haben degenerative Veränderungen des tubulären Apparates zur Folge. — In den Nieren liegen somit eigentlich zwei Erkrankungen vor. Einmal eine Periarteriitis und zweitens eine Glomerulitis bzw. Glomerulonephritis subacuta mit bemerkenswert starker Periglomerulitis. Derartige kombinierte Erkrankungen sind verschiedentlich im Schrifttum veröffentlicht worden (HINRICHS). Die makroskopisch erkennbaren kleinen Blutpünktchen im Rindengebiet beider Nieren sind keine eigentlichen Blutungsherde, sondern stark hyperämische Kapillaren in der Umgebung der veränderten Glomeruli. In diesem Bereich ist häufig die zellige Infiltration des Interstitiums um die Glomeruli herum besonders stark. Die Tubulusepithelien sind trüb-geschwollen.

In der Leber finden sich so gut wie keine Veränderungen an den kleinen Arterien und Arteriolen. Die portobiliären Felder sind z. T. chronisch-entzündlich infiltriert, unter Beteiligung zahlreicher eosinophiler Leukozyten. Gallenblase und -wege o. B. Leberparenchym trüb-geschwollen. — Alle übrigen Organe sind frei von Gefäßschäden. — Die Nasenschleimhaut wurde leider nicht histologisch untersucht. An ihr wären voraussichtlich schwerere Gefäßschäden aufzufinden gewesen (analog zu KLINGERS Fall).

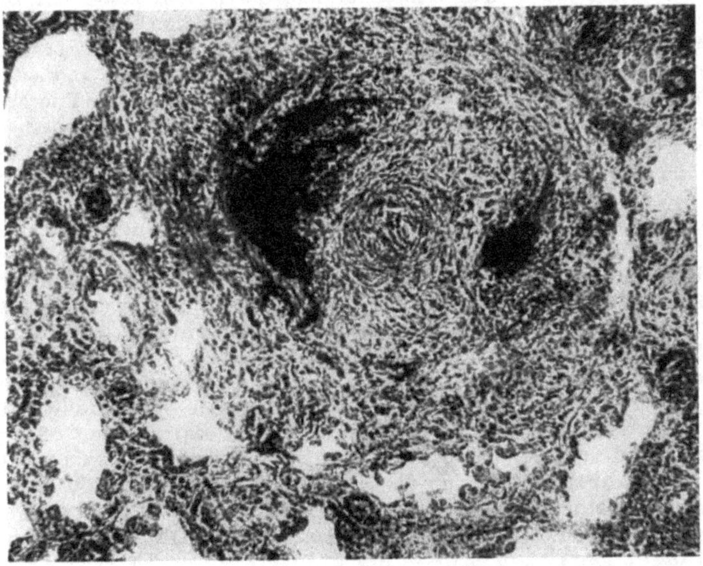

Abb. 3. Panangitis infiltrativa. Kleine Nierenarterien mit Histiolyse. Elastische Fasern bis auf (hier schwarze) Reste zerstört. (Fall 2, Elastikafärbung.)

Es handelt sich also bei Fall 2 um eine auf Milz und Nieren (wahrscheinlich auch auf die Nasenschleimhaut) lokalisierte Periarteriitis nodosa. Von klinischer Seite waren keine Anzeichen für einen derartigen Gefäßprozeß gegeben. Das klinische Bild wurde durch einen sich (saprophytär ?) auf die ulzerierende Nasenschleimhaut aufpfropfenden Diphtherie-Bazillenrasen verschleiert, wobei die Diphtherie hauptsächlich die Aufmerksamkeit auf sich zog. Retrospektiv läßt sich dazu äußern, daß die recht eigentümliche Erkrankung der Nasenschleimhaut in Verbindung mit der ungewöhnlich beschleunigten Blutkörperchensenkungsgeschwindigkeit vielleicht an das Vorliegen noch eines anderen Leidens hätte denken lassen können.

Die Periarteriitis hat bei der 42jährigen Frau zu einer subtotalen Milznekrose sowie zu einer schweren diffusen Nierenerkrankung geführt. Wie schon oben erwähnt, liegen — entsprechend der gewohnten pathologisch-anatomischen Betrachtungsweise — 2 Erkrankungen in der Niere vor, eine Periarteriitis der kleinen Arterien und eine Glomerulonephritis. Beide Erkrankungen sind jedoch vom ätiologischen Standpunkte aus gesehen nur der Ausdruck bzw. die gewebliche Reaktion auf ein und dieselbe Noxe, die eben in verschiedenen Abschnitten der Strombahn isoliert (oder „gezielt") angreift und zu morphologisch unterscheidbaren Gewebsveränderungen führt. Auf die Art der Noxe soll erst weiter unten eingegangen werden.

Der folgende, dritte Fall ist, da er gewisse Ähnlichkeiten im klinischen Verlauf mit dem ersten Falle bietet, von besonderer Bedeutung. Auch hier kam es zur schleichenden Entwicklung eines vaskulär-renalen Leidens, das erst ante finem klinisch geklärt werden konnte.

Aus der Anamnese des 57 Jahre alten Patienten Ernst B. sei das Wesentlichste herausgegriffen. In seiner Jugend und im weiteren Verlauf seines Lebens ist der Patient nie ernstlich krank gewesen. Er fühlte sich stets gesund. Erst Ende 1948 bemerkte er eine zunehmende Schwäche in beiden Beinen. Während des Laufens mußte er manchmal stehen bleiben. Erst nach einigen Minuten konnte er wieder weitergehen. Es traten dann Kribbeln und Kältegefühl in den Beinen und in der linken Hand auf. Zudem stellte sich im Winter 1948/49 eine beträchtliche Gewichtsabnahme ein.

Am 9. 2. 49 wurde er mit der Diagnose „Herzschwäche und Unterernährung" in die Klinik eingewiesen. Er zeigte bei der Klinikaufnahme einen stark reduzierten EZ. Aus dem klinischen Befunde seien nur einige wichtige Daten erwähnt. Thoraxorgane: Perkutorisch kleines Herz, nicht erweitert oder verbreitert; Aktion regelmäßig, Töne etwas leise, Frequenz 54/60. Lungen o. B. Auch die röntgenologische Untersuchung von Herz und Lungen am 11. 4. 49 ergab das Urteil: o. B. — Harnbefund: Reaktion sauer, Albumen in Spuren, Sacch. negativ; im Sediment viele Erythrozyten. Hb. 54%. Zahl der Erythrozyten 3,4 Mill. BSkg. 80/100. RR 148/104. Der linke Arm zeigte Herabsetzung der groben Kraft. Muskelschwund an beiden Daumenballen. Neurologisch sonst keine besonderen Befunde. Man dachte klinisch zunächst an eine beginnende Raynaud'sche Erkrankung oder an eine beginnende Muskelatrophie, später auch an eine Neuritis. Das Allgemeinbefinden wechselte sehr; das Körpergewicht hielt sich um 62 kg. Die Serum-Eiweißwerte bewegten sich zwischen 5,5 und 6,4%. Die Blutdruckwerte fielen z. T. etwas ab; der Durchschnittswert betrug etwa RR 145/100. Das Hb. vermehrte sich bis 80%. — Im Anfang Mai 1949 war — rückblickend — erstmalig eine Blutdruckerhöhung, und zwar bis 155/100. Der Rest-N war zu dieser Zeit mit 29 mg% nicht erhöht. Die BSkg. fiel vorübergehend auf 47/85, erhöhte sich aber bald wieder auf 62/80 bis 68/100. Im Juni 1949 hielten sich die Blutdruckwerte um RR 160/100, stiegen dann aber im Juli auf Werte von 180/115 bis 185/115, um schließlich Mitte Oktober Werte von RR 210/130 zu erreichen. In dieser letzten Phase, im Oktober, stiegen die Rest-N-Werte auf 57 mg%. Merkwürdigerweise war der Harnbefund bis Ende Oktober für eine Nierenerkrankung nicht typisch, ja negativ. Erst im Oktober wurde eine positive Eiweißreaktion und ein geringer Sedimentbefund festgestellt. — Im September 1949 wurde noch folgender EKG-Befund erhoben: ausgesprochene Koronarinsuffizienz. Störung der Erregungsausbreitung. Erhebliche Myokardschädigung. — In den letzten Wochen verschlechterte sich das Allgemeinbefinden ganz erheblich. Der Patient verfiel zusehends, aß kaum, klagte über starke Übelkeit, erbrach, wurde dyspnoisch und teilweise benommen. Er bot klinisch das Bild einer stillen Urämie. Am 1. 11. 49 trat der Tod infolge Herz- und Kreislaufinsuffizienz ein.

Es hatte sich im vorliegenden Fall unter klinischer Beobachtung ein Hypertonus entwickelt — und zwar innerhalb eines halben Jahres, um mit einer kardio-renalen Dekompensation zu enden. Insbesonders ist hervorzuheben, daß die — wie nachher zu berichten ist — bei der Sektion gefundene schwere Herzhypertrophie erst in den letzten Monaten des Lebens entstanden sein kann, bzw. sich gewaltig verstärkt haben muß; denn zu Beginn der klinischen Beobachtung konnte weder perkutorisch noch röntgenologisch ein über die normalen Verhältnisse hinausgehender Befund am Herzen erhoben werden. — Es folgt nun der Sektionsbericht (gekürzt).

S. 840/49. Leiche eines 177 cm großen Mannes. Gewicht 43 kg. Starke allgemeine Abzehrung. Keine Ödeme. Herz sehr stark vergrößert. Spitze abgerundet, beide Kammern mäßig erweitert. Herzwand besonders links erheblich verdickt. Herzgewicht 590 g. Linkes Herzohr prall mit thrombotischen Massen ausgefüllt. Die Koronararterien sind fast zartwandig, haben aber eine Abnormität ihres Abganges und Verlaufes aufzuweisen. Die linke Kranzarterie hat nur einen Ramus descendens mit zugehörigem Ramus diagonalis. Der R. circumflexus geht als eigenes Gefäß aus dem Sinus Valsalvae der rechten Aortenklappe ab, wo sich also 2 Arterienabgänge finden, einer für die rechte A. coronaria und einer für die A. circumflexa. Letztere verläuft zunächst zwischen Aorta und Herzohr, umschlingt das Herzohr, dieses fast drosselnd, und geht dann erst an der linken Kammerkante in ihren regelrechten Verlauf über. Der Herzmuskel zeigt keine makroskopisch erkennbaren Veränderungen, die für eine Zirkulationsstörung sprechen, mit Ausnahme des linken gedrosselten Herzohres und seiner Thrombose. — Die Lungen sind beide sehr stark emphysematös; über beiden Spitzen sog. Kappenschwielen, jedoch keine Verwachsungen zwischen Pleura parietalis und visceralis. Die übrigen thorakalen und auch die Halsorgane sind ohne besonderen Befund. In der Bauchhöhle, wie auch in den übrigen von Serosa ausgekleideten Körperhöhlen, kein Exsudat oder einfacher Erguß. Leber, Milz und Pankreas o. B. Im Magen unter der Schleimhaut multiple Ekchymosen. Im unteren Dünndarm einzelne markstückgroße und größere Schleimhautnekrosen und -ulzerationen, von dunkelrotem Saum umgeben. Dickdarm o. B. Nebennieren stark erweicht. — Beckenorgane und -gefäße sowie die Extremitätengefäße ohne wesentliche Veränderungen. Im ZNS zeigt die Leptomeninx des Hirns ein starkes Ödem. Hirn o. B. Im rechten Kleinhirnbrückenwinkel ein kirschgroßes Acusticus-Neurinom. Rückenmark und Cauda equina sowie periphere Nerven o. B. — Die Nieren sind 11 : 5 : 4 cm und 10 : 5 : 4 cm groß. Das Gewicht jeder Niere beträgt 105 g. Ihre Oberfläche ist grobhöckrig bzw. grob-gefeldert, eine regelrechte „Hügellandschaft". Der Grundton ist dunkel und zeigt einen Wechsel zwischen dunkelrot-grauen und helleren erhabenen Partien und solchen von dunkel-blauroter Farbe; letztere sind eingesunken und ziehen als „Täler zwischen den Hügeln" dahin. Die Rindenschnittfläche sieht dementsprechend unregelmäßig aus. Nierenbecken und die Papillen sind von normaler Gestalt. Nierenhilusarterien o. B.

Die histologische Untersuchung der Nieren deckt ein merkwürdig gemischtes Bild von Veränderungen des arteriellen Gefäßsystems auf. Die großen und mittleren Arterien sind nicht alle, jedoch großenteils im Sinne einer mäßigen Endarteriitis obliterans verändert. Sie subendothelialen Schichten sind stark verbreitert. Sie bestehen aus gewuchertem lockerem Bindegewebe. Die elastische Grenzmembran ist breit und oft aufgesplittert, z. T. lamellär-hyperplastisch. Einige der größeren Arterien haben stark eingeengte fast nur spaltförmige Lichtungen. In den etwa den Aa. arciformes entsprechenden Arterien ist die Media kräftig, fast hypertroph zu nennen. Verquellungen und geringe Verfettungen der Muskelzellen sind anzutreffen. In den kleineren, etwa den Aa. interlobares entsprechenden und noch kleineren Arterien steht die Elastikahyperplasie ganz im Vordergrunde. Diese lamelläre Elastose ist vereinzelt bis in das Gebiet der Arteriolen ausgebreitet. In diesen findet sich vielfach das Bild der Arteriolosklerose mit Hyalinose und Verfettung der Wand. Als besondere Erscheinung ist die sog. spezifische Arterienveränderung (Fahr, Schürmann), ein der Periarteriitis ähnliches Bild zu erwähnen. Sie ist charakterisiert durch einen Untergang des Endothelrohres, das völlig nekrotisch und aufgelöst sein kann. Auch das daruntergelegene elastische Gewebe kann zugrunde gehen und nur noch in Resten nachzuweisen sein. Dadurch kommt es zum Eindringen von Blut in die Gefäßakzessoria und zu den von Schürmann geschilderten schweren dysorischen Störungen bis zur Aneurysmabildung und periarteriellen Granulombildung. Auch in den Nieren des vorliegenden Falles sind die gleichen Befunde zu erheben. Einzelne Arteriolen sind völlig wandzerstört und von einem sehr zellreichen, auch leukozytenhaltigen granulomartigen Wall umgeben. In der Gefäßwand findet sich Durchtränkung mit Fibrin, im Lumen thrombotischer Verschluß. Entsprechend den multiplen, mannigfaltigen Gefäßveränderungen ist das Bild der Parenchymveränderungen gleichfalls vielfältig. Der Glomerulusapparat weist einen bunten Wechsel von noch durchbluteten und schon völlig hyalin-degenerierten, verödeten MALPIGHIschen Körperchen auf, zwischen denen sich alle möglichen Stufen regressiver Veränderungen, darunter auch frische Schlingennekrosen, finden. Die tubulären Anteile sind in manchen Bezirken in großem, in anderen nur in kleinem Ausmaß atrophiert; das Interstitium ist in diesen Bezirken verbreitert, induriert. — In allen übrigen untersuchten Organen insbesondere Herz, Leber, Milz und Hirn waren keine derartigen Gefäßveränderungen festzustellen. Es fanden sich nur vereinzelt in der Milz arteriolosklerotische Veränderungen. — Unter Heranziehung des klinischen Bildes — die schnelle Entwicklung des Hypertonus mit schwerer Hypertrophie der Herzmuskulatur, die finale mit Urämie endende Niereninsuffizienz, Anämie sowie Alter des Patienten — können diese Gefäßprozesse als Ausdruck einer malignen Nephrosklerose angesprochen werden. Im vorliegenden Falle handelt es sich aber nur um eine die Nieren betreffende Erkrankung des arteriellen Gefäßsystems, während zum Bilde der malignen Nephrosklerose für gewöhnlich weitverbreitete ähnliche Gefäßprozesse im Körper gefunden werden.

Besprechung

Die drei oben näher beschriebenen Gefäßerkrankungen betreffen vorwiegend, bzw. allein die Nieren, mit Ausnahme des zweiten Krankheitsfalles. Dieser weist neben der Nierenerkrankung eine das anatomische Krankheitsbild beherrschende subtotale Milznekrose, auf dem Boden einer Panangitis entstanden, auf. Fall 1 zeigt das anatomische Bild einer grobhöckrigen Schrumpfniere, bedingt durch eine Endarteriitis obl. der größeren und kleineren Arterien. Auch Fall 3 stellt eine isolierte Form schwerer Gefäßerkrankung dar, nämlich eine maligne Nephrosklerose in sensu strictissimo, denn in den übrigen Organen findet sich kein gleichartiger Gefäßprozeß, der dem Nierengefäßbefund an die Seite zu stellen ist.

Der erste, zum Formenkreis der Endarteriitis obl. gehörende Fall bietet etwas Besonderes. Die Endarteriitis obl. hat meist eine weite Verbreitung im Körper, wenn sie als Leiden sui generis und nicht als Folge anderer Erkrankung eines Organs (z. B. der Niere bei schwerer Hydronephrose oder in karnifizierenden Lungenprozessen) gefunden wird. In Fall 1 ist durch die histologische Untersuchung fast aller Organe festgelegt, daß nur die Nieren und in geringem Maße auch die Nebennieren eine Endarteriitis mit Parenchymschäden aufweisen. Eine solche, nur die Nieren betreffende und sich nur im Bereich der größeren und mittleren Arterien abspielende Erkrankung ist als selbständiges Leiden eine sehr seltene Erscheinung. Der Fall 1 ist vor allem auch deshalb interessant, weil er unter klinischer Beobachtung die Entwicklung eines Hypertonus feststellen ließ. Der Hypertonus ist die Folge des gefäßverengenden Prozesses. Der eigentliche Beginn dieser Erkrankung geht sicher dem Auftreten des Hypertonus weit voraus. Bei der Reflektion über diesen Krankheitsfall sind die nächstliegenden Fragen: Wie kommt es zum Hypertonus? Wie zur Endarteriitis? Wie schon an Hand der oben erwähnten Arbeiten von P. HOLTZ ersichtlich ist, muß für die Auslösung des Hochdruckmechanismus die mangelhafte Blut- und Sauerstoffversorgung der Nieren verantwortlich gemacht werden. Hierdurch werden die Stoffwechselvorgänge im Gewebe stark beeinflußt, insbesondere die Fermentreaktion bei Wirkung der Hypertensinase, die das Hypertensin inaktiviert. Diese Inaktivierung erfolgt in schlecht durchbluteten Nieren mangelhaft. Das nun nicht entkräftete Hypertensin wirkt blutdrucksteigernd. — Wie aber ist der endarteriitische Prozeß entstanden zu denken, der ja erst die Bedingungen für die Entstehung des Blutdrucksteigerungsmechanismus schuf? Hier muß zum Versuch einer Klärung die Anschauung von P. SCHÜRMANN über den Mechanismus der

Dysorie, also der Störung der Schrankenfunktion des Endothels, herangezogen werden. Die Störung der Blut-Gewebsschranke kann sich in beiden Richtungen, d. h. am Blut und am Gewebe, auswirken. Das Gewebe enthält nach SCHÜRMANN einen blutfeindlichen, das Blut einen gewebsfeindlichen Faktor. Der blutfeindliche Faktor des Gewebes kann die Thrombose, der gewebsfeindliche Faktor des Blutes schwere Gewebsschäden in den Organen verursachen. SCHÜRMANN unterscheidet 3 Stufen der Gewebsschädigung. Die erste umfaßt die hyperplastischen, die zweite die histiolytischen und die dritte die nekrotisierenden Vorgänge am Gewebe. Im speziellen Falle der Gefäße sind mit „Organgewebe" alle sog. Akzessoria-Bestandteile, d. h. alle jenseits des Endothels liegenden Wandteile der Gefäße gemeint. Somit wären die hyperplastischen Erscheinungen am subendothelialen Gewebe und die lamelläre Elastose an den Nierenarterien als Schäden mäßigen Grades aufzufassen. — Wodurch kam es aber zu einer Störung der Schrankenfunktion des Endothels, die eine derartige Gewebsschädigung zur Folge hatte ? Welche Noxen kämen in Frage ? Als die Dysorie auslösende Faktoren führt SCHÜRMANN infektiöse, bakteriell- und chemisch-toxische, Antigen-Antikörpersubstanzen und Kreislaufstörungen an. — Bei der Durchsicht der Anamnesen aller drei besprochenen Fälle ist auffällig, daß in allen eine rheumatische, z. T. als Polyneuritis angesehene Erkrankung, dem schweren Gefäßleiden vorausgegangen ist. Ob diese rheumatischen Erscheinungen als echter Rheumatismus aufzufassen sind, ist fraglich. Anatomisch fehlte jeder Anhalt für Rheumatismus infectiosus. Vielleicht sind diese Erscheinungen mehr als Ausdruck einer rheumatoiden allergisch-hyperergischen Reaktion zu erklären. Nur die in allen drei Fällen als abnorm hoch zu bezeichnende BSkg. könnte als Hinweis auf ein besonderes — vielleicht rheumatoid gestaltetes — Geschehen gedeutet werden. Jedenfalls muß man die starke Beschleunigung der BSkg. als Änderung des Verhältnisess der Bluteiweißfraktionen untereinander in quantitativer und auch qualitativer Beziehung verstehen. Ob sie Ausdruck einer Bildung von Antigen-Antikörpersubstanzen ist, bleibt dahingestellt, soll jedoch von uns hier angenommen werden. — Es war uns in den vorliegenden Fällen nicht möglich, für die klinisch als Polyneuritis erscheinenden z. T. auch von der Klinik als rheumatisch bedingt erkannten Beschwerden ein morphologisches Substrat aufzudecken. Es ist jedoch sehr wahrscheinlich — und darauf hat erst kürzlich FROBOESE hingewiesen —, daß die in der klinischen Symptomatologie oft im Vordergrund stehenden starken Muskel- und Nervenschmerzen, teilweise auch Lähmungserscheinungen, durch rheumatische Vaskulitiden der die Nerven und Muskeln versorgenden kleinen Gefäße hervorgerufen werden, möglicherweise in Form von „serösen oder hyalin-verquellenden Entzündungen des Schockgewebes, nämlich der glatten Muskulatur der Muskelgefäße". Ähnlich den rheumatischen Frühinfiltraten (KLINGE) sind diese Prozesse reversibel. Sie hinterlassen oft kaum erkennbare Närbchen und können somit dem Nachweis leicht entgehen.

Welcher Natur die Antigene bzw. die Allergene sind, ist schwerlich zu sagen. Es wäre die Frage aufzuwerfen, ob nicht die nach der langen Eiweißkarenz in den Kriegs- und Nachkriegsjahren seit Ende 1948 wieder langsam erfolgte Steigerung des Eiweißkonsums die Bildung von Nahrungseiweißsensibilisierungen bei disponierten Individuen begünstigt hat. Von vielen Klinikern und Praktikern wird zur Zeit eine deutliche Zunahme der Hypertoniker unter den die Klinik und Sprechstunde frequentierenden Kranken berichtet, und diese Erscheinung wird vielfach mit einer Steigerung des täglich verzehrten Eiweißes in Verbindung gebracht. Es handelt sich dabei meistens um Hypertoniker, die diese Leiden schon jahrelang haben, aber deren Blutdruckwerte sich während der Jahre der schlechten Ernährung in erträglichen Grenzen hielten, seit dem letzten Dreivierteljahr aber eine Steigerung der Blutdruckwerte und erneutes Auftreten von Hypertoniebeschwerden zeigten. Die von uns betrachteten Fälle von Gefäßerkrankungen hatten ebenfalls — bis auf den ohne Blutdruckerhöhung verlaufenen Fall 2 — eine starke Blutdruckerhöhung aufzuweisen. Der Hypertonus dieser Patienten hatte sich ebenfalls innerhalb der letzten Zeit mit ihren verbesserten allgemeinen Lebensbedingungen entwickelt, jedoch noch nicht vor dieser Erkrankung bestanden. Der Hypertonus ist also eine ganz frische Erwerbung. Die Ursache ist unserem Postulate nach eine auf Eiweißsensibilisierung beruhende Antigen-Antikörperreaktion (evtl. Parallergie), die zu einer allergischen Gewebsreaktion geführt hat. Wenn man den wenig schönen Ausdruck „Schockorgan" benutzten darf, so muß man in unserem Falle die Nierengefäßendothelien als das Schockorgan bezeichnen. Die dadurch eingeleiteten Störungen der Blut-Gewebsschranke lösen dann den Mechanismus oder das pathogenetische Prinzip der Dysorie aus. Die Dysorie führt zu den Gefäßwandschäden, die die verschiedensten Bilder von der Endarteriitis bis zur Panangitis zeigen. Die durch die Gefäßveränderungen bedingten Zirkulationsstörungen in den Nieren haben wiederum die Auslösung des humoralen „Blutdrucksteigerungsmechanismus" zur Folge.

Es sind also die in Fall 1 und 3 das anatomische Bild beherrschenden arteriitischen Prozesse als Ergebnis allergisch-hyperergischen Geschehens zu betrachten. — Fall 2 zeigt eine Periarteriitis nodosa mit elektivem Charakter; es sind nur Nieren und Milz befallen. In den Nieren handelt es sich um eine schon von Wohlwill bearbeitete Form von nur mikroskopisch erkennbarer Periarteriitis nodosa, die mit einer fast diffusen granulomatösen Periglomerulitis einhergeht. In der Milz hingegen befällt die P. n. Arterien von anderer Größenordnung als in den Nieren; es sind Gefäße etwas größeren Kalibers. Die Bilder wechseln von der End-, Meso- und Periarteriitis infiltrativa bis zur Panangitis und thrombotischen Angionekrose. Infolge der weit ausgebreiteten schweren Gefäßprozesse mit Gefäßverschlüssen ist es zu einer subtotalen Milznekrose gekommen. Gruber und Rössle rechnen die P. n. zu den rheumatoiden Gefäßerkrankungen. — In unserem Falle läßt sich zum Beweise der „rheumatischen", allergisch-hyperergischen Natur des Leidens nur ein nosologischer Beitrag geben. Die 42jährige Patientin hatte häufiger Anginen und klagte in den letzten Monaten ihres Lebens über rheumatische Glieder- und Gelenkschmerzen. Die BSkg. war ganz erheblich erhöht (117/135). Es handelt sich hier wohl am ehesten um eine infektiöse Allergie.

Während in den beiden ersten Fällen klinisch die Nierenschädigung weniger in Erscheinung trat, so beherrschte sie in Fall 3 — wenigstens in den letzten Wochen des Leidens — das klinische Bild. Der Patient kam sub finem in das urämische Koma. Die schwere Niereninsuffizienz hatte sich bei dem 57jährigen Patienten fast gleichzeitig mit einer Blutdrucksteigerung entwickelt. Es ist wohl auch in diesem Falle die Annahme berechtigt, daß das Leiden allergisch-hyperergischer Natur ist. — Es ist in letzter Zeit verschiedentlich betont worden, daß die nekrotisierende Arteriolitis der malignen Nephrosklerose mit der Periarteriitis nodosa aufs engste verwandt sei. Und diese Auffassung vom inneren Zusammenhange beider Gefäßerkrankungen wird bei der näheren Beschäftigung mit den histologischen Bildern beider Erkrankungen so evident, daß man ihr ganz zustimmen muß.

Die Betrachtungen der obigen drei Fälle sollen auf der einen Seite Beispiele von Grenzformen, bzw. lokalisierten Formen von Gefäßerkrankungen geben, die sonst allgemein als generalisierte Gefäßerkrankungen auftreten, auf der anderen Seite aber die morphologisch wie auch ätiologisch enge Beziehung dieser drei Erkrankungen untereinander demonstrieren. Die vermittelnde Rolle übernimmt dabei die Periarteriitis nodosa. In ihrem Erscheinungsbild finden sich Veränderungen, die den endarteriitischen Prozessen des Falles 1 entsprechen (so z. B. auch die sog. subintimale Form der P. n.); aber auch die nekrotisierende Arteriolitis bei der malignen Nephrosklerose ist in den zur P. n. gehörigen Veränderungen wieder zu finden. Indem wir alle 3 Krankheitsbilder zu den allergisch-hyperergischen Gefäßleiden zählen und damit ihrer Ätiologie eine einheitliche Betrachtungsweise zugrundelegen, rücken die drei Krankheitsbilder näher zusammen. Auch von der klinischen Seite her haben wir — wenigstens in Fall 1 und 3 — sehr viele übereinstimmende Züge des Verlaufes aufzuweisen.

Anhang

Den vorangegangenen Fällen eines renal-bedingten Hypertonus mit Hypertrophie vorwiegend des linken Herzens soll im folgenden ein Beispiel einer Drucksteigerung im kleinen Kreislauf mit daraus sich ergebender Hypertrophie des re. Herzens angeführt werden. Die dem Krankheitsgeschehen zugrundeliegenden morphologischen Veränderungen sind in den Lungengefäßen zu suchen.

Fall 4: 30 Jahre alte Frau. E. A.: In der Kindheit Masern, im 11. Lebensjahr Lungenentzündung gehabt; sonst nie ernstlich krank gewesen. Patientin fühlte sich stets gesund, bis etwa 1¼ Jahr vor ihrem Tode sich eine Atemnot beim Treppensteigen und bei längerem Gehen einstellte. Patientin mußte auch häufig erbrechen, ohne vorher das Gefühl von Übelkeit gehabt zu haben. Durchfälle waren sehr häufig, zeitweise fast täglich. Es trat sehr störendes Herzklopfen auf, sowie starke Zyanose. Nach 2monatiger Digitalis-Behandlung Besserung. Bald darauf neue Verschlechterung des Zustandes. Die Beine schwollen erheblich an. Trotz erneuter Behandlung keine Besserung. Patientin wurde bettlägerig. Etwa 1 Monat vor dem Tode wurde der Zustand sehr ernst und bedrohlich. Klinikaufnahme war unbedingt erforderlich. Am 29. 8. 31 wurde die Patientin in das Krankenhaus verlegt. Es bestand eine starke Zyanose, Dyspnoe und Herzklopfen. Schlaf gestört, Appetit schlecht. Patientin war immer starke Raucherin gewesen. Noch bis zum Tage der Klinikaufnahme rauchte die Patientin täglich 10 Zigaretten. Inf. ven. wurde negiert. WaR negativ. Die klinische Untersuchung ergab eine Verbreiterung des Herzens um 2 Querfinger nach rechts und links, über den Lungenunterlappen Rasselgeräusche, an den Beinen Ödeme. Der Puls war regelmäßig, Frequenz zwischen 90 und 100 pro Minute. RR 110/85. Die Temperaturen bewegten sich zwischen 38° und 39°. Am 16. 9. 31 trat plötzlich der Tod ein. Von der Klinik wurde eine Embolie angenommen.

Die am 17. 9. 31 durchgeführte Sektion (S. 795/31) ergab folgendes: Stärkste Zyanose von Haut und Schleimhäuten. Ödeme nicht mehr vorhanden. Die Herzkammern sind stark erweitert, das re. Herz ist erheblich hypertrophiert. Die Lungen haben dunkelrote, blut- und flüssigkeitsreiche Unterlappen. Die Oberlappen sind etwas gebläht. Herdbildungen finden sich nicht. Pleuren bds. glatt. Bronchien o. B. Die großen Äste der A. pulmonalis zeigen Erweiterung des Lumens und gelbe Fleckung der Intima. Leber und Milz blaurot, derb gestaut; desgleichen die Nieren. Im Bauchraum etwas Aszites. Auch an Magen, Darm und Uterus erhebliche Stauungserscheinungen. Atheromatose der Aorta.

Die schwere Hypertrophie des re. Herzens ließ eine Einengung der terminalen Strombahn in den Lungen vermuten. Deshalb wurden die Lungen an Schnitten von allen Lappen untersucht. Die mikroskopische Durchmusterung ergab schwere Veränderungen an den kleinsten Ästen der A. pulmonalis, während die großen und mittleren Äste nur das Bild einer mäßigen Atherosklerose boten. Viele der mittleren Äste ließen keine nennenswerten Veränderungen erkennen. Die Arteriolen jedoch — auch ihre feinsten Verzweigungen — zeigen ein wechselvolles Bild. Neben völlig verschlossenen sind auch nur wenig eingeengte Gefäße zu finden. Allen diesen Gefäßveränderungen ist eine starke Intimaproliferation gemeinsam (Abb. 4). Teilweise ist sie das hervorstechendste Merkmal. Man erkennt konzentrische oder fast zwiebelschalenartige Schichtungen der proliferierten Endothelien. Oft ist in den etwas größeren Gefäßchen eine subendotheliale Bindegewebswucherung zu erkennen. Die Media ist meist schmal; in der Adventitia finden sich nur wenige Lymphozyten. Andere Gefäßchen wiederum haben verquollene oder sich auflösende Mediateile; in Elastikaschnitten erkennt man die Media oft nur als schmalen

Streifen zwischen der Elastica interna und externa. Auch geringe Ausbuchtungen von Wandteilen sowie teilweise Unterbrechungen der elastischen Membranen werden in diesen Schnitten sichtbar. Neben solchen Erscheinungen sind auch Infiltrationen aller Gefäßwandteile mit Lymphozyten anzutreffen, ganz vereinzelt kleine Gefäßwandnekrosen mit Thrombosen. In einigen sehr kleinen, durch Endothelproliferation fast verschlossenen Gefäßchen kann man eine Aufsplitterung bzw. Rekanalisation erkennen. In der Wand finden sich kleinste von Endothel ausgekleidete und mit Erythrozyten gefüllte Lumina. Hierbei handelt es sich wohl um sog. Ausheilungsvorgänge, ein Zeichen, daß die Krankheit in Schüben verlaufen sein muß (Abb. 5). — Da in den Lungen weder eine chronische Bronchitis noch Emphysem, Pleuraverödung oder irgendwelche Schrumpfungsvorgänge zu finden sind, auch keine Kyphoskoliose vorliegt, so ist die Ursache der Hypertrophie des re. Herzens allein auf die Veränderungen der kleinen Lungenarterienäste zurückzuführen. Dieses oben bezeichnete anatomische Bild der Erkrankung der kleinen Lungenarterien

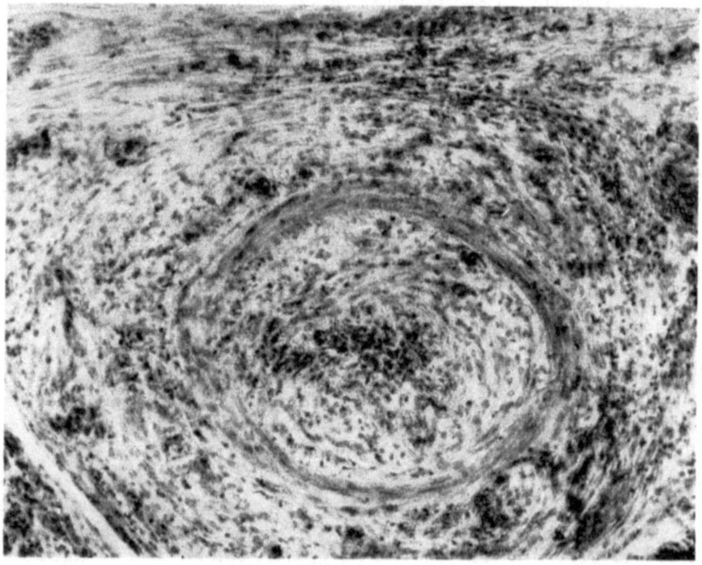

Abb. 4. Periarteriitis-ähnliches Bild mit Lumenverschluß bei Arteriopathia pulmonalis (HE-Färbung).

ist den Fällen der von Bredt beschriebenen „primären Erkrankung der Lungenschlagadern" an die Seite zu stellen. Der Prozeß spielt sich in den Arteriolen in nicht ganz einheitlicher Form ab. Es finden sich Gefäße, in denen eine starke Intimaproliferation (Endarteriitis) vorherrscht, neben solchen, die mehr das Bild einer Periarteriitis bieten. Zu irgendwelchen auffälligen Störungen bzw. Schädigungen am Lungengewebe führt die Gefäßerkrankung nicht. — In Betrachtungen über die Arbeit von Bredt äußert sich Rössle, daß, wenn auch jeder Nachweis einer Infektion, besonders einer rheumatischen, in der Ätiologie fehlt, „eine sonst bedingte Auslösung erworbener Überempfindlichkeit vorliegen könnte". Rössle hält eine unspezifische Sensibilisierung und eine Auslösung des Krankheitsgeschehens nach Art der Parallergie für möglich. Es ist denkbar, daß durch eine Sensibilisierung nicht-infektiöser Art ein Gift mit ausgesprochener Gefäßaffinität — wie etwa das Nikotin — sich durch Auslösung allergisch-hyperergischer Gefäßprozesse verheerend auswirken kann. Da die Gefäßveränderungen in den Lungen vielfach das Gepräge einer Periarteriitis nod. haben, so muß schon von morphologischer Seite her die Vermutung ausgesprochen werden, daß hier eine sog. rheumatoide Vaskulitis, ein allergisch-hyperergischer Gefäßprozeß, vorliegt. Aus dem Krankenblatt ist die Möglichkeit einer spezifischen Sensibilisierung nicht zu entnehmen. Die Möglichkeit, daß es sich hier um eine Parallergie handelt, ist sehr groß.

Für den Kliniker bietet die sog. primäre Lungenschlagadererkrankung oder Arteriopathia pulmonalis idiogenica (Bredt) das Bild einer sehr schweren Herzinsuffizienz mit starker Zyanose und Ödemen. Das Herz ist bds. erweitert, besonders auffällig aber nach re. Die Schlagfrequenz ist erhöht, der Blutdruck hält sich in normalen Grenzen. An den Lungen sind keine besonderen Befunde zu erheben. Mit nicht recht zu klärenden Temperaturen einhergehende, kaum medikamentös ansprechbare kardiale Dekompensation bedeutet das Ende des Leidens.

Dem Pathologen fällt zunächst nur eine starke Hypertrophie des re. Herzens sowie Dilatation beider Herzkammern auf, für die zunächst keine genügende Erklärung

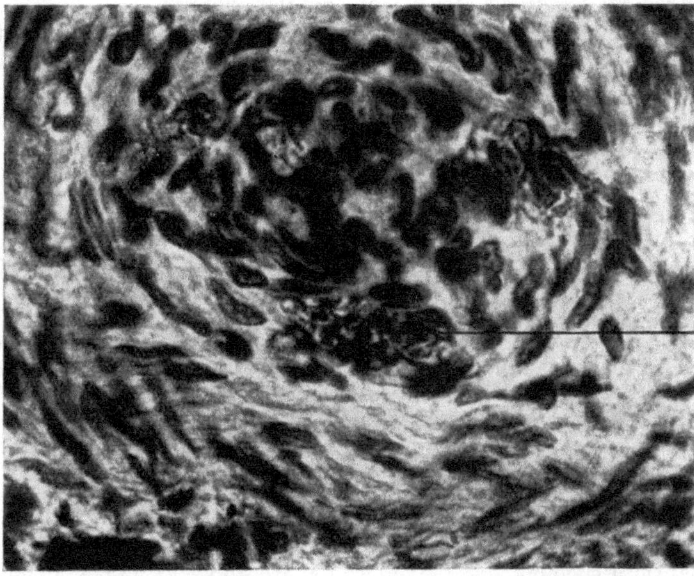

Rekanalisation

Abb. 5. Endothelproliferation und Rekanalisation des verschlossenen Lumens einer kleinen Arterie bei Arteriopathia pulmonalis (HE-Färbung).

zu finden ist. Erst die genaue mikroskopische Durchmusterung der Lungen, auf die der Verdacht fällt, mit der Herzhypertrophie in Zusammenhang zu stehen, klärt darüber auf, daß eine Erkrankung der Lungenarteriolen vorliegt. Die Arteriolen werden nicht gleichmäßig bzw. generell befallen, sondern es sind auch noch neben veränderten normale Gefäßwandverhältnisse anzutreffen. Die Gefäßprozesse sind der Periarteriitis nod. sehr ähnlich. Auffällig ist, daß — im Gegensatz zu anderen Organen mit gleichen Gefäßveränderungen wie z. B. den Nieren — am Lungenparenchym keine Schäden festzustellen sind (vikariierende A. bronchialis). — Hier sei gleich noch erwähnt, daß in den übrigen Organen des Körpers keine ähnlichen Gefäßprozesse gefunden wurden.

Die Arteriopathia pulmonalis ist wiederum ein Beispiel dafür, wie sich eine Noxe durch Sensibilisierung über den Mechanismus der Allergie bzw. Parallergie an einem eng begrenzten Gefäßgebiet auswirkt. Aus der Korrelation zwischen Gefäßsystem und Herz ergibt sich eine Hypertrophie des Herzmuskels, diesmal des re. Herzens. — Es drängt sich die Frage auf, warum — wie auch zum Teil schon in den voraufgegangenen Fällen — diese Gefäßerkrankungen vorwiegend die periphersten Verzweigungen des Arterienbaumes befallen und hier neben anderen Gefäßwandschäden besonders zu Endothelproliferationen führen? Man kann wohl annehmen, daß den Endothelien der Endverzweigungen des Gefäßbaumes schon die gleichen Potenzen innewohnen wie den Kapillaren. Die Kapillaren vermögen ja auf die verschiedensten Noxen hin mit Knospungen zu antworten, seien es nun chronisch-entzündliche produktive oder reparative Vorgänge. Diese Knospungsbereitschaft scheint sich bis in die den Kapillaren vorgeschalteten Gefäßchen erhalten zu haben. In den größeren Gefäßen geht die Wucherungsbereitschaft dann immer mehr auf die subendotheialen Bindegewebslagen über. Es sind dies also die beiden mesenchymalen reaktiven Proliferationstypen.

Die Eigenart des Mesenchyms, auf mannigfaltige Noxen mit Proliferation zu antworten, soll noch an einem anderen Falle gezeigt werden.

Während die voraufgegangenen Fälle uns umschriebene, meist nur auf ein Organ lokalisierte Erkrankungen der Arterien zeigten (Endarteriitis — Periarteriitis), soll noch ein Parallelfall einer lokalisierten folgenschweren Erkrankung des Venensystems aufgeführt werden. Es handelt sich bei dem zu schildernden Krankheitsbild um eine Endophlebitis obliterans des Pfortaderwurzelgebietes. Auch hier ist wie bei den schon besprochenen Fällen das pathologisch-anatomische Substrat als Ausdruck einer „gezielten" Allergie anzusehen.

Fall 5: Die Anamnese ist relativ kurz. Sie wird an Hand des Krankenblattes und des mündlichen Berichtes des behandelnden Arztes wiedergegeben. Die 40 Jahre alte Patientin hatte in der Kindheit Ziegenpeter und Masern durchgemacht, weitere Erkrankungen konnte sie nicht angeben. 1943 Nierengrieß festgestellt. Im Februar 1949 hatte sie einen „grippalen Infekt". — Seit etwa Dezember 1948 bemerkte die Patientin eine langsame Gewichtsabnahme (etwa 8 kg). Ende März 1949 stellte die Patientin eine schnelle Zunahme des Bauchumfanges fest, wodurch sie sich veranlaßt sah, klinische Behandlung anzunehmen. Man stellte Anfang April einen mäßigen Aszites fest und punktierte erstmalig am 28. 4. 49. Die Punktionen mußten bald häufiger, zuletzt sehr oft vorgenommen werden. In relativ kurzen Abständen wurden jedesmal 5—700 ccm Aszites abgelassen. Das spezifische Gewicht betrug 1005—1012. Rivalta stets negativ. Im Sediment nur wenige Lympho- und Leukozyten. Keine Tumorzellen.

Die röntgenologische Untersuchung des Magendarm-Traktus war o. B., ebenso die gynäkologische Untersuchung. — Bei einer Laparoskopie am 12. 3. 49 fand man die Leber grau-rot aussehend, ihre Oberfläche feinhöckerig, mit deutlicher Gefäßzeichnung. — Die Leberfunktionsprüfungen (Takata-Ara, Formol, Weltmann, Zuckerbelastungsprobe) waren bis Ende September 1949 negativ; erst im Oktober fanden sich einige verschlechterte Befunde. — Am 26. 8. 49 wurde eine Probelaparotomie vorgenommen und dabei eine kleine, harte Leber gefunden. Die histologische Untersuchung einer Probeexzision ließ keine für Zirrhose typischen Veränderungen finden. Die Operationswunde heilte gut. Der Allgemeinzustand jedoch verschlechterte sich bald sehr; Marasmus stellte sich ein. Die allgemeine Austrocknung nahm zu. Auffällig waren heftigste kolikartige Schmerzen im linken Oberbauch während der letzten Wochen. Die Schmerzen steigerten sich bis zur Unerträglichkeit und ließen sich medikamentös kaum bekämpfen. In den letzten Tagen verlor die Patientin das Bewußtsein. Sie verstarb am 6. 11. 49.

Die am 8. 11. 49 vorgenommene Sektion (S. 851/49) ergab folgendes (abgekürzter Bericht): Die Leiche der 40jährigen Frau hatte eine Länge von 160 cm und ein Gewicht von nur 34 kg. Kachexie. Unter dem re. Rippenbogen reizlose Laparotomienarbe. Kein Exanthem. Keine Ödeme. — Im Thoraxraum keine Flüssigkeitsansammlung. Pleuraverwachsungen über der re. Lunge. In beiden Unterlappen der Lungen fanden sich paravertebrale Herdbildungen, z. T. um kleine Bronchiallumina gruppiert. Bronchialschleimhaut stark gerötet und geschwollen. Das Herz, kaum so groß wie die Leichenfaust, war beiderseits dilatiert, sonst o. B. Die stärksten Veränderungen zeigte der Bauchraum, bei dessen Eröffnung große Mengen gelblicher Flüssigkeit abflossen, die reichlich gelblich-gallertige Koagula enthielten. Zwischen vorderer Bauchwand, Magen, Dünn- und Dickdarm fanden sich zahlreiche Verwachsungen, ebenso zwischen Milz und Zwerchfell. Die Darmschlingen des Dünndarms waren grau, teilweise etwas mißfarben, ihre Wand verdickt, die Serosa vielfach von gallertigen bis fibrinösen Auflagerungen bedeckt. Außerdem war der gesamte Bauchraum von einem Netzwerk gallertig-sulziger Stränge durchzogen. Die im Bauchraum befindliche Menge von Flüssigkeit betrug mehr als 2000 ccm. Die Leber war kleiner als durchschnittlich, wog nur 800 g, hatte eine glatte Oberfläche, relativ scharfe Ränder und eine bräunlich-rote blasse Farbe; ihre Konsistenz war nicht vermehrt, die Zeichnung ihrer Schnittfläche normal. Die im Lig. hepatoduodenale verlaufenden Gebilde (Ductus choledochus, A. hepatica und Vena portae) zeigten nur an der Pfortader eine geringe Einengung des Lumens bei Wandverdickung. Anders wurde das Bild im Bereich der Pfortaderwurzeln, besonders der Vena lienalis und V. mesenterica sup. Hier waren die Lumina der Hauptäste und vieler Nebenäste häufig hochgradig stenosiert, oft nicht mehr durchgängig. Die Milz war größer

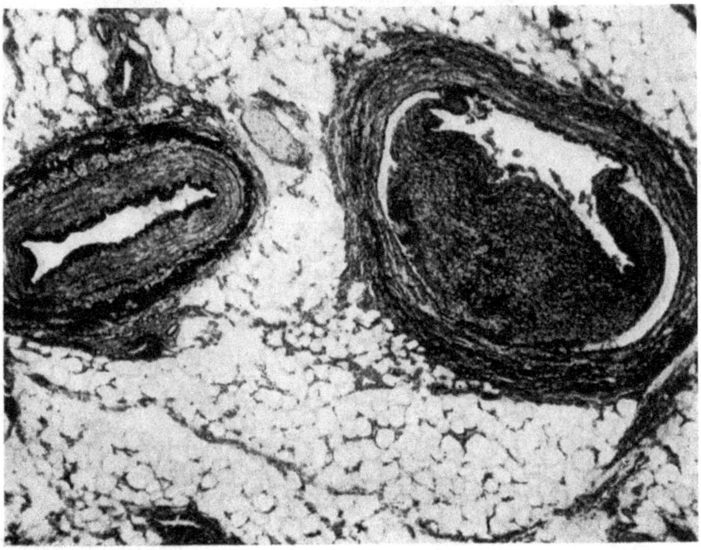

Abb. 6. Endophlebitis obl. Ast der Vena lienalis mit begleitender Arterie (Fall 5, Elastika-Färbung).

als durchschnittlich; ihre Oberfläche glänzend weißlich und derb. Das Gewicht betrug 260 g. Auf der Schnittfläche zeigten sich verschiedene grauweißliche keilförmige homogene Bezirke. Das Pankreas war schlank, o. B. Schleimhaut von Magen- und Darmkanal o. B. Nebennierenrinden lipoidarm. Nierenoberfläche bds. mit narbigen Einziehungen. Nierenbecken bds. chronisch-entzündlich gerötet und verdickt. Im re. Nierenbecken ein erbsgroßer Stein. Im Parenchym beider Nieren einige kleine Narben. Ableitende Harnwege und Harnblase o. B. — Genitale o. B.

Die mikroskopische Untersuchung der Pfortaderwurzeln, besonders der V. mesenterica sup. und V. lienalis in verschiedenen Verlaufsstrecken zeigt eine schwere obliterierende Endophlebitis mit meist zusätzlicher verschließender Thrombose (Abb. 6 u. 7). In der V. lienalis fanden sich vielfach organisierende und rekanalisierende Vorgänge. In den Wandteilen mit stark verdickten subendothelialen Bindegewebsschichten ließ sich häufig eine aufgesplitterte elastische Grenzmembran erkennen. In den entsprechenden Arterien keine besonderen Veränderungen. In der Milz ließen sich im Bereich von Infarkten ausgesprochene Thrombosen der Milzvenenäste erkennen, z. T. mit begleitenden endophlebitischen Veränderungen. Das Milzgewebe war im Sinne einer Fibroadenie umgestaltet. Die Leber ließ am Parenchym keine wesentlichen Veränderungen, insbesondere keine zirrhotischen Prozesse, aufdecken; auch die intrahepatischen Pfortaderäste wiesen nur vereinzelte kleine Wucherungen des subendothelialen Bindegewebes ohne Lumeneinengung auf. — Das Pankreas war gleichfalls ohne nennenswerte und hier interessierende Befunde. Hingegen stand es mit dem Dünndarm anders. Während Schleimhaut, Submukosa und Muskularis nichts Besonderes zeigten, fand sich eine erhebliche chronisch-entzündliche Infiltration der sehr stark durch Ödem verbreiterten Subserosa. Die Infiltration war meist perivaskulär angeordnet.

Die Sektionsdiagnose lautet wie folgt: Phlebosklerose (histologisch: Endophlebitis obl.) der V. lienalis und V. mesenterica sup. mit Thrombosierung. Chronisch-indurierte, vergrößerte Milz mit größeren Infarktnarben und frischeren kleinen Infarkten. Chronische Perisplenitis unter dem Bilde der Zuckergußmilz. Schwere

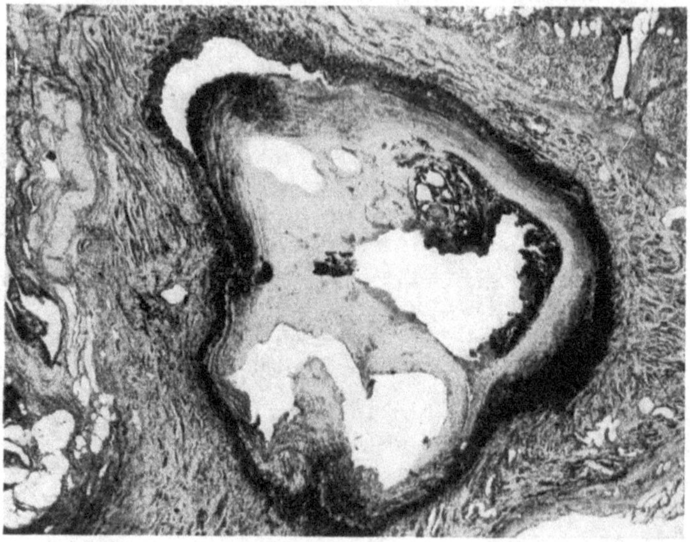

Abb. 7. Vena mesenterica sup. mit endophlebitischen, thrombotischen und organisierenden Prozessen (Fall 5, HE.).

Stauung im Pfortaderwuzelgebiet. Aszites mit großen gelatinösen Koagula. Gallertige Auflagerungen auf den Darmschlingen. Chronische Peritonitis mit erheblichem Ödem der Subserosa des Dünndarmes. Verwachsungen und Strangbildungen im Bauchraum. Aszendierende Pyelonephritis mit pyelonephritischer Schrumpfniere, besonders rechts. Bronchopneumonische Herdbildungen in beiden Unterlappen. Dilatatio cordis. Schwerste körperliche Abzehrung.

Die Ätiologie dieses merkwürdigen Krankheitsbildes, daß der Klinik zu den verschiedensten Vermutungsdiagnosen wie Leberzirrhose, Bauchfell-Tbc. u. a. Anlaß gab, ist schwierig zu klären. Die Pathogenese scheint sich durch die makroskopischen und mikroskopischen Befunde etwas besser aufhellen zu lassen. — Wie aus der Anamnese ersichtlich, hat die Patientin bis zum Jahre 49 keine ernstlichen Erkrankungen durchgemacht. Im Februar 49 litt sie an einem „grippalen Infekt", also einer unklaren fieberhaften Erkrankung, bei der kein „krankes Organ" gefunden wurde. Im Blutbild konnten im Verlauf der Krankheit keine besonderen Veränderungen festgestellt werden, bis auf eine Abnahme des Hb (70 %). Die BSkg. hingegen war schon im April beschleunigt (35/75), nahm im Mai zu (43/57 bis 50/75), hielt sich im August um 60/84 und erreichte im September 70/98. — Diese starke Zunahme der Blutsenkung, die ja auch schon bei den ersten drei Fällen aufgefallen war, läßt auf eine Umstimmung des Körpers, womöglich eine Antigen-Antikörperreaktion schließen, wobei das allergische Geschehen sich diesmal im Gebiet des Endothels der Pfortaderwurzeln abgespielt hat. Die allergisch-hyperergische Reaktion, die wohl zur infektiösen Allergie zu rechnen ist, war eine sog. gezielte. Wo die sensibilisierenden Erreger im Körper eingetreten sind, ließ sich nicht feststellen. — Es sei nochmals ausdrücklich erwähnt, daß sich in der Schleimhaut von Magen, Dünn- und Dickdarm sowie der Appendix keine entzündlichen Veränderungen fanden. Das Pfortaderwurzelgebiet war als frei von primär-entzündlichen Prozessen zu bezeichnen. Für eine Lues war weder serologisch noch anatomisch ein Anhalt gegeben.

Möglicherweise haben in den Anfangsstadien dieses Geschehens wie auch später Spasmen der Venen des „Schockgebietes" eine Rolle gespielt, die zu Ernährungsstörungen der Gefäßwand führten (wie es auch von Rotter bei Dehnung und Spasmus eines Gefäßes angenommen wird) und als weitere Folgeerscheinung zu hyperplastischen Vorgängen an der subendothelialen Gewebsschicht, d. h. zur Endophlebitis obl.

Hier sei auf die uns eigentlich paradox erscheinenden, aber immer wieder feststellbaren Vorgänge der Gewebswucherung trotz Ernährungsstörung bzw. Schädigung des Gewebes hingewiesen. Es sei an die erste Stufe der Auswirkungen von Permeabilitätsstörungen bei der Dysorie erinnert, die hyperplastischen Vorgänge, bei denen es sich um eine Gewebsschädigung durch den „gewebsfeindlichen Faktor" und zugleich um eine Ernährungsstörung handelt; vorausgesetzt, daß die Gewebsschädigung nur leichten Grades ist. — Diese Erscheinung tritt uns immer wieder entgegen. Eine Erklärung hierfür zu geben, dürfte sehr schwer fallen.

Wir wollen noch einmal kurz zu den Gefäßspasmen zurückkehren. — Spasmen der Milzvenen — neben den frisch entstandenen Infarkten der Milz — werden es wohl auch in unserem Falle gewesen sein, die die heftigen linksseitigen Oberbauchschmerzen verursachten. Man denke nur daran, wie schmerzhaft eine intravenöse Injektion sein kann (z. B. bei schnellem Spritzen von Atophanyl), wenn das Medikament zu einer Reizung des Endothels und zur Kontraktion der Vene führt. Der Patient klagt über Schmerzen — bei Injektion in die Cubitalvene — bis in die Schulter hinein. — Auch in unserem Falle kann man durch allergisch-hyperergische Reaktionen ausgelöste Spasmen der Pfortaderwurzelvenen annehmen, wobei es zu Wandschädigungen und weiteren mesenchymalen Reaktionen bis zur Ausbildung einer Endophlebitis obl. gekommen ist.

In ätiologischer und pathogenetischer Hinsicht reiht sich also dieser Fall an die vorangegangenen an. In allen Fällen muß zur ätiologischen Klärung die Allergie herangezogen werden, für die Pathogenese besonders die Dysorie. — Wenn auch die meisten der hier besprochenen Formen von Gefäßveränderungen die Endung -itis an ihrer wissenschaftlichen Bezeichnung tragen, so ist dabei nicht gleich an eine rein bakterielle Infektion zu denken, wobei der Erreger in die Gefäßwand eingedrungen ist und dort bzw. in der Umgebung die Erscheinungen einer Entzündung hervorgerufen hat. Wir müssen hier von der Form der rein defensiven Entzündung absehen und die morphologischen Veränderungen dem weiter gefaßten Begriffe der Entzündung (Bredt) unterordnen, der da sagt, daß „alle komplexen Vorgänge und geweblichen Umgestaltungen im Bereiche des Systems Blutflüssigkeit-Endothel-Akzessoria (Parenchym) allgemein als Entzündung gedeutet werden". Daß sich die Folgen von Ernährungsstörungen (insbesondere durch Hypoxämie entstandene) am Gewebe in morphologischen Veränderungen ausdrücken können, die einer Entzündung ungemein gleichen, hat Rotter eingehend geschildert. — So erklären sich wohl auch die exsudativen Prozesse in der Subserosa des Dünndarms unseres letzten Falles. Die schweren Gefäßveränderungen im Pfortaderwurzelgebiet und der gedrosselte Abfluß sind für die peritonitisartigen Veränderungen der Dünndarmserosa verantwortlich zu machen.

Zusammenfassung

Es wurden 5 Fälle von isolierten Gefäßerkrankungen beschrieben; vier Arterien- und eine Venenerkrankung.

Unter den Arterienerkrankungen waren eine auf die Nieren beschränkte Endarteriitis obl., eine Periarteriitis nod. von Nieren und Milz mit subtotaler Milznekrose, eine maligne Nephrosklerose ohne Miterkrankung anderer Organgefäße und eine primäre Arteriopathia pulmonalis. Die Venenerkrankung breitete sich als Endophlebitis obl. nur im Pfortaderwurzelgebiet aus. — Ein Teil der beschriebenen Arterienerkrankungen sind ein Beitrag zum Kapitel der Grenzformen von im allgemeinen generalisiert auftretenden Vaskulitiden. — Das klinische Bild der Erkrankungen wurde eingehend beschrieben.

DasKrankheitsbild der ersten drei Arterienerkrankungen war durch rheumatische Züge charakterisiert. Der anatomisch-histologische Befund ließ es angezeigt erscheinen, diese Gefäßerkrankungen als rheumatoide Vaskulitiden zu bezeichnen und sie in den Formenkreis der allergisch-hyperergischen Gefäßleiden zu stellen.

Die isolierten Gefäßerkrankungen (zweimal in den Nieren, einmal in Niere und Milz, je einmal in den Lungen und im Pfortaderwurzelgebiet) sind der Ausdruck einer sog. gezielten Allergie.

Durch die allergisch-hyperergischen Gewebs- bzw. Gefäßreaktionen werden Störungen der Blut-Gewebsschranke hervorgerufen. Zum Verständnis der Pathogenese der verschiedenen Vaskulitiden (Endangitis bis Angionekrose) wird die Dysorie-Theorie von Schürmann herangezogen.

In Fall 1 und 3 kam es während der klinischen Beobachtung zur Entwicklung eines Hypertonus. — Die Auslösung des „humoralen Mechanismus" der Blutdrucksteigerung wird näher erklärt.

Als Allergie auslösendes Moment wird in Fall 1 und 3 eine Sensibilisierung durch Nahrungseiweiß nach langer Eiweißkarenz angenommen. In Fall 2 und 5 handelt es sich wahrscheinlich um eine infektiöse Allergie, in Fall 4 wohl um eine Parallergie.

Literatur

(1) Balo, J., Virch. Arch., Bd. 259. (2) Borchardt, H., Virch. Arch., Bd. 259 (3) Bredt, H., Virch. Arch., B. 284 u. 308. (4) Bredt, H., Zieglers Beiträge, Bd. 110, Heft 2. (5) Eickhoff, W., Virch. Arch., Bd. 299. (6) Fischer, W., Zieglers Beiträge Bd. 106 (Schlußheft 3). (7) Froboese, C., Virch. Arch., Bd. 317. (8) Gruber, Gg. B., Virch. Arch., Bd. 245 u. 258. (9) Güthert, Virch. Arch., Bd. 315. (10) Hinrichs, A., Virch. Arch., Bd. 280. (11) Holtz, P., Klin. Wschr., 24/25 Jg., Heft 5/6. (12) Jäger, E. Virch. Arch., Bd. 284 u. 288. (13) Klinger, H., Frkft. Ztschr. f. Pathol., Bd. 42. (14) Köhlmeier, W., Frkft. Ztschr. f. Pathol., Bd. 54. (15) Kümme, B., Frkft. Ztschr. f. Pathol., Bd. 5. (16) Lemke, R., Virch. Arch., Bd. 245. (17) Lindenberg u. Spatz, Virch. Arch., Bd. 305. (18) Lipke, K., Das deutsche Gesundheitswesen, 4. Jg., Heft 25. (19) Jorres, L., Henke-Lubarsch, Bd. 2. (20) Nauheim, S., Frkft. Ztschr. f. Pathol., Bd. 36. (21) Otani, S., Frkft. Ztschr. f. Pathol., Bd. 30. (22) Rix, E., Frkft. Ztschr. f. Pathol., Bd. 54. (23) Rössle, R., Virch. Arch., Bd. 288. (24) Rotter, W., Zieglers Beiträge, Bd. 110, Heft 1. (25) Schürmann u. MacMahon, Virch. Arch., Bd. 291. (26) Schulz u. Klinge, Virch. Arch., Bd. 288. (27) Steinberg, U., Zieglers Beiträge, Bd. 82. (28) Wenzel, H., Med. Klinik, 44. Jg., Heft 50. (29) Vollhard, F., Handbuch d. Inneren Medizin, Bd. 6, I—II. (30) Wienbeck, J., Virch. Arch., Bd. 309. (31) Wohlwill, Fr., Virch. Arch., Bd. 246.

Sachregister

FSC
www.fsc.org
MIX
Papier | Fördert gute Waldnutzung
FSC® C083411

Zeitfracht Medien GmbH
Ferdinand-Jühlke-Straße 7
99095 Erfurt, Deutschland
produktsicherheit@kolibri360.de